Vorbeugende Anhaltung

Ulrich Lewe

Vorbeugende Anhaltung

Der Maßregelvollzug – Das Schwarze Loch im Psychiatrieuniversum

Reihe
BLACK BOOKS

Schmetterling Verlag

Bibliografische Informationen der Deutschen Nationalbibliothek
Die Deutsche Nationalbibliothek verzeichnet diese Publikation in der Deutschen Nationalbibliografie; detaillierte bibliografische Daten sind im Internet über http://dnb.d-nb.de abrufbar.

Schmetterling Verlag GmbH
Libanonstr. 72A
70184 Stuttgart
www.schmetterling-verlag.de
Der Schmetterling Verlag ist Mitglied von aLiVe,
der assoziation Linker Verlage.
ISBN 3-89657-038-2
1. Auflage 2022
Printed in Bulgaria

Satz und Reproduktionen: Schmetterling Verlag
Druck: Multiprint, Kostinbrod

Inhalt

1. Vorwort – Einleitung – Private Confessions

S*tatus idem, Prognose infaust* (Zustand unverändert, unheilbar). Das war bis in die 80er-Jahre des letzten Jahrhunderts der jährliche Standardeintrag in der Krankendokumentation von Langzeitpatienten der Anstaltspsychiatrie. Da war der Herr Doktor, wie jedes Jahr einmal, auf die Station gekommen, hatte den Oberpfleger gefragt: «Na was macht denn unser XY?» und hatte dann seinen Eintrag gemacht.

Er kam auch zwischendurch mal vorbei, aber nur auf besondere Anforderung und meist, wenn ein Patient sich ungebührlich benahm. Nach getaner Therapie lautete der Eintrag dann: «E-Schock-Serie, wieder stationssoziabel».

So war das damals in der Psychiatrie. Alle, der Autor in seinen beruflichen Anfangsjahren inklusive, fanden das ziemlich normal und machten sich keinen großen Kopf darüber.

Die Psychiatriereform, die Mitte der 70er-Jahre ihren Anfang nahm, machte diesem Spuk scheinbar ein Ende. Die Langzeitpatienten mit ihren Krankengeschichten verschwanden aus den Anstalten. Mancherorts hatte man nachgewiesen, dass sich Anstaltsinsassen in Gemeindebürger verwandeln konnten, und hatte gute Hoffnung, dass die alte Psychiatrieveranstaltung nun beendet wurde (Dörner, 1998). Sie verblasste auch im Kopf des Autors und wurde in der Schublade «alte Psychiatrie» abgelegt.

Und doch war diese Reform verbunden mit einem in Europa einmaligen und exzessiven Anstieg von Plätzen in Heimen und der forensischen Psychiatrie (Chow & Priebe, 2016.; Stierl, 2018).

Anfang der Jahrtausendwende suchte der Autor dann ein neues Betätigungsfeld. Eher zufällig kam ein Angebot, auf einer geschlossenen forensischen Station in einer Allgemeinpsychiatrischen Klinik zu arbeiten. Da wanderte er neugierig, ziemlich unbedarft, aber guten Mutes aus der Allgemeinpsychiatrie aus und in die Forensische Psychiatrie ein. Von der hatte er bis dato – wie fast alle Mitarbeiter der Normalpsychiatrie zu dieser

Zeit – nur Vages gehört, mit anderen Worten: Er hatte wenig Ahnung von dem benachbart-fremden Fachgebiet.

Als dann seine Berentung am Horizont erschien, ging er in Altersteilzeit und füllte das entstehende Zeitloch auf dringendes Anraten seiner Gattin mit einer sinnvollen Tätigkeit aus. Er fing an, eine Promotion am Institut für forensische Psychiatrie in Essen zu verfassen (Lewe, 2016). Dabei kam es ab und an zu folgender Ansage seines Doktorvaters: «Herr Lewe», sagte der, «das ist ja sehr interessant, was sie da wieder entdeckt und herausgefunden haben, ... aber das gehört nicht zum Thema und es gibt für mich und ihre Gutachter nichts Langweiligeres als Promotionen lesen zu müssen, die mehr als einhundert Seiten haben und ständig vom Thema abschweifen.» Das sah der Autor ein, schmiss aber seine Entdeckungen nicht in den Papierkorb, sondern sammelte sie in einer Art Zettelkasten. Zudem hatte sich da seine anfängliche Blauäugigkeit schon in eine gehörige Skepsis gegenüber der psychiatrischen Maßregel gewandelt.

Seine kritischen Anmerkungen zum psychiatrischen Maßregelvollzug trug er erstmals 2015 auf der Jahresversammlung des Bundesverbandes der Psychiatrie-Erfahrenen (BPE e.V.) in Kassel vor. In der anschließenden Aussprache fragte ihn eine Zuhörerin, wie er es denn bei den von ihm skizzierten Entwicklungen so lange dort ausgehalten habe. Durch so viel Verständnis fühlte sich der Autor gebauchpinselt und richtig gut verstanden. Zu Hause erzählte er diese Szene mit verhaltenem Stolz seiner Gattin. Ihr Kommentar: «Da hast du aber Glück gehabt, die Frau hätte dich auch fragen können, warum du den Scheiß so lange mitgemacht hast.» Kurz ist der Weg vom komfortablen Mitleidssessel auf den unbequemen Mittäterstuhl.

Aber die Anregung war da, über seine Rolle als Schließer und Therapeut im Maßregelvollzug nachzudenken. So richtig rosig war die Bilanz nicht. Zu den Pflichtaufgaben gehörte es zum Beispiel, jedes Jahr über seine Bezugspatienten ein Gutachten nach § 67e StGB für die Strafvollstreckungskammer zu verfassen. Der Schlusssatz lautete fast immer: «Deshalb kann noch nicht mit ausreichender Wahrscheinlichkeit davon ausgegangen werden, dass von Hr. XY keine erheblichen rechtswidrigen Taten mehr zu erwarten sind.» Das kam dem Eintrag «Status idem» schon ziemlich nahe. Und die Isolierungen und Fixierungen, an denen er teilnahm, um Patienten wieder stationssoziabel zu machen, waren mit ihrem Gewalt- und Traumatisierungspotenzial vom E-Schock auch nicht so ganz weit weg.

Nachrichten aus anderen Teilen des Psychiatrieuniversums wirkten zusätzlich beunruhigend. Die World Psychiatric Association (WPA), die ihren Weltkongress 2017 in Berlin abhielt, empfiehlt in ihrer Liste lesenswerter Fachbücher den Titel «Electroconvulsive Therapy in Children and Adolescents» (Ghaziuddin & Walter, 2014).

Im September 2017 wurde von der amerikanischen Food and Drug Administration eine Art «chemische Fußfessel» zugelassen: ein Neuroleptikum, das nach seiner Auflösung im Magen einen elektrischen Impuls aussendet, der vom Patienten oder vom behandelnden Arzt registriert werden kann (Dr. med. Mabuse Januar/Februar 2018).

Ein deutscher Kinder- und Jugendpsychiater schwadroniert in einer Talkshow (Markus Lanz ZDF 4.4.2017) sehr ernsthaft und ironiefrei darüber, dass Pippi Langstrumpf mit ihrer asozialen Lebensweise selbstverständlich in seine Therapie gehöre – und erklärt damit ihre jungen und alten Fans gleich mit zu Behandlungsfällen.

Auf einer forensischen Fachtagung wühlt ein Dr. Lau tief in der Mottenkiste der biologistischen Degenerationslehre der 20er-/30er-Jahre des letzten Jahrhunderts und kramt die Diagnose vom kriminellen Heboiden, eine Form der Schizophrenie im Jugendalter, die automatisch mit einer kriminellen Entwicklung verbunden sein soll, wieder hervor (Lau, 2017).

Im psychiatrischen Maßregelvollzug gem. § 63 StGB sind 2012 erstmals mehr Menschen für fünf Jahre und länger «untergebracht als Strafgefangene mit einer voraussichtlichen Vollzugsdauer von mehr als fünf Jahren oder mit lebenslanger Freiheitsstrafe» (Heinz, 2014).

Und der E-Schock, im neueren Sprachgebrauch «Elektrokonvulsionstherapie» (EKT) zwecks «Stationssoziabilität», ist in Vorbereitung. In einer psychiatrischen Fachzeitschrift bereiten die Krampfspezialisten Gather & Vollmann das Feld. Die Frage «Elektrokonvulsionstherapie unter Zwang?» beantworten sie mit einem «Aber selbstverständlich doch!» und stellen damit einer Foltermethode einen ethisch-praktischen Freifahrtschein aus (Gather & Vollmann, 2017).

Im Editorial der «World Psychiatry», dem offiziellen Mitteilungsorgan der World Psychiatric Association (WPA), denunziert deren Präsident P. S. Appelbaum die UN-Behindertenrechtskonvention (UN-BRK) als «Problemkind der internationalen Menschenrechtsgesetzgebung […] deren Entwurfsprozess von den radikalsten Elementen der Patientenrechtsbewegung gekapert wurde». Und dieses Machwerk sei dann auch noch von fast allen Regierungen rund um die Welt «gedankenlos ratifiziert» worden (Appelbaum, 2019). Um diese Gedankenlosigkeit auszubügeln, schlägt Hr. A. vor, die Regierungen sollten einfach so tun, als ob es die UN-BRK in ihrem Land nicht gibt, bis man – natürlich unter führender Mitarbeit der WPA – etwas Besseres gefunden hätte (ebd.). Von der Besserwisserei zum Größenwahn ist es manchmal nur ein kleiner Schritt.

Wes Geistes Kind Hr. A. sonst noch ist, verrät er durch seinen einleitenden Bezug auf ein Schwarze-Pädagogik-Gedicht aus dem 19. Jahrhundert («There was a little girl» von H.W. Longfellow). Da geht es um ein Mädchen, das manchmal nett ist und manchmal schräg drauf. Letzteres treibt man ihr mit nachhaltigen Prügeln aus. Denn als es sich einmal auf den Kopf stellt und ein Spektakel wie ihre Brüder veranstaltet, die das natürlich dürfen, ohne bestraft zu werden, kommt die Mutter angelaufen und bringt sie mit energischen Prügeln auf den Hintern («she did spank her most emphatic») zur mädchenhaften Räson.

Und wo es einen transnationalen Vortuter gibt, darf ein nationaler Nachtuter nicht fehlen. In den «Sozialpsychiatrische Informationen – Zeitschrift für kritische Psychiatrie seit 1970» bläst ein Professor Steinert in das gleiche Horn und barmt, dass die konsequente Umsetzung der UN-BRK für «viele Betroffene Verelendung und Kriminalisierung zur Folge» hätte (Steinert, 2019).

Der Sound dieser Einlassungen: ein Mix aus paternalistisch verbrämter Besserwisserei und therapeutisch kaschierter Aggressivität. Er begegnet einem häufig da, wo sich Psychiatriefunktionäre mit der Betroffenenbewegung anlegen (s.a. Kap. 3.3).

Was lernen wir daraus? Die kleine «WARP» (World Association der Radikalinskis der Patientenrechtsbewegung, d. Verf.) war offensichtlich cleverer als die große «World Psychiatric Association», die zu verpeilt war, um den Entwurfsprozess selber zu kapern. Die kontert mit Paternalismus und Aggression. Der Autor meint: Lasst es euch nicht verdrießen, verehrte WARPler, das ist eher ein Zeichen von Schwäche. Und immer daran denken: Wer solche Freunde hat, braucht keine Feinde mehr.

Und die neueren Nachrichten aus «unseren» totalen Institutionen? Nicht sehr beruhigend. «Katastrophale Zustände im Berliner Maßregelvollzug» meldet der Berliner «Tagesspiegel» vom 17.12.2020, «145 Beschäftigte des Wittekindshofes im Visier – Staatsanwaltschaft ermittelt wegen Verdachts auf Freiheitsberaubung und gefährliche Körperverletzung» berichtet die «Neue Westfälische» aus Bielefeld am 12.1.2021, «Forensische Kliniken – Am Rande des Zusammenbruchs» teilt das Nachrichtenportal Buzz Feed am 18.1.2021 mit (https://www.buzzfeed.de/recherchen/forensik-Maßregelvollzug-zustand-personal-gewalt-90172552.html).

Kurz und nicht gut: Es kann einem Angst und Bange werden vor dieser Psychiatrie. Und die Frage stellt sich, wieso niemand so richtig mitbekam, dass nach dem Ende der einen Veranstaltung eine andere aufblühte, die Jahrzehnte vor sich hin dümpelte, aber zeitgleich und nicht zufällig mit der Psychiatriereform eine Renaissance erlebte – die psychiatrische Maßregel nach § 63 StGB.

Aber vielleicht spinnt der Autor ja? Er sieht schon einige Psychiater bedenklich den Kopf wiegen: «Das sind aber steile Thesen, die er da in die Welt setzt, und was er da so assoziativ-gedankengelockert von sich gibt, kommt einer wahnhaften Psychose mindestens im Prodromalstadium bedenklich nahe.»

Deshalb schließt der Autor seine Private Confessions hier ab, sortiert seinen Zettelkasten und argumentiert ab Kapitel 2.2 nur noch streng empirisch-evidenzbasiert, methodisch möglichst exakt und statistisch voll signifikant.

Anmerkung: Die geschätzte Leserschaft wird feststellen, dass der Text nicht vollstängig gegendert ist. Deshalb versichert der Autor, dass, wenn z. B. von «den Psychiatern» die Rede ist, damit alle Menschen dieses Faches gemeint sind, egal ob sie sich als Homo, Hetero, LGBTIQ+ oder FINTA-Personen definieren.

Literatur Kapitel 1

Appelbaum, Paul S. «Saving the UN Convention on the Rights of Persons with Disabilities – from Itself». *World Psychiatry* 18, Nr. 1 (Februar 2019): 1–2. https://doi.org/10.1002/wps.20583 (letzter Abruf 28.11.2020).

Chow, Winnie S, und Stefan Priebe. «How Has the Extent of Institutional Mental Healthcare Changed in Western Europe? Analysis of Data since 1990». *BMJ Open* 6, Nr. 4 (April 2016): e010188. https://doi.org/10.1136/bmjopen-2015-010188.

Dörner, Klaus, Hrsg. *Ende der Veranstaltung: Anfänge der Chronisch-Kranken-Psychiatrie*. Gütersloh: Hoddis, 1998.

Gather, Jakov, und Vollmann, Jochen. «Elektrokonvulsionstherapie unter Zwang? – Pro». *Psychiatrische Praxis* 44, Nr. 6 (September 2017): 313–14. https://doi.org/10.1055/s-0043-116921.

Ghaziuddin, Neera, und Garry Walter, Hrsg. *Electroconvulsive therapy in children and adolescents*. New York: Oxford University Press, 2014.

Gühne, Uta, Thomas Becker, Hans-Joachim Salize, und Steffi G. Riedel-Heller. «Wie viele Menschen in Deutschland sind schwer psychisch krank?» *Psychiatrische Praxis* 42, Nr. 8 (November 2015): 415–23. https://doi.org/10.1055/s-0035-1552715.

Heinz, Wolfgang. «Entwicklung und Stand der freiheitsentziehenden Maßregeln der Besserung und Sicherung». Konstanzer Inventar Sanktionsforschung. Konstanz: Universität Konstanz, Januar 2014. www.ki.uni-konstanz.de/kis.

Lau, S. «Die kriminellen Heboiden». Tagungsvortrag, gehalten auf der Tagung «Therapie und Sicherheit im Maßregelvollzug», Eickelborn, 1.3.2017.

Steinert, T. «Der Preis einer gewaltfreien Psychiatrie». *Sozialpsychiatrische Informationen* 1, Nr. 1/2019 (Januar 2019): 32–35.

Stierl, Sebastian. «Psyche und Bett – über die Rahmenbedingungen stationärer Psychiatrie». *Soziale Psychiatrie*, Januar 2018, 04–06.

2. Willkommen im Willkürstadel

Bevor wir uns mit der Wirklichkeit des psychiatrischen Maßregelvollzuges auseinandersetzen, mache ich einen Vorschlag, wie man die Menschen benennen kann, über die hier in der Hauptsache gesprochen werden soll. Denn ein Begriff über jemanden, seine Benennung, zeigt a) die Haltung des Benennenden und legt b) den Benannten fest, unabhängig davon, ob das Benannte Realität oder Fiktion ist.

Die UN-Behindertenrechtskonvention spricht in Artikel 1 von «Menschen mit seelischen Behinderungen», in der deutschen Selbsthilfebewegung bezeichnet man sie als «Psychiatrie-Erfahrene», in der italienischen als «Utenti» (Nutzer von Einrichtungen), in der US-Amerikanischen als Survivor (Überlebende), in der Allgemeinpsychiatrie werden die zu Behandelnden «Patienten» genannt.

Was aber ist die treffende Benennung für Menschen, die im Sanktionssystem «psychiatrischer Maßregelvollzug» (§ 63 StGB) eingesperrt sind und therapiert werden sollen?

Für die im Sanktionssystem Strafvollzug Einsitzenden ist die Sache relativ klar: Sie sind zu einer Freiheitsstrafe verurteilt, ihnen wird deshalb für eine begrenzte Zeit die Freiheit in einem Gefängnis entzogen. Deshalb nennt man sie Gefangene.

Für die im psychiatrischen Maßregelvollzug (Österreich: Maßnahmenvollzug; Schweiz schlicht: Maßnahme) Einsitzenden ist eine passende Bezeichnung nicht ganz so einfach zu finden. Sie werden nicht verurteilt, bei ihnen wird bei psychiatrisch attestierter Schuldunfähigkeit eine Unterbringung angeordnet, in den meisten Maßregelvollzugsgesetzen werden sie «untergebrachte Person» genannt.

Umgangssprachlich und im klinischen Sprachgebrauch hat sich für sie der Begriff Maßregelvollzugspatienten eingebürgert. Das ist, wie wir sehen werden, ein ziemlicher Euphemismus. Denn: Patient sein setzt so etwas wie Freiwilligkeit, informierte Zustimmung und Wahlfreiheit des Therapeuten voraus. Die gibt es im Maßregelvollzug nicht, da man zwangsweise untergebracht und einer Zwangstherapie unterworfen ist.

Bei meinen Recherchen bin ich in Österreich fündig geworden. Ich zitiere: «der Gesetzgeber hat vorgesehen, dass Menschen darin (im Maßnahmenvollzug, d. Verf.) vorbeugend angehalten werden können» (Kastner, 2017 in: Dragosits & Batik, 2017). «Angehalten» ist ein schönes, weil treffendes Wort, bezeichnet es das Wesen totaler Institutionen doch kurz und präzise: Durch diese Maßnahme wird ihr bisheriges Leben angehalten, hier werden sie angehalten, sich nach unserem Gusto anders zu verhalten und wenn sie da nicht mitmachen, werden sie lebenslang angehalten – oder, wie mir mal ein Angehaltener sagte: «Wenn man hier einfährt, wird dir der Stecker gezogen, aber komplett.»

Damit haben wir jetzt auch den treffenden Begriff für die Menschen, über die hier geschrieben und räsoniert wird: die vorbeugend Angehaltenen.

Es ist wenig bekannt, dass das Geschäft mit den vorbeugend Angehaltenen kein kleines ist. Mittlerweile stehen 25 % aller deutschen Psychiatriebetten im Maßregelvollzug. In den siebziger Jahren betrug dieses Verhältnis noch 1:32 (Brieger, 2014). Das heißt auch, dass etwa 25 % aller personellen und finanziellen Ressourcen, die für Psychiatrie ausgegeben werden, in diesen Bereich fließen. Diese Branche brummt und boomt wie kaum eine andere. Exorbitante Zuwachsraten bei der Kundenakquise, der Kundenbindung und den Umsätzen machen die kaufmännischen Direktoren glücklich, locken private Investoren an und hätten, wenn es hierzulande – wie in der US-amerikanischen Gefängnisindustrie üblich – Aktiengesellschaften im psychiatrischen Sicherheitsbusiness gäbe, die Kurse durch die Decke gehen lassen.

Wie die Angehaltenen durch dieses System traktiert werden, ist Gegenstand des Buches.

2.1 Eine Expedition zu den Shutter Islands

Auf der Hauptversammlung des deutschen Kinderschutzbundes 1961 machte sein Präsident und Mitbegründer Fritz Lejeune (1892–1966; Doktor der Philosophie, der Humanmedizin und der Zahnheilkunde; von 1924 bis 1945 eifriger Nazi-Arzt-Funktionär und bis 2017 Ehrenpräsident des Kinderschutzbundes) einen Vorschlag: Man solle Triebverbrecher und schwer schizophrene Erkrankte entweder in unzugänglichen Gebirgstälern oder auf einsamen Inseln zwangsweise isolieren (Der Spiegel, 11/62 S. 53–54; Wikipedia: Fritz Lejeune).

Fünfzig Jahre später war sein Vorschlag in die Tat umgesetzt. Die Einrichtungen des psychiatrischen Maßregelvollzuges, die bis in die achtziger Jahre des letzten Jahrhunderts im Schatten der großen Langzeitasyle der psychiatrischen Anstalten vor sich hin dümpelten, griffen diese Idee auf. Nach und nach wurden im weiten Meer der bürgerlichen Normalität künstliche Hochsicherheitsinseln errichtet, euphemistisch Maßregelvollzugskliniken genannt. Diese Inseln, nennen wir sie Shutter Islands (nach dem Roman von D. Lehane), sind das Ziel unserer Erkundungsreise. Damit wir uns nicht verlaufen und halbwegs gesicherte Erkenntnisse mit nach Hause bringen können, packen wir einen Reiseführer ein. Der informiert uns über:

- Die Gesellschaft: Auf den künstlichen Shutter Islands gibt es eine ausgeprägte Zwei-Klassen-Gesellschaft: Die Bearbeiter und die zu Bearbeitenden. Die Bearbeiter sind gleichzeitig Therapeuten und Vollzugsvollstrecker und können nach getaner Arbeit die Insel verlassen. Die zu Bearbeitenden sind hier ohne Endfrist eingesperrt, weshalb sie hier die Angehaltenen genannt werden. Landgänge der Angehaltenen sind möglich, aber streng reglementiert.
- Den gesellschaftlichen Zustand der Inseln kann man am besten als Kolonie beschreiben. Der Status der Deportierten wird über Paragrafen im deutschen Strafgesetzbuch geregelt, die 1934 dort eingefügt wurden. Dadurch werden sie zu Rechtssubjekten minderer Klasse gemacht. Dies wird gerechtfertigt durch ihre angebliche Strafunmündigkeit (und damit Strafunwürdigkeit!) und Gefährlichkeit.
- Sie werden regiert von Gouverneuren, denen in ihrer Doppelfunktion als Vollstreckungs- und therapeutische Leitung eine Aufhebung rechtsstaatlicher Gewaltenteilung und therapeutischer Prinzipien gestattet ist (s. Kapitel 5.2). Damit wird ihnen eine koloniale, von persönlicher Abhängigkeit und von Sondergesetzen geprägte Machtfülle zugesprochen.
- Die Kolonie wird gesichert durch eine krude Mischung aus modernster Überwachungstechnologie, altmodischen Zäunen, mit Nato-Stacheldraht gesicherten Mauern und vergitterten Fenstern sowie den Einsatz von Psycho- und Medikotechniken.
- Eine Mitsprache der Kolonisierten ist nicht vorgesehen.
- Wenn sie arbeiten, dann für Cent-Beträge, die weit unterhalb irgendeines Mindestlohnes liegen.

- Wie in jeder Kolonie gibt es die Missionare, die zur Veredelung der «Wilden» angestellt sind. Sie predigen ihnen von der Notwendigkeit innerer Zucht, äußerer Ordnung und der Anpassung an das Gegebene. Sie heißen heute Therapeuten.
- Die Dogmen dieser Religion sind:
  - Die hier zu Bearbeitenden sind gefährlicher als der Rest der Bevölkerung.
  - Man kann die «Gefährlichkeit» der Angehaltenen voraussagen.
  - Auf den Shutter Islands lässt sich gut therapieren.

Für diesen Glauben gibt es auch einen Katechismus, die «Standards für die Behandlung im Maßregelvollzug» (Müller & Saimeh et al., 2017). Beliebte Heilige sind, wie wir noch sehen werden, «die Sancta Simplicitas» und «der heilige Paraocchius» (ital. Scheuklappe).

- Die Gesetze: Es gibt solche, die es gibt, die hier aber nicht zur Geltung gebracht werden, wie z.B. die Behindertenrechtskonvention der Vereinten Nationen (UN-BRK). Sie wurde 2009 vom Bundestag ratifiziert, ebenso wie das Zusatzprotokoll zu den Übereinkommen der Vereinten Nationen gegen Folter und andere grausame, unmenschliche oder erniedrigende Behandlung oder Strafe (OPCAT). Diese Menschenrechtskonventionen gehören zu unserem «gemeinsamen Wertesystem», das sich im Grundrechtskatalog des GG niederschlägt.
- Und solche, die es ebenfalls gibt und die sehr wohl zur Geltung gebracht werden, wie einige spezielle Paragrafen aus dem Strafgesetzbuch (StGB) und dem Jugendgerichtsgesetz (JGG) sowie die Maßregelvollzugsgesetze der einzelnen Bundesländer. Die zur Geltung gebrachten Gesetze stehen in wesentlichen Punkten in offenem Widerspruch zur UN-BRK (s. Kapitel 2.3).
- Die Wissenschaft: Wie in dieser Branche nicht unüblich, werden auch in unserem speziellen Falle ethische Richtlinien häufig nicht eingehalten, Ergebnisse im eigenen Geschäftsinteresse um- und fehlinterpretiert, interessengeleitet nur auszugsweise wiedergegeben und bei der Ergebnisbewertung methodische Probleme nicht berücksichtigt, obwohl sie bekannt sind.

Jetzt sind wir gerüstet für eine Besichtigungstour, auf der wir Genaueres erfahren werden.

2.2 Normal beim Normalo – punitiv beim Psycho. Die Punitivität des Straf- und des Maßregelvollzuges in Deutschland

Punitivität, zu Deutsch etwa «Straflust», bezeichnet in der kriminologischen Fachsprache den «Grad, in dem eine Gesellschaft geneigt ist, auf Normabweichungen mithilfe von Strafen zu reagieren» (Dübgen, 2016). Der Begriff hat zwei Dimensionen: Er bezieht sich zum einen auf einen gesellschaftlichen Diskurs, der mehr oder weniger punitiv sein kann, wie z. B. das von Altkanzler Schröder favorisierte «Wegsperren für immer». Zum anderen umfasst er eine konkretere juristische Ebene, indem z. B. neue Straftatbestände geschaffen und/oder alte verschärft werden, indem mehr, länger und härter bestraft oder die Strafvollstreckung verschärft wird (Heinz, 2011).

Da das deutsche Strafrecht für Rechtsverstöße seiner Bürger zwei Sanktionssysteme bereithält (Strafvollzug, Maßregelvollzug), liegt es nahe, deren Punitivität zu vergleichen.

Dazu braucht man Vergleichskriterien. Diese besorgen wir uns im Inland, wo wir die beiden Sanktionssysteme hinsichtlich von Inhaftierungsquoten und Dauer der Inhaftierung vergleichen und einen Punitivitätsquotienten aus den vorhande-

Tabelle 1: Inhaftierte und Inhaftiertenquote in Deutschland

Jahr	Inhaftierte gesamt	Inhaftierte/100.000 Einwohner
2000	70.252	85
2002	70.977	86
2004	79.452	96
2006	76.629	93
2008	72.259	88
2010	69.385	85
2012	65.889	82
2014	61.872	76
2016	62.865	76
2018	63.643	77

Quelle: www.prisonstudies.org/country/germany

nen Daten ermitteln. Und wir überprüfen, ob in anderen europäischen Ländern etwa ähnlich viele Schuldunfähige für eine ähnlich lange Zeit in einem ähnlichen Sanktionssystem untergebracht sind. Um einen Vergleichsmaßstab für den psychiatrischen Maßregelvollzug zu finden, schauen wir uns zunächst die Punitivität des Sanktionssystems Strafvollzug an (s. Tabelle 1).

Von 2000 bis 2004 stieg die Gefangenenpopulation im deutschen Strafvollzug stark an und sinkt seitdem kontinuierlich. In einer detaillierten Analyse zur Punitivität des deutschen Strafvollzuges kommt ein Autor zu dem Schluss: «Es gibt keinen Beleg dafür, dass die formellen Sanktionen wesentlich härter geworden wären. [...] Bezogen auf die Gesamtheit der Sanktionierten war jedenfalls der Anteil der stationären Sanktionen in den letzten Jahren weitgehend konstant; derzeit befindet er sich auf dem niedrigsten, jemals gemessenen Wert.» (Heinz, 2011)

Nun ist es ja möglich, dass die Anzahl der Sanktionierten zwar insgesamt sinkt, der Rest aber stärker sanktioniert wird, sprich wesentlich längere Inhaftierungszeiten hat. Diese Hypothese wird durch die Statistik widerlegt. «Zwischen 1990 und 2008 ist

Tabelle 2: Entwicklung der Inhaftiertenquoten in Europäischen Ländern

	Land	Inhaftierte/100.000 Einwohner		
		2006	2014/2016	% + / -
1	Dänemark	72	67	- 5
2	Niederlande	125	69	- 56
3	Belgien	92	105	+ 13
4	Frankreich	91	110	+ 19
5	Schweiz	79	84	+ 5
6	Österreich	107	101	- 6
7	Tschechien	181	213	+ 32
8	Polen	232	189	- 43
9	Deutschland	93	76	- 17
	Spannweite	72–232	67–213	
	Mittelwert	119,1	112,6	

Quelle: www.prisonstudies.org/map/europe

lediglich bei den unbedingt verhängten Freiheits- oder Jugendstrafen von mehr als zwei Jahren eine Zunahme von 0,11 % festzustellen.» Der Anteil der langfristig Inhaftierten (5 J +) ist seit 2000 mit 13 % faktisch gleich geblieben (Heinz, 2011).

Auch im Vergleich zu europäischen Nachbarländern zeigt sich die relativ geringe Punitivität des deutschen Strafvollzuges. Deutschland gehört zu den Ländern, in denen die Anzahl der Inhaftierten in den letzten Jahren kontinuierlich gesunken ist. Es gehört zu den Ländern, in denen diese Rate schon immer relativ niedrig war. 2006 hatten vier Nachbarländer eine niedrigere Quote. Zehn Jahre später lagen nur noch zwei Nachbarn hinter Deutschland.

Dabei ist die Punitivität des Strafvollzuges in Deutschland von Bundesland zu Bundesland durchaus unterschiedlich. So waren etwa 2016 in Berlin 31,1 % der Gefangenen im offenen Vollzug, in Bayern nur 6,5 % (Galli, 2020).

Die Punitivität des psychiatrischen Maßregelvollzuges

Wenden wir uns jetzt der Punitivität, der «Unterbringungslust», des psychiatrischen Maßregelvollzuges nach § 63 StGB zu. Hier die Fakten:

Im Zeitraum von 1994 bis 2014 verdreifachte sich die Anzahl der untergebrachten Patienten (Prävalenz) im Maßregelvollzug nach § 63 StGB von 2500 auf 7752. Der Anteil von Menschen mit einer schizophrenen Erkrankung stieg stärker an als die anderen Diagnosegruppen, sodass ihr Anteil jetzt bei 50 % liegt (AP Psychiatrie der AOLG, 2012; Kutscher et. al., 2009).

Betrachtet man diesen rasanten Anstieg genauer, gibt es eine interessante Zäsur im Jahr 2004. Bis dato steigt die Anzahl der Unterbringungsanordnungen pro Jahr (Inzidenz) durch die Gerichte stetig an und erreicht den jährlichen Wert von 1,6/100.00 Einwohner. Ab 2005 sinkt er kontinuierlich ab und erreicht 2014 den Wert von 0,97/100.000 Einwohner (Seifert & Leygraf, 2016).

Das bedeutet: Die Strafjustiz sprach seit 2005 immer weniger Unterbringungsanordnungen pro Jahr aus, was in Analogie zum Strafvollzug zu einer geringeren Punitivität des psychiatrischen Maßregelvollzugs hätte führen können. Aber ... . Denn anstatt die Vorlage der Strafjustiz produktiv zu verarbeiten, besannen sich unsere Psychiater/Therapeuten und Gutachter im Maßregelvollzug auf die Möglichkeiten des guten alten § 63 StGB (ehemals § 42b RStGB von 1934), der ihnen die Möglichkeit eröffnet, Menschen unbegrenzt festzusetzen, was sie dann den Richtern der Strafvollstreckung vorschlugen. Mit der Folge, dass im gleichen Zeitraum die Rate der Untergebrachten pro 100.000 Einwohner von 1,6 auf 2,1 anstieg (Seifert & Leygraf, 2016).

Tabelle 3: Entwicklung der durchschnittlichen Unterbringungsdauern in Jahren (Maßregelvollzug § 63 StGB)

	2006	2013	*2018
Hansestadt Hamburg	4,8	6,7	
Landschaftsverband Westfalen-Lippe	7,2	8,6	
Bund: am Stichtag (ohne BaWü/Bayern)	6,5	8,0	7,8
Bund: bei Entlassung (ohne BaWü/Bayern)			10,08

(Quellen: Seifert & Leygraf, 2016; Celik, 2017; *Jaschke & Oliva, 2020)

Aber nicht nur die durchschnittliche Unterbringungsdauer stieg im psychiatrischen Maßregelvollzug an, sondern vor allem der Anteil der langfristig Untergebrachten (10 +).

Im Zeitraum von 2005 bis 2015 nimmt der Anteil der Untergebrachten mit einer angemessenen Vollzugsdauer (0–4 Jahre) ab, die lange Unterbringungsdauer (4–10 Jahre) bleibt in etwa gleich und die extreme Wegschließdauer (10– ~ Jahre) steigt z.B. in Hamburg von 14,7 % auf 16,9 %, im Landschaftsverband Westfalen-Lippe von 23,7 % auf 26,1 % an. Für die Bundesländer insgesamt (ohne Bayern und Baden Württemberg) ermittelte eine Untersuchung, «dass der Patientenanteil mit (sehr) hoher Unterbringungsdauer (>= 10 Jahre)» in den Jahren 2010–2015 «insgesamt von 26,2 % (2010) auf 32,3 % (2015) gestiegen ist». «... diese Patientengruppe» macht «im Jahr 2015 in nahezu allen Ländern (außer Hamburg und Hessen) den größten Anteil an den Stichtagspatienten» aus (Jaschke & Jaschke, 2017; Celik, 2017; Schiffer, 2013).

Wie sieht der Vergleich mit dem Strafvollzug aus? Nach Heinz weist «die weitaus überwiegende Zahl der Gefangenen eine relativ kurze Vollzugsdauer auf». Sie betrug nur bei 13,2 % (5823) mehr als 5 Jahre bis lebenslang. Das ist deutlich weniger als im Maßregelvollzug, wo dieser Anteil bei ungefähr 60 % liegt. Und im Gegensatz zum Maßregelvollzug ist diese Quote im Strafvollzug seit 2005 nicht angewachsen, sondern gleich geblieben (Heinz, 2010).

Diese gegenläufige Entwicklung von Straf- und Maßregelvollzug hat zur Folge, dass der Anteil von Menschen, die durch freiheitsentziehende Maßregeln (§§ 63, 64, 66 StGB) untergebracht sind, von 1984: 7 % auf 2000: 10,7 % auf 18 % aller Inhaftierten im Jahr 2013 anstieg (Heinz, 2015).

Das Verhältnis «Unterbringungsanordnungen der einzelnen Maßregeln (§§ 64; 64; 66 StGB) / Anzahl der Verurteilten» entwickelte sich so: Die Anzahl der insgesamt Verurteilten (ohne Delikte im Straßenverkehr) sinkt im Zeitraum von 2007 bis 2017 um 18,8 %. Im gleichen Zeitraum steigt die Anzahl der nach einer Maßregel der Besserung und Sicherung (§ 61 ff StGB) Untergebrachten um 26,6 %, was überwiegend dem Anstieg der nach § 64 StGB Untergebrachten geschuldet ist. (Feltes, Th., 2012; Statistisches Bundesamt: Rechtspflege Strafverfolgung Fachserie 10 Reihe 3; 2017, 2010, 2007).

Die vorliegenden Zahlen reizten mich zu der Überlegung, ob man so etwas wie einen Punitivitätsquotienten entwickeln kann, der anzeigt, um wie viel punitiver der Maßregel- als der Strafvollzug ist.

Ich mache einen Vorschlag, dazu vorab zwei Aspekte:

- 2013 beträgt im Bund die durchschnittliche Unterbringungsdauer nach § 63 StGB 8 Jahre und es sind im psychiatrischen Maßregelvollzug erstmals mehr Menschen mit einer Vollzugsdauer von 5 Jahren bis lebenslang untergebracht (6750) als im Strafvollzug (5823) (Heinz, 2014; Seifert & Leygraf, 2016).
- Der Anteil von 5 Jahren bis lebenslänglich Festgesetzter liegt im Strafvollzug seit Jahren konstant bei 13 %, im Maßregelvollzug stieg er auf 60 % an, d. h. hier sind 4,5-mal so viele Menschen für 5+ Jahre untergebracht wie im Strafvollzug.

Interessant ist jetzt die Frage, wie viel höher das Risiko einer Langzeitinhaftierung für das Kollektiv der als psychisch krank Etikettierten im Vergleich zur nicht-betroffenen Bevölkerung ist.

Zu diesem Zweck können wir – weil manche Daten auf Schätzungen beruhen – annäherungsweise die odds ratio ausrechnen, einen Wert, der aussagt ob sich zwei unterschiedlich große Gruppen bezüglich der Ausprägung einer definierten Variable (in unserem Falle 5+-, also Festsetzung für länger als 5 Jahre) unterscheiden (Field, 2009).

Dafür brauchen wir die Anzahl der erwachsenen Bevölkerung (18+) in Deutschland, weil Diagnosen psychischer Erkrankungen nach ICD 10 (International Classification of Diseases) erst ab 18 Jahren gestellt werden sollen: 50,78 Millionen (Gühne et al., 2015; statista.com). Dann brauchen wir noch die Zahl der im Strafvollzug Langzeitinhaftierten: 5823 (Heinz, 2014). Um die Gruppen auseinanderhalten zu können, müssen wir von der erwachsenen Bevölkerung die Menschen mit *schweren* psychischen Erkrankungen abziehen, aus denen normalerweise die MRV-Patienten rekrutiert werden. Hier müssen wir uns jetzt auf Prävalenzschätzungen (wie hoch ist das Risiko, mindestens 1-mal im Leben eine schwere psychische Erkrankung zu haben?) verlassen. Eine neuere Untersuchung geht nach vorsichtiger Schätzung von einer Prävalenz für *schwere* psychische Erkrankungen von 1 % – 2 % der erwachsenen Bevölkerung aus (Gühne et al., 2015).

Jetzt haben wir alle Zahlen zusammen, um eine Hypothese aufzustellen und zu berechnen:

Hypothese: «Das Risiko einer Langzeitunterbringung im Maßregelvollzug (5 Jahre +) ist für die Gruppe der schwer psychisch erkrankten Erwachsenen nicht größer als das Risiko einer Langzeitunterbringung im Strafvollzug (5 Jahre +) für die nicht erkrankte erwachsene Bevölkerung.»

Wir gehen zur Berechnung von folgenden Zahlen aus:

- Schwer psychisch Erkrankte:
  (1 %) von 50.780.000 = 507.800
- Langzeituntergebrachte (5 Jahre +) im Maßregelvollzug:
  6.750
- Nicht-Erkrankte Erwachsene:
  50.780.000–507.800 = 50.272.200
- Langzeituntergebrachte (5 Jahre +) im Strafvollzug: 5823
- Wir berechnen das Quotenverhältnis, die Odds Ratio (OR):
  (50.266.377 : 5.823) dividiert durch (501.050 : 6750)
- **OR = 116,29**

Obige Hypothese wird zurückgewiesen (ist falsifiziert), da das Risiko einer Langzeitunterbringung (5J+) für die Gruppe der schwer psychisch Erkrankten 116-mal höher ist als für die nicht erkrankte erwachsene Bevölkerung.

«Die der langen Freiheitsstrafe – neben dem Schuldausgleich angesonnene Sicherungsfunktion – wird zunehmend ersetzt bzw. übernommen durch die Unterbringung im psychiatrischen Krankenhaus», so der Konstanzer Sanktionsforscher Prof. W. Heinz (Heinz, 2014).

Und es bleibt die Frage, wer oder was die Psychiater/Therapeuten, die Gutachter und Vollstreckungsrichter im Maßregelvollzug eigentlich dazu veranlasst hat, psychisch kranke Rechtsbrecher so viel punitiver zu traktieren?

Die extreme Punitivität des deutschen Maßregelvollzugs bestätigt sich auch im europäischen Vergleich.

Beim bundesdeutschen Strafvollzug haben wir gesehen, dass er im europäischen Nachbarschaftsvergleich wenig punitiv ist. Das könnte in Relation zu den europäischen Ländern auch noch im Maßregelvollzug der Fall sein, falls unsere Nachbarn psychisch kranke Rechtsbrecher zahlreicher und langfristiger festsetzen als wir unsere.

Die Umschau fördert einige Überraschungen zu Tage. Man geht ja naiverweise meist davon aus, dass die Nachbarländer ihre (psychisch erkrankten) Straftäter genauso behandeln wie wir. Zu meiner Überraschung gibt es einen Maßregelvollzug, bei dem ein Zusammenhang zwischen psychischer Erkrankung und Straftat im Sinne einer Schuldunfähigkeit attestiert werden muss, nur in der Hälfte der EU-Mitgliedsstaaten. Die DDR hatte den psychiatrischen MRV schon 1969 abgeschafft. Italien hat 2017 alle seine psychiatrischen Justizkrankenhäuser geschlossen und – ebenso wie Spanien, Portugal und Kroatien – die Dauer einer forensischen Behandlung in Übereinstimmung mit der UN-BRK auf die Zeit der schuldangemessenen Strafe beschränkt. In Frankreich werden die meisten psychisch kranken Rechtsbrecher in der Allgemeinpsychiatrie behandelt. Finnland, Irland und Polen haben keinen Maßregelvollzug und in den Niederlanden ist er für Menschen mit Persönlichkeitsstörungen reserviert. In den Ländern mit angelsächsischem Rechtssystem spielt das Konstrukt der Schuldunfähigkeit keine wesentliche Rolle. Die EU bietet eine bunte Mischung von Möglichkeiten im Umgang mit psychisch kranken Rechtsbrechern (di Lorito et al., 2017; Seifert & Leygraf, 2016; Salize & Dressing, 2007; Kocaric -Kovacic et al., 2019; Trips-Herbert, 2010).

Bei den aufgestellten forensischen Betten war Deutschland 2006 mit 10,5/100.000 Einwohner Vizeeuropameister, hier waren – Oranje boven – die Niederländer Europameister, die 13,7 Betten aufgestellt hatten. Aber mittlerweile ist die forensische Bettenzahl in Deutschland weiter gestiegen, während in den Niederlanden die stationären forensischen Plätze stark reduziert wurden (Smeekens & Braun, 2019). Italien stand mit 1,9 Betten schon damals auf einem Abstiegsplatz. Ganz weit abgeschlagen mit 0,8 Betten Frankreich, wo die meisten forensischen Patienten in der Allgemeinpsychiatrie «mit dem selben Status und unter gleichen Bedingungen wie zivilrechtlich untergebrachte Patienten behandelt werden» (Salize & Dressing, 2007; Priebe, 2008).

Diese vielen Betten wollen belegt sein und so nimmt Deutschland 2006 bei der Unterbringungs-Prävalenz (Anzahl der Untergebrachten pro 100.000 Einwohner) mit 7,7 auch eine Spitzenposition, wenngleich nur den dritten Platz hinter den Niederländern mit 8,1 und den Schweden mit 10,4 ein. Mittlerweile wird Deutschland wohl den zweiten Platz erobert haben, da die Niederlande von 2010–2017 ihre Forensikplätze von 2156 auf 1374 reduziert haben und damit in der Tabelle stark abgerutscht sind (Smeekens & Braun, 2019).

Dieser Spitzenplatz kann nur gehalten werden, wenn man viele MRV-Internierte produziert und für möglichst lange Zeit anhält. Ein stichprobenartiger Ländervergleich zeigt, wie unterschiedlich sich Anzahl und Internierungsdauer forensischer Patienten in europäischen Ländern entwickeln.

Von 2004 bis 2021 sinkt in Italien die Zahl der forensisch Internierten um mehr als die Hälfte, ihre Internierungsdauer ist auf die gesetzliche Höchst-Haftdauer begrenzt und die durchschnittliche Unterbringungsdauer beträgt im Jahr 2020 zwei Jahre. In Österreich steigt die Anzahl der Angehaltenen um ein Drittel an, ihre Unterbringungsdauer bleibt in etwa gleich. Deutschland expandiert in beiden Bereichen: Einen Zuwachs von mehr als 50 % sowohl bei den Untergebrachten als auch bei der Unterbringungsdauer stützt die Annahme, dass «Wir» Spitzenreiter bei der Repression von psychisch erkrankten Straftätern in Europa sind (Seifert & Leygraf, 2016; Arbeitsgruppe Maßnahmenvollzug, 2015; di Lorito et al., 2017; Schmidt-Quernheim, 2018; Castelletti & Scarpa, 2021).

2.3 Ab in die dritte Klasse
Die UN-Behindertenrechtskonvention und die Diskriminierung Behinderter durch den Maßregelvollzug

«Rechte spielen eine bedeutende Rolle bei der Bildung des praktischen Ichs, indem sie dem Subjekt eine Position und Würde als Mitglied einer sozialen Gemeinschaft verleihen.» Sie sind «daher grundlegend für den Ausdruck von Bedürfnissen im persönlichen Leben, das Streben nach privater Gestaltungsfreiheit in der Zivilgesellschaft und die Artikulation der kommunikativen Freiheit im öffentlichen Raum». (Brincat, 2016)

Vor diesem Hintergrund schauen wir uns jetzt die Gesetzeslandschaft der Shutter Islands an. Dabei stellen wir recht schnell fest, dass diese etwas Paradoxes an sich hat: Es gibt hier a) Gesetze, die gelten, aber nicht geltend gemacht werden, und b) solche, die sehr wohl geltend gemacht werden, obwohl sie übergeordneten Rechtskonventionen widersprechen.

Zu a): Am 26.3.2009 trat die UN-Behindertenrechtskonvention (UN-BRK) als Bundesgesetz in Kraft (Bundesgesetzblatt Jahrgang 2008 Teil II Nr. 35). Damit verpflichtete sich die Bundesregierung, dieses Recht im nationalen Rahmen umzusetzen. Über den Stand der Umsetzung haben die unterzeichnenden Staaten dem UN-Ausschuss für die Rechte von Menschen mit Behinderungen zu informieren. 2015 legte Deutschland dem Ausschuss seinen 1. Staatenbericht vor.

Mit dieser Konvention haben wir jetzt die Möglichkeit, bestehende Gesetze und Vollzugspraxen des psychiatrischen Maßregelvollzuges auf ihre Vereinbarkeit mit der UN-BRK und damit mit deutschem Recht zu untersuchen.

Dabei sind vorab zwei Fragen zu klären:

1. Erfasst die UN-BRK psychische Erkrankungen?
2. Welche Artikel der UN-BRK sind von besonderer Bedeutung für den psychiatrischen Maßregelvollzug?

Zu 1: In Artikel 1 (2) der Konvention wird definiert: «Zu den Menschen mit Behinderungen zählen Menschen, die langfristige körperliche, seelische, geistige oder Sinnesbeeinträchtigungen haben, welche sie in Wechselwirkung mit verschiedenen Barrieren an der vollen, wirksamen und gleichberechtigten Teilhabe an der Gesellschaft hindern können.»

Psychische Erkrankungen fallen also unter die UN-BRK. Darüber hinaus wird hier ein Begriff von Behinderung eingeführt, der diese nicht nur als individuelle Beeinträchtigung, sondern gleichwertig auch als durch gesellschaftliche Barrieren definiert sieht.

Zu 2: Vor allem die Artikel 12, 14 und 15 der UN-BRK sind für den psychiatrischen Maßregelvollzug von Belang.

Artikel 12 (2) «Die Vertragsstaaten anerkennen, dass Menschen mit Behinderungen in allen Lebensbereichen gleichberechtigt mit anderen Rechts- und Handlungsfähigkeit genießen.»

Artikel 14 «Freiheit und Sicherheit der Person» bestimmt in Absatz (1) b, dass die Vertragsstaaten gewährleisten, «dass das Vorliegen einer Behinderung in keinem Fall eine Freiheitsentziehung rechtfertigt».

Artikel 15 «Freiheit von Folter oder grausamer, unmenschlicher oder erniedrigender Behandlung oder Strafe» bestimmt in Absatz (2): «Die Vertragsstaaten treffen alle wirksamen gesetzgeberischen, verwaltungsmäßigen, gerichtlichen oder sonstigen Maßnahmen, um auf der Grundlage der Gleichberechtigung zu verhindern, dass Menschen mit Behinderung der Folter oder grausamer, unmenschlicher oder erniedrigender Behandlung oder Strafe unterworfen werden.» Dieser Artikel der UN-BRK bezieht sich unmittelbar auf die Antifolterkonvention und das Zusatzprotokoll OPCAT. Da Menschen im Maßregelvollzug per definitionem Menschen mit psychischen Behinderungen sind, verstößt der zeitlich unbefristete Freiheitsentzug im Maßregelvollzug gegen die Grundlage der Gleichberechtigung.

Mit diesen Artikeln haben wir jetzt ein Radar zur Verfügung, um die gesetzlichen Grundlagen und Praxen des psychiatrischen Maßregelvollzuges auf ihre (Nicht-)Übereinstimmung mit der UN-BRK zu überprüfen.

Damit kommen wir jetzt endlich zu den Gesetzen, die oben unter b) genannt sind.

Das deutsche Strafrecht kennt ein zweigliedriges Sanktionssystem: a) den Strafvollzug und b) die Maßregeln der Besserung und Sicherung (§ 61 StGB). Diese sind ein merkwürdiges Sammelsurium verschiedenster Sanktionsarten. Eine davon ist die Unterbringung in einem psychiatrischen Krankenhaus.

Wie kommt man in den «Genuss» dieser psychiatrischen Maßregel?

Mit Hilfe des § 126a StPO (Einstweilige Unterbringung) wird der Tatverdächtige zu Beginn des Verfahrens mit der Verdachtsdiagnose einer seelischen Behinderung auf die Maßregelschiene gesetzt. Er kommt dann nicht in Untersuchungshaft, sondern in eine geschlossene psychiatrische Klinik. Mit anderen Worten: Schon vor dem Urteil oder der Unterbringungsanordnung reicht der Verdacht einer seelischen Behinderung aus, um die Überführung des Tatverdächtigen in das Sanktionssystem der Maßregel einzuleiten. Dieses Verfahren ist mit Artikel 14 der UN-BRK nicht zu vereinbaren, da es auf der Annahme einer seelischen Behinderung beruht.

Im Hauptverfahren muss dem Angeklagten eine verminderte Schuldfähigkeit (§ 21 StGB) oder eine Schuldunfähigkeit (§ 20 StGB) wegen einer seelischen Störung attestiert worden sein und es muss nach § 63 StGB die Erwartung begründet sein, dass er wegen seines Zustandes (seelische Erkrankung) auch in Zukunft gefährlich sein wird – das festzustellen ist der Job der psychiatrischen oder psychologischen Gutachter. In diesem Verfahren wird also a) eine seelische Behinderung zur Voraussetzung eines Freiheitsentzugs gemacht und b) bestimmt nicht die Schwere der Tat, sondern die angenommene Gefährlichkeit des Untergebrachten die Dauer seines Aufenthaltes – praktiziertes Präventivstrafrecht, das den Freiheitsentzug mit einer vermuteten Gefährlichkeit und nicht mit einer tatsächlich begangenen Straftat begründet.

Wenn die Unterbringungsanordnung ausgesprochen ist, hat das unmittelbar Konsequenzen auf die dem Gericht dann noch zur Verfügung stehenden Sanktionsmöglichkeiten. Für die nach dem Jugendgerichtsgesetz (JGG) oder StGB Verurteilten steht dem Gericht eine breite Palette von Sanktionsarten zur Verfügung: Erziehungsmaßregeln, Zuchtmittel (Verwarnung, Auflagen, Jugendarrest, Jugendstrafen) nach §§ 9–18 JGG; Freiheitsstrafen, Geldstrafen, Nebenstrafen, Absehen von Strafen. Diese abgestuften Sanktionsmöglichkeiten stehen dem Delinquenten, bei dem nach § 7 JGG oder § 63 StGB eine Maßregel der Besserung und Sicherung angeordnet wird, nicht mehr zur Verfügung. Hier gibt es nur noch zwei Sanktionsmöglichkeiten: die freiheitsentziehende Unterbringung oder deren Aussetzung zur Bewährung. Beide sind automatisch gekoppelt an die Führungsaufsicht mit ihren strafbewehrten Weisungen.

Eine besondere Punitivität (Strafschärfe) bekommt die psychiatrische Maßregel dadurch, dass sie a) zeitlich unbefristet ist und b) eine Beweislastumkehr einführt. Nicht der Richter hat eine Gefährlichkeit zu beweisen, sondern der Untergebrachte seine Ungefährlichkeit. Diese Regelungen weisen den psychiatrischen Maßregelvollzug als ein Reservat konservativ-faschistoider Strafrechtsauffassung im deutschen Strafrecht aus (Kammeier, 2010; Fischer, 2015).

Die Diskriminierung seelisch Behinderter durch das Gesetz ist hiermit nicht abgeschlossen. Nach seiner bedingten Entlassung oder bei Aussetzung der Unterbringungsanordnung unterliegt der Maßregelvollzugspatient automatisch und ohne weitere Voraussetzungen einer weiteren Maßregel: der Führungsaufsicht (§ 61(4) StGB). Diese unterscheidet sich von der Bewährungshilfe durch ihren stärker kontrollierenden Charakter und dadurch, dass einige ihrer Weisungen strafbewehrt sind. Bei Strafgefangenen ist sie entweder als Kann-Vorschrift ausgelegt (§ 68 (1) StGB) oder an eine bestimmte Mindesthaftdauer gekoppelt (§ 68 (f)1 StGB). Also auch hier eine Ungleichbehandlung durch das Gesetz, die mit der UN-BRK nicht zu vereinbaren ist.

Nach § 7 (1) Jugendgerichtsgesetzes (JGG) kann die Unterbringung Jugendlicher und Heranwachsender in einem psychiatrischen Krankenhaus angeordnet werden. Da diese Unterbringung ebenfalls eine Behinderung voraussetzt, ist auch dieser Paragraf nicht mit der UN-BRK zu vereinbaren.

Im Bundeswahlgesetz (BWahlG) fand sich ebenfalls eine Behinderte diskriminierende Vorschrift. Nach § 13 (3) BWahlG war man als Maßregelvollzugspatient für die Dauer der Unterbringung ohne weitere Voraussetzungen und Zeitbegrenzungen vom aktiven und passiven Wahlrecht ausgeschlossen. Bei Straftätern dagegen ist nach § 45 StGB die Aberkennung des passiven Wahlrechts an eine Mindeststrafe gekoppelt und der Entzug des aktiven Wahlrechts eine Kann-Entscheidung des Gerichts. Beide Maßnahmen sind auf fünf Jahre begrenzt. Dies galt bis 2019. Dann wurde dieser Gesetzesteil vom Bundesverfassungsgericht wegen Verfassungswidrigkeit ausgesetzt – ein Beispiel dafür, dass hartnäckiger Einsatz von Betroffenen und Rechtsanwälten manchmal erfolgreich sein kann.

Bezogen auf die Umsetzung des Artikel 14 UN-BRK und den deutschen Maßregelvollzug kam der UN-Ausschuss für die Rechte von Menschen mit Behinderungen in seinen abschließenden Bemerkungen zum 1. deutschen Staatenbericht zu folgender Einschätzung: «Der Ausschuss nimmt mit Besorgnis Kenntnis von dem Mangel an Informationen über Menschen mit Behinderungen im Strafjustizsystem, die bei einer Straftat für schuldunfähig erklärt worden sind, über den Freiheitsentzug bei Personen aufgrund der Schuldunfähigkeitserklärung und die Anwendung von Maßregeln der Sicherung, oftmals auf unbestimmte Zeit.» (Vereinte Nationen CRPD/C/DEU/CO/1)

Die anderen diskriminierenden Gesetze hat der Ausschuss bis dato noch gar nicht ins Visier genommen.

In deutschen Gesetzen finden sich also Regelungen, die für den seelisch behinderten Rechtsbrecher eine wesentlich härtere (punitivere) «Behandlung» durch das Gesetz vorsehen als für den «normalen» Straftäter (Heinz, 2010).

Diese Art juristischer Entbürgerlichung und ihre Ausweitung auf das Jugendstrafrecht hat ihre Wurzeln in den Maßregeln der Besserung und Sicherung, einem faschistischen Relikt im deutschen StGB (Arnold, 2019). Sie verbannt in einem öffentlichen Degradierungsakt seelisch erkrankte Menschen in die dritte Klasse der Rechtssubjekte (Garfinkel, 1956).

2.4 Willkommen im Willkürstadel
Ergebnisse der Rechtstatsachenforschung

Der psychisch kranke Rechtsbrecher kann aber immer noch hoffen, dass die Rechtsprechung und der Maßregelvollzug ihn nach einigermaßen transparenten und nachvollziehbaren Kriterien behandeln. Wir fragen daher bei der Rechtstatsachenforschung an, ob diese Hoffnung berechtigt ist. Dabei orientieren wir uns am zeitlichen Verlauf des Verfahrens und stellen die erste Frage:

1. Frage: Nach welchen Kriterien entscheidet ein Untersuchungsrichter, ob für einen Verdächtigen die Untersuchungshaft (§ 112 StPO) oder die vorläufige Unterbringung in einem psychiatrischen Krankenhaus (§ 126a StPO) angeordnet wird?
Antwort: Nach vagen und teils merkwürdigen Kriterien.

Zunächst einmal müssen dringende Gründe für die Annahme vorhanden sein, dass jemand eine rechtswidrige Tat im Zustand der Schuldunfähigkeit oder verminderten Schuldfähigkeit

(§§ 20/21 StGB) begangen hat, und die öffentliche Sicherheit muss es erfordern (§ 126a StPO).

Aber was «dringende Gründe» konkret sind und welche Handlungen die «öffentliche Sicherheit» gefährden, ist unbestimmt und lässt weiten Auslegungsspielraum. Die Sache ist also nicht ganz unkompliziert und die Psychiatrie macht es den Richtern auch nicht wesentlich einfacher, wie ein Beschluss des Bundesverfassungsgerichts vom 22.8.2017 (Az 2 BvR 2039/19) und ein Urteil des Bundesgerichtshof vom 12.3.1998 (Az 4 StR 633/97) in forensischen Angelegenheiten zeigen. Im Verfahren, das vom BVerfG verhandelt wurde, bekam die Beschwerdeführerin im Verlauf ihres Verfahrens durch alle Instanzen in zwanzig Monaten vier verschiedene Diagnosen verpasst und die Prognose, dass sie in Zukunft gefährlich sein wird, obwohl ihre letzte Straftat acht Monate vor Beginn des Verfahrens lag und sie während ihrer Zwangsunterbringung kein aggressives Verhalten zeigte.

Und wenn sich dann innerhalb eines Verfahrens auch noch Gutachten widersprechen, kommen selbst Richter der höchsten Instanz an ihre Grenzen. «Hinzu kommt, dass es auch an jeglichem Maßstab fehlt, anhand dessen der Senat prüfen könnte, welcher der divergierenden Ansichten der Vorzug zu geben ist» (aus dem Urteil des BGH vom 12.3.1998).

Und eigentlich müsste es ja so sein: Forensisch untergebrachte Rechtsbrecher und strafmündige Täter sollten sich hinsichtlich relevanter psychiatrisch-psychopathologischer Befunde deutlich unterscheiden, denn schließlich sind diese die Eingangsvoraussetzung für eine Unterbringung im Maßregelvollzug.

Das «Hallenser Angeklagtenprojekt» hat diese Frage untersucht (Marneros et al., 1998). In zwei Landgerichtsbezirken mit (Halle) und ohne (Dessau) medizinischer Fakultät wurden psychiatrisch begutachtete und nicht-begutachtete Straftäter hinsichtlich relevanter psychologischer, psychopathologischer und kriminologischer Variablen untereinander und mit einer Stichprobe aus der Bevölkerung verglichen.

Die Angeklagtengruppe insgesamt unterschied sich deutlich in wesentlichen psychopathologisch-kriminologischen Variablen von einer Vergleichsstichprobe aus der Normalbevölkerung.

Unterschiede zwischen den forensisch begutachteten und nicht-begutachteten Tätergruppen gab es nicht, mit Ausnahme der Schwere des Deliktes bei den Begutachteten. Das Projekt ging auch der Frage nach, wonach Richter entscheiden, ob sie eine Begutachtung für erforderlich halten, und fand zwei Faktoren heraus: Zum einen spielte die Schwere des Delikts eine Rolle, zum anderen zeigte sich, dass das Landgericht in der Stadt mit einer medizinischen Fakultät wesentlich mehr Begutachtungen anforderte als das in der Stadt ohne Universität (Marneros et al., 1998). D.h., die leichtere Verfügbarkeit von Psychiatern und eine enge Zusammenarbeit zwischen Justiz und Universität erhöhen die Wahrscheinlichkeit eines richterlichen Begutachtungsauftrages. Das darf man merkwürdig finden.

2. Frage: Der Maßregelvollzug ist bekanntlich Ländersache. Kann man davon ausgehen, dass die Anzahl der Unterbringungsanordnungen (§63 StGB) im Verhältnis zur Bevölkerungsgröße in den verschiedenen Bundesländern einigermaßen gleich verteilt ist?
Antwort: Nein

Die Anzahl der Unterbringungsanordnungen pro 100.000 strafmündiger Erwachsener unterscheidet sich von Bundesland zu Bundesland erheblich.

Tabelle 4: Unterbringungsanordnungen pro Jahr/ 100.000 strafmündige Erwachsene

Deutschland	1,36
Brandenburg	0,70
Hansestadt Bremen	2,46

(Heinz, 2014)

Das heißt, der Bremer bzw. die Bremerin hat ein fast doppelt so hohes Risiko, in der psychiatrischen Maßregel untergebracht zu werden als der bundesdeutsche Durchschnittsbürger und ein mehr als dreifaches im Vergleich zum Brandenburger.

3. Frage: Unterbringungen werden von Landgerichten angeordnet. Sind sie wenigstens in einem Bundesland einigermaßen gleich verteilt?
Antwort: Eher nicht.

In Baden-Württemberg wurden die Inzidenzraten (Unterbringungsanordnungen pro Jahr je 100.000 Wohnbevölkerung) der dort vorhandenen 17 Landgerichtsbezirke verglichen.

Tabelle 5: Inzidenzraten UAO verschiedener Landgerichtsbezirke in Baden-Württemberg

Zwei Landgerichtsbezirke	2,38; 2,47
Durchschnitt andere 15 Landgerichtsbezirke	0,94
Minimum – Maximum andere 15 LG Bezirke	0,55–1,38

(Traub & Weithmann, 2011)

Da sich die Landgerichtsbezirke in wesentlichen demografischen oder kriminologischen Kennziffern nicht unterscheiden, diskutieren die Autoren dieser Studie «als mögliche Ursache [...] regionale Unterbringungsstile der Justiz und die Vernetzung mit der Allgemeinpsychiatrie» (Traub & Weithmann, 2011). Also: Dort in Baden-Württemberg, wo die Justiz nicht so unterbringungsfreudig ist und die Zusammenarbeit zwischen Allgemeinpsychiatrie, Justiz und forensischer Psychiatrie gut funktioniert, ist das Risiko, forensisch untergebracht zu werden, deutlich geringer. Es gilt aber auch, dass das Unterbringungsrisiko innerhalb eines Bundeslandes extrem unterschiedlich und von der Zufälligkeit des Tatortes in dem einen oder anderen Landgerichtsbezirk abhängig ist.

4. Frage: Ist die Dauer der Unterbringung in Deutschland einigermaßen gleich verteilt?
Antwort: Nein

2018 beträgt die durchschnittliche Unterbringungsdauer entlassener MRV-Internierte 3681 Tage – mit einer Spannweite von 2544 (Hamburg) bis 4652 (Saarland) Tagen (Jaschke & Oliva, 2020 – ohne Bayern und Baden-Württemberg).

Diese Ungleichverteilung ist lange bekannt und veranlasste Leygraf schon 1988 zu der Bemerkung: «Da jedoch nicht zu vermuten ist, dass sich die Gefährlichkeit psychisch kranker Straftäter an föderalistischen Staatsformen (oder an Landgerichtsbezirksgrenzen, d. Verfasser) orientiert, stellt sich hier sicher die Frage nach der Gleichheit vor dem Gesetz.» (Leygraf, 1988)

5. Frage: Vor der Entlassung in die (bedingte) Freiheit stehen die Lockerungsentscheidungen der jeweiligen Klinik für den Maßregelvollzug. Kann man davon ausgehen, dass in verschiedenen Kliniken den Patienten gleiche Startbedingungen gewährt werden?

Antwort: Nein

In einer Studie wurde der Einfluss von Patientenmerkmalen und Klinikzugehörigkeit der Mitarbeiter auf die Lockerungsentscheidungen überprüft. Dabei zeigte sich als wichtigstes Ergebnis, «dass die Auswahl der Klinik einen größeren Einfluss darauf besitzt, in welchem Umfang Lockerungen genehmigt werden, als die Patientenmerkmale. Diese Feststellung unterstützt die subjektiven Eindrücke von Patienten, die sich in einer Vielzahl von Beschwerden ausdrückt, dass keine Gleichbehandlung stattfindet, und stellt ein erhebliches ethisches Problem dar.» (Köpke, 2010)

Neuere Zahlen, die einen Ländervergleich (ohne Bayern und Baden-Württemberg) erlauben, finden sich im «Kerndatensatz für den Maßregelvollzug» (Jaschke & Oliva, 2020). Hier ist die Anzahl der Lockerungen bezogen auf 100 Fälle festgehalten. Ausgänge in Begleitung hatten 2018 durchschnittlich 34,6 v. 100 Insassen. Mit einer Spannweite von 19,9 in Berlin bis 60,0 im Saarland. Ausgang ohne Begleitung im Schnitt 34,8 v. 100, mit einer Bandbreite von 23,0 in Schleswig-Holstein bis 50,1 in Bremen, d. h. die im Klinikvergleich konstatierte Ungleichbehandlung setzt sich auch auf Länderebene fort.

6. Frage: Vor einer Entlassung aus dem Maßregelvollzug steht die Beurlaubung bzw. eine externe Unterbringung außerhalb des gesicherten Bereiches. Wie sieht es da mit der Gleichbehandlung im Ländervergleich aus?

Antwort: Schlecht

Im Jahr 2018 gab es im Bundesdurchschnitt 15,3 Beurlaubte je 100 Belegungsfälle gemäß § 63 StGB mit einer Spannweite von 6,7 in Sachsen Anhalt bis 31,3 in Bremen. Bei kurz Beurlaubten (bis 3 Monate) reichen die Zahlen von 0,0 in Sachsen Anhalt bis 12,5 in Bremen bei einem Durchschnitt von 4,3. Bei lang Beurlaubten (12 Monate und länger) zwischen 0,0 in Schleswig-Holstein und 11,2 in Thüringen bei einem Bundesdurchschnitt von 4,7 Fällen pro 100 Belegungsfälle. Auch bei diesem Kriterium kann von Gleichbehandlung keine Rede sein (Jaschke & Oliva, 2020).

7. Frage: Mit der Änderung des § 67d Abs.6 StGB zum 1.8.2016 sollte eine Stärkung des Verhältnismäßigkeitsgrundsatzes erreicht werden. Kann man davon ausgehen, dass die zustän-

digen Strafvollstreckungskammern der Landgerichte diesen Grundsatz in gleicher Weise in ihrer Spruchpraxis berücksichtigen?
Antwort: Nein

Eine erste Untersuchung in Nordrhein-Westfalen (150 Anordnungen im Zeitraum vom 1.1.2013 bis 20.3.2018) zeigte eine sehr uneinheitliche Anordnungspraxis.

Die Oberlandesgerichte (OLG) für die Landesteile Westfalen mit 21 und Rheinland mit 20 Entlassungen aus Gründen der Verhältnismäßigkeit lagen nahe beieinander.

Auf der Ebene der Landgerichte (LG) lässt sich erkennen, dass die veränderte Gesetzeslage bei manchen Landgerichten überhaupt keinen Einfluss auf die Entscheidungspraxis hat, bei manchen aber sehr wohl.

So gab es z. B. beim Landgericht Kleve, in dessen Zuständigkeitsbereich die forensische Klinik Bedburg-Hau fällt, bei einer Belegung mit etwa 395 stationär Untergebrachten im Zeitraum 1/2013 bis 8/2016 eine und im Zeitraum 9/16 bis 3/18 ebenfalls eine Entlassungsanordnung aus Gründen der Verhältnismäßigkeit. Beim Landgericht Paderborn hingegen, in dessen Zuständigkeitsbereich die forensische Klinik Eickelborn mit etwa 335 stationär Untergebrachten liegt, gab es in den gleichen Zeiträumen 8 Anordnungen vor und 47 nach der Gesetzesnovellierung ab 8/2016. (Schmidt-Quernheim, 2019)

8. Frage: Führt die Novellierung des §67 StGB zu einem Bettenabbau in den forensischen Kliniken?
Antwort: Leider nicht.

Die Novellierung hat im Bundesland NRW zu einem leichten Rückgang der Belegungszahlen nach §63 StGB von 2016–2018 von 1986 auf 1852 (-7%) geführt. Im gleichen Zeitraum aber stieg die Zahl der nach §64 StGB Untergebrachten um 85 (+ 9%) und die der nach §126a StPO vorläufig in einem Krankenhaus des Maßregelvollzuges Untergebrachten um 21 (+14%) an (Schmidt-Quernheim, 2019).

Deutschlandweit lässt sich eine ähnliche Tendenz feststellen: Die Zahl der nach §63 StGB Untergebrachten sank von 2016–2018 leicht um 132 von 7125 auf 6993. Dafür stieg die Anzahl der nach §64 StGB Untergebrachten von 4484 auf 4962, ein Plus von 478. Die Zahl der nach §126 StPO und anderer Vorschriften vorläufig Untergebrachten stieg von 547 auf 696 an (ohne Bayern). Das macht insgesamt ein Plus von mehr als 495 (vorläufig) Untergebrachten in nur 2 Jahren. Und die Vollzugsleitungen der Psychiatriegefängnisse sorgen im Einvernehmen mit den Strafvollstreckungskammern auch noch mittels einer anderen Stellschraube für einen geschmeidigen Geschäftsgang. Man entlässt einfach weniger Insassen. Das ist im Maßregelvollzug ziemlich einfach, da hier keine Höchststrafe definiert ist. Denn siehe: Die Anzahl der Beurlaubungen sank 2016–2018 von 1004 auf 721 (-23,21 %) und die der bedingten Entlassungen im gleichen Zeitraum von 446 auf 377 (-15,47 %). Man braucht sich also um diesen Geschäftszweig keine Sorgen zu machen. (Jaschke & Oliva, 2020; Bayerischer Bezirketag 2020 Az.: 541/3-4-1; Landtag Baden-Württemberg 2019 Drucksache 16/6183).

9. Frage: Können eigentlich gesetzliche Regelungen durch politische Vereinbarungen außer Kraft gesetzt werden?
Antwort Radio Eriwan: «Im Prinzip Nein, aber im richtigen Leben – ...»

Beispiel: Der Landschaftsverband Westfalen-Lippe als Träger der forensischen Kliniken in diesem Landesstrich schloss zwei rechtswidrige Vereinbarungen ab, die beide die Lockerungs- und damit auch die Therapiemöglichkeiten der Insassen erheblich einschränkten. Einmal mit der Stadt Rheine, um dort die Einrichtung einer forensischen Abschiebeeinrichtung umsetzen zu können, und einmal am forensischen Standort Eickelborn mit einer Bürgerinitiative, die sich als eingetragener Verein organisiert hatte. Diese Vereinbarungen wurden jahrelang praktiziert, bis die Klage eines Patienten diesem Spuk ein Ende setzte.

«Die Beharrlichkeit des Landschaftsverbandes und die Uneinsichtigkeit der Strafvollstreckungskammer verdeutlichen aber zugleich, dass ein rechtswidriger Freiheitsentzug unverändert toleriert wird» (Lesting, 2018; s.a. Kammeier, 2020). Mittlerweile sind beide Vereinbarungen durch Beschlüsse des OLG Hamm kassiert worden.

Fazit:

- Die Kriterien der vorläufigen Unterbringung in einem psychiatrischen Krankenhaus nach § 126a StPO sind vage und unbestimmt und die Anordnungen nach 126a StPO sind von sachfremden Bedingungen abhängig.

- Anzahl und Dauer der Unterbringungen unterscheiden sich von Bundesland zu Bundesland, von Landgerichtsbezirk zum benachbarten Landgerichtsbezirk zum Teil erheblich.
- Lockerungsentscheidungen variieren erheblich von Klinik zu Klinik und von Bundesland zu Bundesland und sind eher unabhängig von Patientenmerkmalen.
- Gleiches gilt für Beurlaubungen und externe Unterbringungen von MRV-Internierten nach § 63 StGB.
- Die Novellierung des § 67d Abs.6 StGB hat noch nicht zu einer wesentlichen Stärkung des Verhältnismäßigkeitsprinzips geführt. Auch hier ist eine uneinheitliche Spruchpraxis der Landgerichte festzustellen.
- Vollzugsverwaltungen können geneigt sein, Grundrechte der Untergebrachten auszuhebeln.

Soviel zum Thema «Gleichheit vor dem Gesetz».

Literatur Kapitel 2

AG Psychiatrie. «Bericht für die GMK 2012 AG Psychiatrie der AOLG». GMK Gesundheitsministerkonferenz, 15.3.2012.

Arnold, J. «Mit aller Härte». *junge Welt*, 27.10.2019.

«bericht ag maßnahmenvollzug.pdf». Zugegriffen 18.4.2019. https://www.justiz.gv.at/web2013/file/2c94848a4b074c31014b3ad6caea0a71.de.0/bericht%20ag%20ma%c3%9fnahmenvollzug.pdf.

Brieger, Peter. «Re-Institutionalisierung? Transinstitutionalisierung? Post-Psychiatrie? Zum schwierigen Verhältnis von forensischer und Sozialpsychiatrie». *Sozialpsychiatrische Informationen* 44 (April 2014): 8–11.

Briken, Peer, Sabine Hanna Eucker, K Hoffmann, M Koller, T Wolf, M Dudeck, C Hartl, u.a. «Standards für die Behandlung im Maßregelvollzug nach §§ 63 und 64 StGB: Interdisziplinäre Task-Force der DGPPN». Herausgegeben von Jürgen Müller und N Saimeh. *Der Nervenarzt*, 3.8.2017.
https://doi.org/10.1007/s00115-017-0382-3.

Brincat, Shannon. «Cosmopolitan Recognition: Three Vignettes». *International Theory* 9, Nr. 01 (2017): 1–32.

Castelletti, L. & Scarpa, F. «The first five years of a radical reform in Italian forensic psychiatry» Verona/Firenze, 2021.

Celik, Deniz, Partei «Die Linke», «Schriftliche kleine Anfrage Bürgerschaft der Freien und Hansestadt Hamburg – Drucksache 21/9715 Maßregelvollzug», 4.7.2017.

Destatis. «Destatis 2014; 2017 Strafverfolgung – Fachserie 10 Reihe 3», 2017 2014.

Di Lorito, Claudio, Luca Castelletti, Ilaria Lega, Barbara Gualco, Franco Scarpa und Birgit Völlm. «The closing of forensic psychiatric hospitals in Italy: Determinants, current status and future perspectives. A scoping review». *International Journal of Law and Psychiatry* 55 (1.11.2017): 54–63.
https://doi.org/10.1016/j.ijlp.2017.10.004.

Dragosits, Julia und Tobias Batik. «Das Volk will es so: über das Leben als ‹geistig abnormer Rechtsbrecher›», 2017.

Dübgen, Franziska. «Rechtsbruch und Strafe. Gerechtigkeitstheoretische Erwägungen». *Ethik und Gesellschaft*, 24.12.2018, Nr. 2 (2018): Rechts-Brüche.
https://doi.org/10.18156/eug-2-2018-art-4.

Feltes, Th. «Wer gefährlich ist, muss weg. Wer hilft beim Unterbringen oder Verwahren angeblich gefährlicher Straftäter?» Power Point Vortrag gehalten auf der 27. Eickelborner Fachtagung zu Fragen der fornsischen Psychiatrie, Eickelborn, 6. März 2012.

Field, A. «Discovering statistics using SPSS: and sex, drugs and rock ‹n› roll.» 3rd ed. Los Angeles: SAGE Publications, 2009.

Fischer, Thomas. «Schuld I: Das Böse und das Verrückte». *Die Zeit*. 17.11.2015, Abschn. Gesellschaft. https://www.zeit.de/gesellschaft/zeitgeschehen/2015-11/schuld-schutz-strafrecht-fischer-im-recht?page=15#comments.

Fischer, Thomas. «Schuld II: Was hat das Böse mit dem Strafrecht zu tun?» *Die Zeit*. 24.11.2015, Abschn. Gesellschaft. https://www.zeit.de/gesellschaft/zeitgeschehen/2015-11/schuld-strafrecht-fischer-im-recht.

Garfinkel, Harold. «Conditions of Successful Degradation Ceremonies». *American Journal of Sociology* 61, Nr. 5 (1956): 420–24.

«GEISTESKRANKE: Inseln der Verdammten». *Der Spiegel*, 14.3.1962.

Heinz, W. «Kriminalität und Kriminalitätskontrolle in Deutschland – Berichtsstand 2015», Konstanzer Inventar Sanktionsforschung, 2015, 188.

Heinz, W. «Neue Straflust der Strafjustiz – Realität oder Mythos?» *Neue Kriminalpolitik*, Nr. 1 (2011): 314–27.

Heinz, W. «weil er gefährlich ist – die Handhabung der freiheitsentziehenden Maßregeln der Besserung und Sicherung im Spiegel der Strafrechtspflegestatistiken». *Neue Kriminalpolitik* 22, Nr. 4 (2010): 131–43. https://doi.org/10.5771/0934-9200-2010-4-131.

Heinz, W. «Das strafrechtliche Sanktionensystem und die Sanktionierungspraxis in Deutschland 1882–2012», 2014, 236 S. Konstanzer Inventar Sanktionsforschung. http://www.ki.uni-konstanz.de/kis.

Jaschke, H. & Oliva, H. «Kerndatensatz im Maßregelvollzug Teil 1 Auswertungen 2018». Ceus Consulting/FOGS, 2020.

Jaschke, H. und Jaschke, Ph. «Analyse der Unterbringungsdauer im Maßregelvollzug gemäß §63 StGB im Zeitverlauf. Eine Auseinandersetzung mit der Methodik und den Ergebnissen von Traub und Schalast auf Basis des Kerndatensatzes Maßregelvollzug». *Recht & Psychiatrie*, 2017, 156–61.

Kammeier, Heinz. «Die psychiatrische Maßregel nach § 63 StGB im Spannungsfeld von Sicherungsauftrag und Freiheitsanspruch». *Zeitschrift für die gesamte Strafrechtswissenschaft* 132, Nr. 1 (4.6.2020): 133–94. https://doi.org/10.1515/zstw-2020-0006.

Kammeier, Heinz. Hrsg. *Maßregelvollzugsrecht: Kommentar*. 4., neu Bearb. Aufl. De-Gruyter-Kommentar. Berlin ; New York: de Gruyter, 2018.

Kastner, A. «Paragraph 21». In *Das Volk will es so*, S.18–21. Wien: Mandelbaum, 2017.

Köpke, Michael. «Lockerungsentscheidungen im Maßregelvollzug: Bedeutung von Einstellungen des Personals und individueller Faktoren der Patienten». Dissertation, Universität Ulm, 2010. http://dx.doi.org/10.18725/OPARU-2092.

Kozarić-Kovačić, Dragica, Nadica Buzina, Tija Žarković Palijan, und Zrnka Kovačić Petrović. «History and Organization of Long-Stay

Forensic Care in Croatia». In *Long-Term Forensic Psychiatric Care*, herausgegeben von Birgit Völlm und Peter Braun, 301–16. Cham: Springer International Publishing, 2019. https://doi.org/10.1007/978-3-030-12594-3_21.

Kutscher, S., B. Schiffer, und D. Seifert. «Schizophrene Patienten im psychiatrischen Maßregelvollzug (§ 63 StGB) Nordrhein-Westfalens». *Fortschritte der Neurologie · Psychiatrie* 77, Nr. 02 (Februar 2009): 91–96. https://doi.org/10.1055/s-0028-1109080.

Lehane, Dennis. *Shutter Island: Roman*. Übersetzt von Steffen Jacobs. Diogenes-Taschenbuch 24335. Zürich: Diogenes, 2015.

Lesting, W. «Apokryphe Haftgründe im Maßregelvollzug». *Recht & Psychiatrie* 36 (2018): 66.

Leygraf, Norbert. «Psychisch kranke Straftäter: Epidemiologie und aktuelle Praxis des psychiatrischen Maßregelvollzugs»; mit 95 Abb. Monographien aus dem Gesamtgebiete der Psychiatrie 53. Berlin: Springer, 1988.

Marneros, A., Rössner, D. und Ullrich, S. «Was unterscheidet psychiatrisch begutachtete von psychiatrisch nicht begutachteten Straftätern?» *Recht und Psychiatrie* 3, Nr. 1998 (1998): 24–26.

OPCAT https://de.wikipedia.org/wiki/OPCAT 2008.

Priebe, Stefan, Patrick Frottier, Andrea Gaddini, Reinhold Kilian, Christoph Lauber, Rafael Martínez-Leal, Povl Munk-Jørgensen, Dermot Walsh, Durk Wiersma und Donna Wright. «Mental Health Care Institutions in Nine European Countries, 2002 to 2006». *PSYCHIATRIC SERVICES* 59, Nr. 5 (2008): 4.

Salize, Hans und Harald Dressing. «Die forensisch-psychiatrische Versorgung in Mitgliedstaaten der Europäischen Union – Versorgungskonzepte und Kapazitäten». *Psychiatrische Praxis* 34, Nr. 8 (November 2007): 388–94. https://doi.org/10.1055/s-2007-970838.

Schiffer, B. «§ 63 StGB und danach ins Heim?» Gehalten auf der Fachtagung OLG Hamm und LWL, Hamm, 27. September 2013.

Schmidt-Quernheim, F. «Entlassung wegen fehlender Verhältnismäßigkeit – welche Auswirkung hat die Gesetzesänderung auf Maßregelvollzug und Gemeindepsychiatrie». In *4. Round Table Fachgespräch: Entlassungen aus dem Maßregelvollzug*, 32–64. Bremen: Bremer Werkgemeinschaft, 2019.

Schmidt-Quernheim, Friedhelm, und Thomas Hax-Schoppenhorst, Hrsg. «Praxisbuch forensische Psychiatrie: Behandlung und ambulante Nachsorge im Maßregelvollzug.» 3., Vollständig überarbeitete und erweiterte Auflage. Bern: Hogrefe, 2018.

Seifert, Dieter, und Norbert Leygraf. «Entwicklung und Stand des psychiatrischen Maßregelvollzugs (§ 63 StGB)». *Forensische Psychiatrie, Psychologie, Kriminologie* 10, Nr. 4 (November 2016): 233–42. https://doi.org/10.1007/s11757-016-0386-z.

Smeekens, Marjam Veerle und Peter Braun. «Long-Term Forensic Psychiatric Care: The Dutch Perspective». In *Long-Term Forensic*

Psychiatric Care, herausgegeben von Birgit Völlm und Peter Braun, 235–50. Cham: Springer International Publishing, 2019. https://doi.org/10.1007/978-3-030-12594-3_16.

Traub, H.J. und G. Weithmann. «Regionale Einflüsse auf den Maßregelvollzug». *Recht & Psychiatrie* 29, Nr. 2 (2011): 79–87.

Trips-Herbert, R. «Der Schutz der Gesellschaft vor gefährlichen Straftätern». Wissenschaftlicher Dienst des deutschen Bundestages – Infobrief WD 7–3010–231/10, 2010.

3. Kann denn Wissenschaft wahnhaft sein?
Eine Untersuchung zu den zentralen Glaubensgrundsätzen der forensischen Psychiatrie

Die forensische Psychiatrie bezieht ihre Existenzberechtigung aus drei von ihr selbst propagierten Glaubensgrundsätzen:

1. Der Verrückte ist gefährlicher als der Normale.
2. Die Gutachterei ist Wissenschaft und keine Spökenkiekerei.
3. Im Psychoknast ist gut Therapieren.

Mit diesen Dogmen traktiert sie andere Menschen und wird zu diesem Zweck üppig mit Steuergeldern alimentiert. Ob diese gut angelegt sind, überprüfen wir jetzt.

Das machen wir am Beispiel von Menschen mit einer als Schizophrenie etikettierten Erkrankung, die in der Maßregel einsitzen. Und das aus folgenden Gründen:

a) Beim exorbitanten Anstieg der nach § 63 StGB Untergebrachten seit 1990 ist der Anteil von Menschen mit einer schizophrenen Erkrankung nochmals überproportional angestiegen (Kutscher et al, 2009).
b) Im Strafvollzug sind absolut und relativ mehr Menschen mit einer Persönlichkeitsstörung untergebracht als im Maßregelvollzug. Diese Gruppe ist also für den psychiatrischen Maßregelvollzug nicht typisch (von Schönfeld et al., 2006).
c) Menschen mit einer Lern- oder geistigen Behinderung sind nicht psychisch krank und gehören deshalb weder in psychiatrische Kliniken noch in die Hände von Psychiatern, auch wenn der § 20 StGB das anders sieht.

3.1 Die Kartographierung der Seelenlandschaft

«Zur Technologiegeschichte der eurasisch-amerikanischen Kolonialismen» (so der Untertitel des Buches von Klaus Theweleit «Warum Cortes wirklich siegte») gehört nicht nur die Kartographierung des Globus, sondern auch die der Seelenlandschaft (Theweleit, 2021).

Entwickelt wurde letzteres Gewerbe während der spanischen Inquisition im 16. Jahrhundert. Selektion und Mord waren Antrieb und Zweck zur Entwicklung dieses Wissenschaftszweiges.

Das setzt voraus, dass die Vermesser – hier die Seelenkartographen (Datenerheber, Datenauswerter und ihre Auftraggeber) – der spanischen Inquisition sich auf eine Sprache bzw. ein Verständigungssystem einigen, das die Vermessenen nicht beherrschen, was sie umso besser beherrschbar macht. Diese Sprache entsteht wie von selbst, denn: «Wenn man eine ganze Reihe gleichartiger Zeugen zu vernehmen hat, ist ein normierter, gedruckter Fragebogen das perfekte Mittel, womögliche Abweichungen etwa von fixierten ‹Glaubensstandards› augenfällig präsentiert zu bekommen. Die Daten werden ‹kompatibel, skalierbar und akkumulierbar›; die Erscheinungen der Wirklichkeit überführen sich wie von selber in Statistik.» (Theweleit, 2021) Hier haben wir die Geburt der modernen Sozialwissenschaft aus dem Geist der paranoiden spanischen Inquisition im 16. Jahrhundert. Ihr Bestreben war die Identifikation sozialer Gruppen zum Zwecke möglichst «rationaler» Segregation und Vernichtung. Die Verbindung zu den Methoden der effektiven Menschenvernichtungsmaschinerie der deutschen Faschisten liegt auf der Hand.

Im absolutistischen Spanien lief dieser Prozess nur auf Befehl, als «Staatsakt», den die Kolonialbeamten auszuführen hatten. Im modernen Kapitalismus läuft das alles etwas geschmeidiger. Er hat sich dieses System auf seine Weise angeeignet, indem er akkumulierte Lebensdaten in Waren verwandelt, die handelbar, kaufbar sind – aber nicht nur zu Herrschafts- sondern vor allem zu Profitzwecken. Dabei ist die Datenablieferung bis auf Ausnahmen (z. B. Volkszählungen) nicht staatlich angeordnet, sondern so mit der Lebenswirklichkeit der Datenproduzenten verwoben, dass diese kaum noch mitbekommen, was sie zu welchen Zwecken abliefern (z. B. bei Google oder Facebook) – und für diese Lieferung auch noch selbst bezahlen.

Was hat das mit Psychiatrie und Maßregelvollzug zu tun? Die Psychiatrie mit ihren Funktionen als Heil-, Ordnungs- und Forschungsgewerbe steckt in diesem Schlamassel. Ihr Methodeninventar ist der Inquisition entnommen, nur dass statt der alten Meßlatte «reine Glaubenslehre» heute «ICD» oder «DSM» oder «Gefährlichkeit» steht. Mit deren Hilfe wird auch das Segregationssystem Maßregelvollzug am Leben erhalten. Und wenn dessen Internierte in «wissenschaftlichen» Arbeiten und Projekten als «Hochrisikogruppe» oder «Ultratherapieresistente» bezeichnet werden, befällt einen eine Ahnung von der Kälte dieses Gewerbes (Butz et al, 2013; Webseite: LWL>Maßregelvollzug>MRV-Klinik Herne>Forschungsprojekte; zul.gepr. 18.2.2022). Und manche Psychiatriegelehrte sollten sich einmal selbst fragen, ob sie nicht zur Hochrisikogruppe derer gehören, die ein ultradickes Brett vor dem Kopf haben.

Schaut man sich nur die Quantität des Outputs der modernen Seelenkartographierer zu ihrem Lieblingsthema «Schizophrenie» an, der seit mehr als hundert Jahren im umgekehrten Verhältnis zur Qualität ihrer Ergebnisse steht, kann man schon ins Grübeln kommen: woher diese Besessenheit, warum dieses Verbeißen? Man kann sich des Eindrucks nicht erwehren, dass es mittlerweile mehr Arbeiten über als schizophren Etikettierte gibt, als Menschen, denen dieses Etikett verpasst wurde.

Warum erzählt der Autor das alles? Erstens, weil er seine Leserinnen und Leser zur Skepsis gegenüber dem Gewerbe der Seelenkartographiererung anhalten möchte, und zweitens, weil wir uns in den nächsten Kapiteln mit nichts anderem beschäftigen als mit mehr oder weniger gut sortierten Daten, die von Menschen erhoben bzw. geklaut worden sind, an die die Messlatte ICD/DSM/Gefährlichkeit angelegt wurde und die weder Einfluss auf die Sortierkriterien noch auf die Verwendung der Ergebnisse hatten.

Da die Daten der Seelenkartographierer aber in der Welt sind, haben sie auch eine Wirkung und oft eine schlechte (s. Kap. 3.3)

Wie damit umgehen? Entweder man lässt die Finger davon und wendet sich mit Grausen ab oder man versucht, das Gewerbe mit seinen eigenen Mitteln aufzumischen. Dazu angeregt wurde der Autor, weil jüngst jemand den Spieß schon mal umgedreht und die Seelenkartographen und ihr System selbst vermessen hat, von Stefan Weinmann mit seinem schönen Buch, das wohl nicht zufällig den Titel «Die Vermessung der Psychiatrie» (2019) trägt.

Der Autor versucht auf seine Art Ähnliches für die Vermessung der Landschaft Maßregelei.

Damit seien Sie, liebe Leserin, lieber Leser, vorgewarnt. Folgen sie jetzt dem Autor auf das glatte Parkett der Seelenvermessung und beurteilen sie, ob er Pflicht und Kür mit einer Bruchlandung oder akzeptabler Benotung hinter sich bringt.

Alsdann, begeben wir uns in Kapitel 3.2 zum Aufwärmen und beschäftigen uns mit der Frage, wer und was mit welchen Werkzeugen zu welchem Zweck vermessen wird.

3.2 Gefährlichkeit und Gefährdung *Methodische Vorbemerkungen*

Warnung: Dieses Kapitel ist etwas theorie-, begriffs- und methodenlastig.

Das lässt sich a) nicht vermeiden, weil wir uns einem etwas komplexeren Thema nähern und wird b) dann richtig spannend, weil es interessante Sachverhalte zu entdecken gibt.

Fangen wir mit naheliegenden Fragen und Feststellungen an:

1. Welche Zusammenhänge zwischen Delinquenz und psychischer Erkrankung sind theoretisch überhaupt denkbar?

Grundsätzlich sind «zumindest vier mögliche Beziehungen zwischen psychischer Störung und Delinquenz vorstellbar und nicht a priori unrealistisch:

- Die psychische Störung verursacht oder verstärkt die Neigung zur Begehung rechtswidriger Taten.
- Die psychische Störung vermindert oder beseitigt die Neigung zur Begehung rechtswidriger Taten.
- Psychische Störung und rechtswidrige Taten stehen in keinem Wirkungszusammenhang.
- Die psychische Störung vermindert bei manchen, verstärkt bei anderen – je nach deren Verfassung – die Neigung zu rechtswidrigen Taten (Kröber, 2009).

Theoretisch ist die Sache also ziemlich klar, aber in der Praxis oft nicht ganz unkompliziert. Kann es zum Beispiel sein, dass eine psychische Erkrankung bei manchen die Neigung zu Gewaltdelikten befördert und bei manchen nicht? Möglich ist das, wie das folgende Beispiel zeigt: Seit langem ist bekannt, dass das Delikt «Körperverletzung» in der Allgemeinbevölkerung zu 90 % von Männern und zu 10 % von Frauen begangen wird (Destatis Strafverfolgung Fachserie 10 Reihe 3; 2017). Folgt man jetzt dem Hauptglaubenssatz der forensischen Psychiatrie, dass psychotische Erkrankungen die Hauptverursacher für Gewaltdelinquenz sind, so dürfte man erwarten, dass Männer und Frauen in dieser Menschengruppe zu etwa gleichen Anteilen an dieser Deliktgruppe beteiligt sind (Gäbel & Wölwer, 2010; Rasch zit. nach Leygraf, 1988).

Real sieht es aber so aus: In einer repräsentativen Stichprobe forensisch Untergebrachter waren beim Delikt «Körperverletzung» Männer mit 97,2 % und Frauen mit 2,8 % beteiligt (Seifert, 2007). Hier sind also Frauen nicht nur im Vergleich zu Männern, sondern auch zu ihren nicht erkrankten Geschlechtsgenossinnen stark unterrepräsentiert. Das führt zu der interessanten Frage, ob eine psychotische Erkrankung bei Menschen in der Verfassung «Mann» eine Delinquenzneigung fördert und bei Menschen in der Verfassung «Frau» diese Neigung erheblich abschwächt – womit wir denn auch ein praktisches Beispiel für die letzte der Kröber`schen Bestimmungen gefunden hätten (s.o.).

2. Das führt geradewegs zum nächsten Theorie-Tool, dem *Gender Bias* (Howard et al., 2017). Das bedeutet auf gut Deutsch: Wenn man in der Forschung z. B. über Fragen des Zusammenhanges zwischen psychischer Erkrankung und Delinquenz die Möglichkeit geschlechtsspezifischer Differenzen nicht berücksichtigt, kann man leicht zu verzerrten Ergebnissen kommen, wie das obige Beispiel illustriert.

3. *Attributable Risks*, auch *Confounders* genannt, sind sozial-kriminologische, individuell motivierte oder psychiatrische Merkmale/Variablen von Menschen(-gruppen), die die Wahrscheinlicheit delinquenten Verhaltens erhöhen können – manche nennen sie auch *Prädiktoren*. Es ist schon lange bekannt, dass die nach § 63 StGB Angehaltenen in ihrer sozialen Zusammensetzung der Straftäterpopulation in deutschen Gefängnissen gleichen (Leygraf, 1988; Seifert, 2007) und dass «auch die Delinquenz

schizophrener Patienten sich nicht allein aus der Erkrankung» erklärt «sondern [...] sich durchaus entsprechend allgemeiner kriminologischer Gesetzmäßigkeiten» verhält. (Leygraf, 2006). Zusätzlich ist in den vergangenen zwanzig Jahren ein starker Anstieg *komorbider psychiatrischer Erkrankungen* beobachtet worden (Wallace et al., 2004; Kutscher et al., 2009).

Die *Attributable Risks/Confounders/Prädiktoren* können in sozial-kriminologische, individuell motivierende und psychiatrische eingeteilt werden.

Die stärksten *sozial-kriminologischen Prädiktoren* für eine erhöhte Auftrittswahrscheinlichkeit von Gewaltdelinquenz sind:

- niedriger sozio-ökonomischer Status oder Arbeitslosigkeit
- männliches Geschlecht
- jüngeres Erwachsenenalter
- Personenstand ledig/geschieden
- Drogengebrauch

Man kann sie auch den «MAJAD» Faktor nennen: Männlich, Arm, Jung, Alleinstehend, Drogengebraucher.

Diese *Attributable Risks* können bei der Entwicklung von Gewaltdelinquenz wirksam werden. Jedes für sich kann ein stärkerer Prädiktor für gewalttätiges Verhalten sein als eine wahnhafte Erkrankung allein.*

Eher *individuell-motivierende* Faktoren für gewalttätiges Verhalten sind:

- Rache
- Habgier
- Verdeckung einer anderen Straftat

Diese können auch bei Menschen mit psychischen Erkrankungen wirksam werden, was bisher aber kaum untersucht ist (Matejkowski et al., 2008)

Psychiatrische Prädiktoren für gewalttätiges Verhalten können theoretisch sein:

- Substanzmittelabhängigkeit
- bipolare Erkrankung
- wahnhafte Störung
- Persönlichkeitsstörung (v.a. dissoziale, emotional instabile oder kombinierte Persönlichkeitsstörung)

---

* Swanson, 1994; Eronen et al., 1996; Arseneault et al., 2000; Monahan, 2001; Moran et al., 2003; Fazel & Grann, 2006; Wallace et al., 2004; Fazel et al., 2009b; Stompe & Schanda, 2009; Fazel et al., 2010; Piontek et al., 2013; Richards, 2014; Swanson et al., 2008; Rains et al., 2019.

Zusammen mit den vier Kröber`schen Bestimmungen (s.o.) ergibt das eine Matrix mit 4 x 12 = 48 theoretisch möglichen Verursachungs- und Zusammenhängen von Delinquenz.

Bei jedem individuellen Delikt wären also 48 Kombinationsmöglichkeiten zu untersuchen. Wenn man dann noch deren Wechselwirkungen untersuchen möchte, käme man auf 48 x 48 = 2304 Möglichkeiten. Rein rechnerisch ist die Sache also schon ziemlich komplex.

Sie wird aber noch komplexer, denn es

a) verändert sich das Gewicht potenzieller Delinquenzfaktoren im Laufe der individuell-biografischen Zeit (Seifert & Knarren, 2013) und
b) verändert sich im Laufe der gesellschaftlich-historischen Zeit auch ihr Erklärungswert – wie man sehr schön an der Zunahme (aktuell Burnout, Depression) oder dem Verschwinden (z.B. Hysterie, Homosexualität) von psychiatrischen Diagnosen sehen kann (Frances, 2014).

Bei diesen sowohl individuell als auch gesellschaftlich veränderlichen/fluiden und miteinander verwobenen Bedingungszusammenhängen mit monokausal mechanistischen Erklärungsmodellen zu operieren, wie es die forensische Psychiatrie überwiegend tut, ist etwas unterkomplex und, wie wir noch sehen werden, potenziell menschengefährdend (Valverdu, 2019).

Ich erläutere dies an einem praktischen Beispiel: Wir nehmen den nicht ganz seltenen Fall eines allein lebenden, jungen, wahnhaft erkrankten Mannes, der von Hartz IV lebt und aus Gründen der Selbstmedikation dem Alkohol nicht abgeneigt ist. Der hat einem Bekannten, den er nicht leiden kann, eine runtergehauen. Welcher Prädiktor oder welche Prädiktorenkombination war jetzt ausschlaggebend für sein Verhalten? Waren es eher die psychiatrischen oder die kriminologischen – hätte er z.B. das Delikt nicht begangen, wenn er in einer guten Beziehung gelebt und einigermaßen Geld verdient hätte? Oder war es eine psychotische Erkrankung, weil imperative Stimmen ihm Anweisungen gaben? Oder war es eine alkoholische Enthemmung, die zusätzlich noch durch Rachemotive gespeist wurde, weil der Kontrahent sich mal an seine Freundin rangemacht hatte? Oder lag es nur an seiner Augenblicksverfassung, weil er Stress in der Tagesstätte und schlechte Laune hatte? Oder, oder…?

«Psychische Erkrankung und aggressives Verhalten können in einem Individuum nebeneinander bestehen, ohne dass eine

Verbindung zwischen diesen existiert; es ist auch möglich, Menschen mit psychischen Problemen Hilfestellungen anzubieten, die ihre Verstrickung mit dem Justizsystem verringern, ohne dass es zu einer Reduzierung ihrer psychiatrischen Symptomatologie kommen müsste.» (Peay, 2011) Und: Die Fähigkeit zu vernünftiger Entscheidungsfindung und Verantwortlichkeit für sein Tun ist durch eine psychotische Erkrankung keineswegs automatisch beeinträchtigt (Craigie & Bortoletti, 2014; Wessely, 2012; www.macarthur.virginia.edu).

4. Wie kann man die Delinquenz unterschiedlicher Gruppen so darstellen, dass sie nachvollziehbar und nicht stigmatisierend ist?

Worum es geht, überprüfen wir anhand einer fiktiven Schlagzeile der ebenso fiktiven Zeitung «Blöd»: «Psychisch Kranke immer gefährlicher – Zahl der Verurteilungen wegen Körperverletzung verdreifacht.» Angenommen, Sie finden die Schlagzeile unpassend und diskriminierend und wenden sich mit einer Beschwerde an den Presserat – nach einer Weile bekämen Sie eine freundliche Antwort, dass Ihr Anliegen verständlich, die Beschwerde aber unbegründet sei, da das Statistische Bundesamt 2014 Zahlen veröffentlicht hat, die belegen, dass die Anzahl der jährlichen Unterbringungsanordnungen nach § 63 StGB wegen einer Körperverletzung von 1995–2011 von 93 auf 270, also um den Faktor 2,9, angestiegen ist. Mit freundlichen Grüßen...

Was nun? Wir geben uns nicht zufrieden und bohren weiter.

Die Schlagzeile bezieht sich auf die absolute, sozusagen nackte Anzahl der Delikte. Aber was diese absolute Anzahl bedeutet, kann man erst herausfinden, indem man sie in Beziehung setzt zur Größe der Gesamtuntersuchungsgruppe (hier: Anzahl der an Schizophrenie erkrankten Menschen) oder zur Anzahl der gleichen Deliktart in anderen Bevölkerungsgruppen.

Im Vergleich zur Gesamtanzahl schizophren Erkrankter bedeutet diese Zahl, dass 99,8 % aller psychisch erkrankten Menschen nie in ihrem Leben ein Gewaltdelikt begehen (Leygraf, 2006). Hiermit ist aber noch nicht die Frage beantwortet, wie sich diese Deliktart im Vergleich zur nicht erkrankten Bevölkerung entwickelt hat. Das schauen wir uns jetzt an: Die Anzahl von Verurteilungen strafmündiger Erwachsener ab 18 Jahren stieg für das gleiche Delikt im gleichen Zeitraum von 17191 auf 57429 und damit um den Faktor 3,3 an (destatis 2016 Strafverfolgung Fachserie 10 Reihe 3). Das bedeutet, dass psychisch Erkrankte zwar absolut mehr Körperverletzungsdelikte (KV) begangen haben, ihr relativer Anteil an dieser Deliktart aber von 0,54 % auf 0,47 % gesunken ist, weil die absolute Deliktanzahl in der Allgemeinbevölkerung stärker angestiegen ist. In Tabellenform sieht das dann so aus:

Tabelle 6: Absoluter und relativer Anstieg von Körperverletzungsdelikten

Vergleich Untergebrachte (UG) § 63 StGB / Strafmündige Bevölkerung ab 18 Jahren

	1995	2011	Anstieg um Faktor
KV-Delikte strafmündige Bevölkerung	17191	57429	3,3
KV-Delikte Untergebrachte § 63 StGB	93	270	2,9
%-Anteil UG an KV-Delikten insgesamt	0,53	0,47	

Wir halten fest:

- Man kann, wenn man will, mit absoluten Zahlen Panik machen, aber in Relation zu den nicht delinquenten Leidensgenossen und zur nicht erkrankten Bevölkerung lässt sich sagen, dass die Verrückten sich bei dieser Deliktart ziemlich normal verhalten.
- Man kann aus den Zahlen auch nicht schließen, dass die Menschen hierzulande wesentlich aggressiver geworden wären. Wahrscheinlicher ist, dass die Bevölkerung (über ihr Anzeigenverhalten) und die Justiz (über die Verurteilungsrate) dieses Delikt konsequenter anzeigen bzw. verfolgen. Und man kann auch beobachten, dass Heime, Krankenhäuser und Justiz unbeliebte Patienten forensifizieren, um sie loszuwerden.

Zwecks realistischer Bewertung der Delikte müssten eigentlich noch die *kriminologischen und psychiatrischen attributable risks/confounders* (s.o.) in Anschlag gebracht werden, bevor man sie einer bestimmten Diagnosegruppe zuschlägt (Swanson, 2011). Das geben die amtlich geführten Strafverfolgungsstatistiken aber leider nicht her.

Um den *gender bias* (s.o.) zu vermeiden, empfiehlt es sich auch, Diagnose- und Deliktgruppen nach Geschlechtern getrennt zu betrachten.

Wir haben bei den kriminologischen Prädiktoren gesehen, dass bestimmte Deliktarten in bestimmten *Lebensaltersstufen* gehäuft vorkommen. Die Frage, ob dies auch bei psychischen Erkrankungen der Fall ist, wird uns noch beschäftigen und bringt uns zu zwei weiteren Begriffswerkzeugen:

5. *Inzidenz* und *Prävalenz*.

Dabei bedeutet *Inzidenz* die Anzahl der Neuerkrankungen in einem bestimmten Zeitraum (meist ein Jahr) im Verhältnis zu der Gesamtzahl der Menschen, die diese Krankheit theoretisch bekommen können. So liegt z.B. die jährliche Neuerkrankungsrate für eine schizophrene Erkrankung in Deutschland bei 0,01 % – 0,02 %.

Als *Prävalenz* bezeichnet man die Gesamtzahl aller an einer bestimmten Diagnose Erkrankten für einen bestimmten Untersuchungszeitraum. So beträgt etwa die Jahresprävalenz für Schizophrenie bezogen auf die Gesamtbevölkerung Deutschlands von 82 Millionen 0,8 % – 0,9 % (Gäbel & Wölwer, 2010; Wikipedia: Stichworte Inzidenz /Prävalenz). Mit Hilfe dieser Werkzeuge lässt sich dann auch feststellen, ob bestimmte Krankheiten gehäuft in einem bestimmten Lebensalter auftreten.

6. Einige statistisch-methodische Hinweise und Warnungen:

- Korrelation ist nicht gleich Kausalität. Auf Deutsch: Wenn man beobachtet, dass zwei Ereignisse in einem bestimmten Beobachtungszeitraum gehäuft gleichzeitig auftreten, bedeutet dies nicht, dass das eine das andere verursacht.
- Statistische Signifikanz (also die Beobachtung, dass zwei Ereignisse zeitlich oder kausal überzufällig eng zusammenhängen) bedeutet nicht gleichzeitig, dass dieser Zusammenhang auch von praktischer Bedeutung ist.
- Die Festlegung, ab wann ein Ergebnis als signifikant – also überzufällig bedeutsam – angesehen wird, beruht auf Übereinkünften von Experten (Field, 2009).
- «Achtung Confounders!» – das ist der zentrale Aspekt der Forschung über psychische Erkrankungen und Delinquenz.

Denn im Laufe seines Lebens ist jedes Individuum so vielen sozialen, ökonomischen, ökologischen und psychologischen Wirkfaktoren ausgesetzt, dass jede monokausale Krankheits- und Delikterklärung skeptisch zu betrachten ist (Gelman & Stern, 2006; Field, 2009; De Lisi, 2017).

Um Delinquenzrisiken unterschiedlicher Populationen realistisch und angemessen beschreiben und vergleichen zu können, empfiehlt es sich,

a) das absolute Risiko,
b) das relative Risiko und
c) zuzuordnende Risiken / attributable risks / confounders (Swanson, 2011)

möglichst exakt zu beschreiben.

Zudem sind die meisten wissenschaftlichen Studien von ihrer Anlage und Methodik her recht unterschiedlich angelegt. Daher sind bei einer vergleichenden Interpretation ihrer Ergebnisse zusätzlich einige Faktoren zu berücksichtigen:

- Die Studien finden zu unterschiedlichen Zeiten in unterschiedlichen Ländern statt.
- Sie untersuchen sozial unterschiedlich zusammengesetzte Regionen (Land, Bundesland, Stadtteil mit hohem Anteil armer Menschen).
- Das Merkmal «Delinquenz» wird durch unterschiedliche juristische Verfahren (Maßregel, erstinstanzlich vor einem Amtsgericht) und unterschiedlich geführte Kriminalregister definiert
- Allgemein kriminologische *attributable risks* (Konfundierungen) werden entweder häufig nicht einbezogen bzw. beschrieben oder nicht statistisch gewichtet.
- Psychiatrische *attributable risks* (komorbide Erkrankungen) werden entweder nicht vollständig einbezogen oder sie werden zwar beschrieben, aber statistisch nicht gewichtet.
- Die Vergleichsgruppen differieren.

Darüber hinaus wird die Erfassung von Gewaltdelinquenz nicht nur durch die Qualität von Kriminalregistern, sondern auch vom gewählten Erhebungsmodus (Kriminalregister allein oder zusätzliche Befragung des engeren sozialen Umfeldes oder des Probanden selbst) beeinflusst. Regional (Stadt/Land; armer Stadtteil / wohlhabender Stadtteil) und länderspezifisch (USA/Europa) gibt es unterschiedliche Basisraten für Gewaltdelinquenz. Sie ist statistisch gesehen ein seltenes Ereignis, weshalb verallgemeinernde Schlussfolgerungen nur mit Einschränkungen gezogen werden können (Walsh et al., 2002; Fazel & Grann, 2006; Kröber, 2009; Peay, 2011; Swanson, 2011; Lewe, 2016).

Unabhängig von diesen methodischen Erwägungen gilt es, sich in diesem Zusammenhang vor einer weiteren Dämonisierung und Stigmatisierung psychisch erkrankter Menschen zu hüten. Eine US-amerikanische Stiftung macht dazu folgenden Vorschlag: Bei jeder Darstellung von Risikofaktoren für gewalttätiges Verhalten habe man sich Folgendes zu gegenwärtigen:

- Die meisten Menschen mit einer schweren psychischen Erkrankung sind nicht gefährlich.
- Die meisten Gewaltdelikte werden von Menschen begangen, die nicht psychisch krank sind.
- Menschen mit schweren psychischen Erkrankungen sind häufiger Opfer von Gewalttaten denn Täter.
- Die Merkmale jung und männlich oder Substanzmissbrauch sind größere Risikofaktoren für gewalttätiges Verhalten als eine psychische Erkrankung.
- Behandelte psychisch Erkrankte sind nicht gefährlicher als Menschen aus der Allgemeinbevölkerung.

(www-treatmentadvocacycenter.org; Swanson, 2011)

Zusammenfassung: Wenn man Delinquenz und Gefährdungsrisiken unterschiedlicher Gruppen realistisch und angemessen und nicht-stigmatisierend beschreiben will, empfiehlt es sich, diese

- als absolutes Risiko und
- als relatives Risiko zu beschreiben,
- attributable risks / confounders als von einer Erkrankung unabhängige Variablen möglichst sorgfältig in Anschlag zu bringen,
- unterschiedliche Risikoausprägungen bei Männern und Frauen zu beachten (gender bias),
- das Inzidenzalter der Erkrankung und der Delikte (in welcher Altersstufe tritt die Erkrankung / das Delikt gehäuft auf?) einzubeziehen,
- die Risiken von Gefährdung und Gefährdetheit einer bestimmten Menschengruppe ins Verhältnis zu setzen,
- die Angemessenheit und Reichweite/Begrenztheit der Forschungsmethodik zu reflektieren,

- … und sich so um eine nicht-stigmatisierende Beschreibung zu bemühen.

Wir werden noch sehen, ob diese Hinweise in den Köpfen führender Vertreter der forensischen Psychiatrie angekommen sind.

3.2 Irre gefährdet

Im Diskurs zum Thema «Gewalt und psychische Erkrankung» interessiert sich offensichtlich (von Ausnahmen abgesehen) auch in der Fachwelt niemand für die Tatsache, dass Menschen mit einer schweren psychischen Erkrankung sehr viel gefährdeter leben als ihre nicht-erkrankten Zeitgenossen. Da werden internationale Kongresse abgehalten, die «die Sicht von Patienten verstehen» wollen, «die Gewalt anwenden» (Needham et al. 2009), aber keine, die sich mit der strukturellen und individuellen Gewalt beschäftigen, die Patienten angetan wird. Da werden Doktorarbeiten geschrieben, die sich mit der «Gewalt- und Deliktprävention bei Patienten mit Schizophrenie» beschäftigen und wie selbstverständlich nur von der Gewalt reden, die von den Patienten ausgeht (Hamann, 2011). Auch in der eher als kritisch bekannten Zeitschrift «Sozialpsychiatrische Informationen» beschäftigt sich im Themenheft 1/2019 «Gewalt – alte und neue Herausforderungen für die Psychiatrie» von elf Artikeln nur einer mit der Gefährdung von psychisch erkrankten Menschen. Paradox ist, dass «dieses Problem […] wesentlich weniger Aufmerksamkeit auf sich gezogen» hat, «trotz der Tatsache, dass die gewalttätige Viktimisierung von Patienten wesentlich häufiger vorkommt, als gewalttätige Übergriffe von Patienten» (Varshney et al., 2016).

Diesem Manko helfen wir jetzt ab.

Zur Auffrischung der Kenntnisse über die Gefährdung psychisch Erkrankter ein kurzer Blick in die Geschichte der deutschen Psychiatrie:

- Hungersterben in der deutschen Psychiatrie: Im 1. Weltkrieg war die Mortalitätsrate der psychiatrisch Internierten wesentlich höher als im Rest der Bevölkerung. Etwa 71000 starben infolge der im Vergleich zur Allgemeinbevölkerung wesentlich schlechteren Ernährungslage (Faulstich, 1998).
- Tötung durch Verhungernlassen: Dieser Mordmethode fielen im Faschismus etwa 90.000 Menschen zum Opfer – unab-

hängig von den geplanten Morden der Aktion T4. Nach Ende des 2. Weltkriegs gehen noch 20.000 Opfer auf das Konto «Verhungernlassen». «Im Deutschland der Nachkriegszeit hat offenbar kaum jemanden das Schicksal der Geisteskranken gekümmert, geschweige denn wurde es bedauert, im Gegenteil: Im Kampf ums tägliche Brot machte man sich aus überkommenen Überzeugungen kein Gewissen daraus, sie in den Anstalten weiter sterbenzulassen. Als die einzige Gruppe von Verfolgten des Naziregimes mussten sie auch noch für dessen Niederlage büßen.» (Faulstich, 1998)

- Zwangssterilisierung: Das Gesetz zur Verhütung erbkranken Nachwuchses von 1934 betraf auch psychisch erkrankte Menschen. 400.000 Menschen wurden zwangssterilisiert, etwa 1 % der Bevölkerung im fortpflanzungsfähigen Alter. 5500 Frauen und 600 Männer starben an diesem Eingriff (Sterilisationgesetze, wikipedia.org, zul. gepr. 16.8.2018). Dass diese Praxis nach 1945 eingestellt wurde, ist nicht anzunehmen.
- Krankenmorde des deutschen Faschismus: Im Oktober 1939 ermächtigte Hitler in einem auf den 10.9.1939 zurückdatierten Schreiben die Herren Bouhler und Brandt, «die Befugnisse namentlich zu bestimmender Ärzte so zu erweitern, dass nach menschlichem Ermessen unheilbar Kranken bei kritischster Beurteilung ihres Krankheitszustandes der Gnadentod gewährt werden kann». Diese Ermächtigung leitete die gezielte Ermordung psychisch erkrankter Menschen ein. Zunächst in der zentral gesteuerten Aktion T4, der etwa 70.000 Menschen zum Opfer fielen. Als erstes wurden die jüdischen und die nach § 42b RStGB (§ 63 StGB aktuell) untergebrachten Patienten in die Mordanstalten verlegt. Die Unterbringung nach diesem Paragrafen war «ein ebenso sicheres Todesurteil wie die ‹Schutzhaft› im KZ» (Platen-Hallermund, 2001). Nach Protesten aus der Bevölkerung und aus kirchlichen Kreisen wurde diese Aktion auf mündliche Anordnung Hitlers stillschweigend eingestellt. In einzelnen Anstalten ging das Morden aber weiter. Dieser zweiten Mordphase fielen etwa 30.000 Menschen zum Opfer (Aktion Brandt, wikipedia.org, zul. gepr. 16.8.2018).
- Tödlicher Fortschritt: Als Folge einer bürokratischen Umsetzung der Psychiatrieenquete 1975 vor allem durch Trägerverwaltungen großer Krankenhausverbünde wurden in einer ersten Welle die langzeithospitalisierten Patienten ohne

ihr Einverständnis in noch heimatfernere und häufig unzureichend ausgestattete Heime zwangsverlegt, um Platz zu schaffen für die «Therapierbaren». Dadurch erhöhte sich ihr Mortalitätsrisiko erheblich. Es ist «nach der Heimverlegung [...] in den ersten beiden Monaten rund viermal so hoch wie während der restlichen Monate des ersten Jahres und fällt in den folgenden Jahren weiter ab» (Kunze, 1981, Kunze, 1985). Wie das praktisch ablief, schildert ein Interview, das der Autor mit einer Krankenschwester führte, die sich gegen diese Verlegungspraktiken gewehrt hat:

Frage: Welche Patientinnen wurden denn von eurer gerontopsychiatrischen Langzeitstation verlegt?

«Also erst einmal die Leute, die einerseits schwerer pflegebedürftig waren und die andererseits auch sozial überhaupt keine Kontakte mehr hatten, wo sich die Verwandten gar nicht mehr gekümmert haben.»

Und wie bist du darauf gekommen, dass da etwas schieflief?

«Ich bin erst wach geworden, als ich eine Patientin in ein Heim nach Gelsenkirchen bringen musste. Man hat denen ja nicht gesagt, jetzt geht's nach G., sondern: Wir machen jetzt eine schöne Spazierfahrt. Und als wir vor der Tür von diesem Heim standen, sagt die Frau D. zu mir: ‹Schwester M., wird man denn gar nicht mal gefragt, ob man hier hin will?› Das hat mich so erschlagen, dass ich sie wieder zurück nach Gütersloh mitgebracht habe.»

Was schätzt du, wie viel Menschen an dieser Art von Verlegung gestorben sind?

«Wir haben von unserer Station 14 bis15 Leute verlegt. [...] und da war diese Frau W., von der kriegten wir nach 14 Tagen eine Todesanzeige und dann noch eine und noch eine [...] Das war also für mich eine Horrorvision, mittags auf die Station zu kommen und zu denken, gleich liegt da wieder eine Karte, eine mit schwarzem Rand [...] Wir hatten 14 Leute verlegt und 8 sind gestorben – innerhalb von einem halben Jahr verstorben.» (M. Pummer / U. Lewe, 1994)

- Krankentötungen: Seit den 70er-Jahren des vorigen Jahrhunderts werden immer wieder Mordserien in Heimen und Krankenhäusern aufgedeckt, denen auch psychisch erkrankte Menschen zum Opfer gefallen sind (Beine, 2010).

Diesen Tötungsdelikten ist gemeinsam, dass sie von medizinischem Personal angeordnet und/oder durchgeführt wurden, dass die Opfer hospitalisiert waren und dass sie, je nach politischen Rahmenbedingungen, im offenen oder stillschweigenden Einverständnis eines großen Teils der umgebenden Gesellschaft stattfanden/stattfinden.

Und die Gegenwart? «Schwer psychisch Kranke unterliegen nach wie vor einer massiven sozialen Exklusion, die jedoch im Gegensatz zu früher subtiler, politisch und formal korrekter stattfindet.» (Schanda, 2018) Dabei sind Patienten mit einer schweren psychischen Erkrankung eine hoch gefährdete Gruppe, die sehr viel häufiger Opfer von Gewaltdelikten wird als ihre nichterkrankten Zeitgenossen (Chloe et al., 2008; Varshney et al., 2016).

Die nachfolgenden Gefährdungsrisiken sind bei ihnen wesentlich stärker ausgeprägt als in der Durchschnittsbevölkerung:

- Körperverletzung: Menschen mit einer schweren psychischen Erkrankung sind 2,8-mal häufiger Opfer als Täter von Körperverletzungsdelikten – Frauen 6,3-mal, Männer 2,5-mal häufiger.*
- Tödliche Unfälle: Das Risiko, in tödliche Unfälle verwickelt zu werden, ist für schwer psychisch erkrankte Menschen 2,13-mal bis 2,8-mal höher (Hiroeh et al., 2001).
- Ihre Suizidrate ist 10-mal bis 16-mal höher.**
- Das Risiko, einem Tötungsdelikt zum Opfer zu fallen, ist für Frauen mit einer schweren psychischen Erkrankung 6,32-mal und für Männer 6,09-mal höher.***

Hinzu kommen gesundheitliche Risikofaktoren, die bei schwer psychisch erkrankten Menschen ausgeprägter sind als in der Bevölkerung:

- Substanzmissbrauch: Der Nikotinmissbrauch ist bei schizophren erkrankten Menschen 3,0-mal stärker ausgeprägt, Alkoholmissbrauch 2,5-mal und Gebrauch illegaler Drogen 5,5-mal (Rice & Harris, 1995; Schanda, 2018).
- Erhöhte Risikofaktoren für kardiovaskuläre Erkrankungen bei Schizophrenie:
  - Fettleibigkeit
  - Störungen des Fettstoffwechsels

---

* Kalifeh et al., 2015; Choe et al., 2008; Latalova et al., 2014; Walsh et al., 2004; Honkonen ert al., 2004; Dean & Moran et al., 2007,

** Böker & Häfner, 1973; Wiersma et al., 1998; Hiroeh et al., 2001; Gäbel & Wölwer, 2010.

*** Hiroeh et al., 2001; Rodway et al., 2014.

- Diabetes
- Metabolisches Syndrom
- Körperliche Inaktivität

(Dolder, 2008; Aderholt, 2010; Schanda, 2018).

- Erhöhte Mortalität durch Neuroleptika: In einer prospektiven Studie wurde ein Anstieg der Mortalität um das relative Risiko von 2,5 mit jedem verordnetem Neuroleptikum festgestellt (Joukamaa et al., 2006). Kardiovaskuläre Erkrankung und metabolisches Syndrom sind häufige Nebenwirkungen polypharmazeutischer Neuroleptikaeinnahmen. «Angesichts der durch Atypika nur verlagerten Nebenwirkungen, des nicht nachgewiesenen besseren Krankheitsverlaufs durch Neuroleptika und einer durch sie deutlich erhöhten Mortalität kann nur eine maximale Zurückhaltung bei der Anwendung von Neuroleptika die Antwort sein.» (Aderholt, 2007; Laursen et al., 2014; Latalova et al., 2014; Suzuki, 2019)
- Die Wahrscheinlichkeit, an Demenz zu erkranken, ist für schizophren erkrankte Menschen im Vergleich zur nicht-erkrankten Bevölkerung 11,0-mal und an Demenz zu versterben 5,2-mal höher (Jonas et al., 2021).
- Das Risiko, an Covid 19 zu versterben, ist für schizophren etikettierte Menschen 2,67-mal höher als für die Allgemeinbevölkerung (Nemani et al., 2021).

Die aufgeführten Risikofaktoren haben zur Folge, dass Menschen mit einer schweren psychiatrischen Erkrankung, v.a. schizophren und bipolar Erkrankte, eine stark verkürzte Lebenserwartung haben. Die Wahrscheinlichkeit, dass sie eher sterben als der Durchschnitt der Bevölkerung, ist mehr als verdoppelt (2,2-mal), ihre Lebenserwartung ist bei einer schizophrenen Erkrankung um 14,5 Jahre verringert.* Sie sterben relativ häufig eines unnatürlichen Todes (17,5 %), ihr Anteil an Todesfällen weltweit ist mit 14,3 % (8 Millionen vorzeitige Todesfällen p.a.) ebenfalls überproportional (Walker et al., 2015). In den vergangenen Jahren hat sich die Schere des Mortalitätsrisikos weiter zu ihren Ungunsten geöffnet.**

Das spricht weder für einen durchschlagenden Erfolg der Neuroleptikamedikation noch der Psychiatriereform.

---

* Mauer, 2006; Walker et al., 2015; Hjorthoy et al., 2017; Liu et al., 2017l.

** Saha et al., 2007; Hayes et al., 2017; Hjorthoy et al., 2017; Das-Munchi, J. et al., 2019; Chesney et al., 2014; Plana-Ripoli et al., 2019.

Übertragen auf Deutschland ergibt sich ein konkreteres Bild. Mit 82,5 Millionen Einwohnern hat das Land einen Anteil von 1,09 % an der Weltbevölkerung (7,55 Milliarden Menschen).

Von den weltweit etwa 8 Millionen vorzeitigen Todesfällen von Menschen mit einer schweren psychiatrischen Erkrankung entfallen damit 87200 (1,09 %) auf Deutschland. Bei 901902 Todesfällen p.a. entfallen damit 9,57 % auf eine Menschengruppe, die etwa 1,5 % der Bevölkerung ausmacht (statista.com; Gühne et al., 2015).

Auf der Basis von Prävalenzschätzungen und der Berechnung der durch die Erkrankung verlorenen Lebensjahre (Englisch: Years of Potential Life Lost: YPLL) kann man jetzt abschätzen, wie viele Lebensjahre den von einer schizophrenen Erkrankung Betroffenen im Vergleich zur Allgemeinbevölkerung verloren gehen, man kann auch sagen, wie viele Lebensjahre sie opfern.

Die Jahresprävalenz dieser Erkrankung beträgt 0,85 %, d. h., etwa 698530 Menschen sind in Deutschland erkrankt gewesen. Etwa ein Drittel dieser Erkrankungen heilen ohne Nachwirkungen aus, etwa ein Drittel erleidet Rezidive mit leichteren, ein Drittel mit schwereren chronischen Verläufen (Wiersma et al., 1998; Gäbel & Wölwer, 2010; «Verlauf der Schizophrenie» Wikipedia.org 15.8.2018). Wir nehmen jetzt einmal an, dass nur die 232843 Menschen mit einem schwereren chronischen Verlauf das Lebenszeitopfer von 14,5 Jahren bringen. Das wären dann 232843 x 14,5 J = 3376223,5 YPLL. Bei einer durchschnittlichen Lebenserwartung von 80,9 Jahren sind das 41733,29 Lebensjahre p.a. in Deutschland und umgerechnet auf ein durchschnittlich langes Leben (41895,85:80,9) etwa *516,66 Menschenleben* pro Jahr, die die schizophren erkrankten Menschen in Deutschland opfern müssen.

2016 schlussfolgern Varsneyh et al.: «trotz der Tatsache, dass gewalttätige Übergriffe auf Patienten sehr viel häufiger vorkommen als Gewalttaten von Patienten [ist] dieser Angelegenheit sehr viel weniger Aufmerksamkeit gewidmet worden». Und «paradoxerweise trägt die Ausrichtung des Forschungsinteresses auf gewalttätige Patienten zur Ausbildung von negativen Stereotypen bei» (Chloe et al., 2008).

3.3 Wie bastele ich mir einen gefährlichen Irren? *Über den ersten Glaubensgrundsatz auf den Shutter Islands*

Der Reiseführer hat uns informiert, dass die meisten Leute, die auf den Shutter Islands arbeiten, einen Glauben haben. Dessen erstes Hauptdogma lautet: Der psychisch erkrankte Mensch, vor allem der mit dem Etikett «Schizophrenie», ist gefährlicher als der nicht erkrankte Otto-Normalverbraucher, zuletzt wieder verkündet in den «Standards für die Behandlung im Maßregelvollzug nach §§ 63 und 64 StGB» (Müller & Saimeh et al., 2018).

Die «Standards» wurden verfasst von einer «Interdisziplinären Task-Force» der DGPPN. Man kann davon ausgehen, dass da, wo eine Task-Force in Marsch gesetzt wird, ein dringliches Anliegen vorliegt – hier wohl, um Problematisches, Erhebliches und Grundsätzliches zu Fragen des deutschen Maßregelvollzuges zusammenzufassen und darzulegen. Man kann dieses Werk auch den Katechismus der Shutter Islands nennen, da hier wesentliche Glaubensgrundsätze und -annahmen von führenden und berufenen Autoritäten niedergelegt sind. Wie wir noch feststellen werden, hat es hier zwei beliebte Heilige, nämlich die Sancta Simplicitas und den Heiligen Paraocchius (ital. für Scheuklappe).

Mit diesen Informationen aus unserem Reiseführer können wir uns nun der Untersuchung des ersten Hauptdogmas des Katechismus widmen und schauen, was die Glaubenshüter und -hüterinnen zu diesem Thema sagen.

Zum Aufwärmen nehmen wir uns erst einmal einen Artikel aus der «Kerbe – Forum für soziale Psychiatrie» vor. Das hat einen Grund, denn er wurde von der Co-Chefin der «Task Force» geschrieben und widmet sich dem Thema «Schizophrene Menschen in der forensischen Psychiatrie» (Saimeh, 2013). Sie leitet ihn folgendermaßen ein:

a) Die Unverhältnismäßigkeit des Freiheitsentzuges in der Forensik *sei von ihr selbst nicht allein zu* verantworten.
b) Die Forensik leiste eine *konkurrenzlos gute Rehabilitationsarbeit für (psychisch kranke) Straftäter.*
c) *Vereinzelte Forderungen nach Abschaffung des § 63 StGB, weil dieser «illegal» sei, verweisen auf eine nicht immer*

ganz trittsichere Argumentation. (Demonstrationsaufruf der Bundesarbeitsgemeinschaft Psychiatrie-Erfahrener für den 11.09.2013 in Berlin) (kursiv: Zitat aus Saimeh, 2013).

Mit anderen Worten:

a) Wenn was schiefläuft, können wir nix dafür – oder höchstens ein bisschen,
b) besser als wir ist sowieso keiner,
c) wer das bezweifelt, hat nicht alle Tassen im Schrank.

Das ist mal eine Ansage. Sie macht aber auch neugierig, wie es um die «Trittsicherheit» der Autorin bestellt ist. Hier meine Antwort:

zu a) Hier wäre man dann doch neugierig, welchen vielleicht auch nur klitzekleinen Beitrag die stationäre Forensische Psychiatrie zu den unverhältnismäßig langen Aufenthaltsdauern geleistet hat. Ein bisschen Selbstkritik macht sich doch immer gut, aber auch hier im Text: Fehlanzeige.

zu b) Wenn eine Vertreterin des Monopolunternehmens Forensik behauptet, es liefere *konkurrenzlos gute Rehabilitationsarbeit* ab, dann hört sich das etwas merkwürdig an, denn:

1. hat ihr Geschäft keine Konkurrenten, die einem die «Kunden» abluchsen können (die forensische Psychiatrie ist ein staatlich lizenziertes Monopolunternehmen mit garantierten Einnahmen und dem exklusiven Recht, die Dauer der Kundenbindung selbst zu estimmen);
2. und korrekt hätte es hier heißen müssen: Die stationäre forensische Psychiatrie nach § 63 StGB liefert konkurrenzlos schlechte Arbeit ab. Das lässt sich z. B. mit den im europäischen Vergleich extrem langen Internierungsdauern belegen (s. Kap. 2.2) und wenn die psychiatrischen Forensiker und Forensikerinnen mal ihre Scheuklappen ablegten und z. B. die einschlägige Rückfalldelinquenz von Untergebrachten bei Körperverletzungs- und Tötungsdeikten mit dem Strafvollzug verglichen, würden sie feststellen, dass es keine Differenz gibt (Jehle & Albrecht, 2014; Lewe, 2016);

   Für den ambulanten Nachsorgebereich sieht das etwas anders aus. Wenn der soziale Empfangsraum von entlassenen Untergebrachten gut organisiert ist, senkt das die Rückfalldelinquenz (Schmidt-Quernheim, 2011);
3. lässt sich die Aussage von der guten Reha-Arbeit schlecht mit dem selbst konstatierten unverhältnismäßigen Freiheitsentzug vereinbaren;

4. und man sucht auch zu dieser Aussage vergeblich nach Belegen im Artikel;
5. und es wird in den späteren «Standards» von 2018 denn auch im Abschnitt «Behandlungsergebnisse» eher durch die Blume eingeräumt, dass es eigentlich keine empirische Evidenz für eine besondere Wirksamkeit der stationären Forensik nach § 63 StGB gibt. Da werden zwar viele Kriterien benannt, anhand derer man das überprüfen könnte, aber irgendwie hat man es – leider, leider – bis dato nicht hinbekommen, diese einer empirischen Prüfung zu unterziehen.

zu c) Man muss ja nicht der gleichen Meinung sein wie die BAG Psychiatrie-Erfahrener, aber man hätte dann doch gerne so ein oder zwei Argumente zum Beleg ihres Verdiktes gelesen. Leider Fehlanzeige im Text.

Der zentrale Rechtfertigungsgrund für den Betrieb des Monopolunternehmens forensische Psychiatrie ist aber die Behauptung, dass von psychiatrisch, v.a. schizophren etikettierten Menschen ein größeres Kriminalitäts- und speziell Gewaltrisiko ausgeht als von der Allgemeinbevölkerung. Und dies rechtfertige ihre Sonderbehandlung durch Justiz und forensische Psychiatrie. Bei diesem Thema wirft sich die Autorin dann erheblich mehr ins Zeug. Sie referiert Zahlen aus einem forensischen Lehrbuch (Nedopil & Müller, 2012), das wiederum Ergebnisse einer australischen Untersuchung zitiert (Wallace et al., 1998). Diese schauen wir uns einmal im Original an und entdecken Erstaunliches: Die weite Reise von Australien nach Deutschland ist der Arbeit nicht gut bekommen.

Denn im Kerbe-Artikel von Fr. S. wird behauptet, die Arbeit von Wallace et al. hätte zum Ergebnis gehabt, dass schizophren etikettierte Menschen ohne einen komorbiden Substanzmittelmißbrauch 4,4-mal häufiger durch Gewaltdelikte auffallen als die Allgemeinbevölkerung. Aus der Tabelle 3 der Originalarbeit geht aber Folgendes hervor: Ohne Substanzmittelmissbrauch liegt die entsprechende Odds Ratio bei 2,4 und mit komorbidem Substanzmittelmissbrauch bei 18,8. Diese Werte werden dem Kerbe-Leser aber vorenthalten und damit hat sich dann für ihn auf dem Weg von Australien nach Deutschland die Gefährlichkeit, die von einer schizophrenen Erkrankung allein ausgehen soll, geheimnisvollerweise fast verdoppelt (von 2,4 auf 4,4).

Die Autoren der Studie machen sich, im Gegensatz zur Autorin, auch Gedanken zum Einfluss des potenziellen *confounders* Alter. Sie stellen fest, dass im australischen Bundesland Victoria, wo die Untersuchung stattfand, nicht-erkrankte junge Männer im Alter von 20–29 Jahren 2,5-mal häufiger durch Gewaltdelikte auffallen als der Rest der erwachsenen Bevölkerung. Heutzutage kann man wissen, dass sowohl das Inzidenzalter für eine schizophrene Erkrankung als auch das Inzidenzalter für Gewaltdelikte überwiegend in diesem Altersabschnitt liegen. Das heißt dann aber bei einer OR von 2,4 für Körperverletzungsdelikte bei schizophren Erkrankten, dass diese sich nicht anders verhalten als ihre gleichaltrigen Altersgenossen (s.a. Kap 3.1).

Und: Die Ergebnisse der australischen Studie müssen in Deutschland als Beleg dafür herhalten, dass von schizophren Erkrankten ein besonderes Risiko ausgeht, obwohl die Autoren in ihrer Zusammenfassung folgern: «Das Risiko, dass ein Mensch mit einer schweren psychischen Erkrankung eine erhebliche Straftat begeht, ist klein und rechtfertigt nicht, sie als Gruppe einer verstärkten institutionellen Kontrolle oder einem größeren Zwangsregime zu unterwerfen.» (Wallace et al., 1998; Übers. d. Verf.)

Mit anderen Worten: Eine wissenschaftliche Arbeit, die sich auf Grund ihrer empirischen Forschungsergebnisse gegen ein spezielles Zwangsregime für psychisch kranke Rechtsbrecher ausspricht, wird zum Beleg der Notwendigkeit eines solchen Zwangsregimes umgedeutet. Da melden sich erste Zweifel an der «Trittsicherheit» der Autorin.

So, jetzt sind wir warmgelaufen, drin im Thema und freuen uns auf eine erneute Begegnung. Im Jahr 2018 treffen wir Fr. Saimeh und Hr. Müller wieder. Jetzt als verantwortliche Chefs einer «Task-Force», die im Auftrag der DGPPN aktiv wurde. Und da, wo eine «Task-Force» in Marsch gesetzt wird, ist meist ein kniffliger Job zu erledigen. In diesem Falle führte das zur Produktion der «Standards für die Behandlung im Maßregelvollzug nach §§ 63 und 64 StGB» (Müller & Saimeh et al., 2018) – und nebenbei zu der Frage, ob die Forensische Psychiatrie bis dato denn nicht so recht gewusst hat, was sie wie zu tun hat. Darüber wollen wir aber an dieser Stelle nicht weiter räsonieren, sondern die Gelegenheit beim Schopfe ergreifen und nachschauen, ob die «Task Force» bei der Darstellung scheinbar krankheitsbezogener Gewaltrisiken dazugelernt hat, zumal die Wissenschaft seit 1998 ihr Methodeninventar verbessert und neue Erkenntnisse produziert hat.

Hier das Ergebnis unserer Nachschau:

In den «Standards» wird ex cathedra verkündet: «An Schizophrenie erkrankte Menschen haben im Vergleich zur Allgemeinbevölkerung ein 4- bis 5-fach erhöhtes Risiko, wegen Gewalttaten verurteilt zu werden oder sich anderweitig aggressiv zu verhalten. Die Assoziation zwischen Schizophrenie und Gewaltdelinquenz ist durch vielfältige Studien abgesichert.» Das Dekret wird untermauert mit drei Veröffentlichungen, zwei Übersichtsartikeln (Maier et al., 2016; Hodgins & Müller-Isberner, 2014) und einer Originalarbeit (Fazel & Gulati et al., 2009).

Das löst zunächst einmal eine Nachfrage aus: Auch wenn an Schizophrenie erkrankte Menschen ein höheres Gewaltrisiko hätten, leitet sich daraus zwingend ab, dass die Erkrankung dafür allein- oder hauptursächlich ist? Denn wir wissen ja mittlerweile: Confounders wirken auch unabhängig von einer Erkrankung; und Achtung: Inzidenzalter von Diagnosebetroffenen und nicht-erkrankten Gewaltdelinquenten!

Ich demonstriere das an einem fiktiven Beispiel. Angenommen, irgendeine Krankheit, z. B. der beliebte Knick-Senk-Spreizfuß (KSS), hätte folgende Inzidenzraten: Das Inzidenzalter dieser Erkrankung läge überwiegend in der Altersgruppe von 21–30 Jahren.

Was würden wir dann z. B. für die Deliktgruppen «Straftaten gegen die körperliche Unversehrtheit» (§§ 223–231 StGB) oder «Straftaten gegen das Leben» (§§ 211–222 StGB) feststellen können?

Die nächste Tabelle gibt Auskunft, wie viele Verurteilungen in welcher Altersgruppe von strafmündigen Bürgern 2016 wegen welcher Deliktgruppe ausgesprochen wurden.

Die Altersgruppe der 21–30-jährigen wird im Jahr 2016 wegen «Straftaten gegen die körperliche Unversehrtheit» 3,96-mal häufiger und wegen «Straftaten gegen das Leben» 2,21-mal häufiger verurteilt als der Rest der strafmündigen Bevölkerung.

Tabelle 7: Verurteilungshäufigkeit §§ 211–231 StGB nach Altersgruppen

Strafmündige Deutsche	Anzahl	Verurteilte Körperverletzungsdelikte §§ 223–231 StGB	Verurteilte Tötungsdelikte §§ 211–222 StGB
1. gesamt	64.430.605	52.703	708
2. ohne 21–30 J	54.309.484	30.315	501
3. 21–30 J	10.121.121	22.388	207
OR 3. / 2.:		**3,96** (KI 95 %: 3,89–4,03; p < 0,0001)	**2,21** (KI: 1,88–2,60; p < 0,0001)

(statista.com; destatis 2017, Fachserie 10, Reihe 3)

Wir nehmen jetzt einmal an, dass Menschen mit KSS nicht anders auf kriminogene Einflüsse reagieren als der Rest ihrer Alters- und Geschlechtsgenossen. Korrelierten wir die Verurteilungen wegen Gewaltdelikten von Menschen mit KSS mit der Verurteilungsrate von Gewaltdelikten beim Rest der strafmündigen Bevölkerung, kommen wir zum Schluss, dass KSSler etwa viermal so häufig durch Körperverletzungen und doppelt so häufig durch Tötungsdelikte auffielen wie der Rest der strafmündigen Bevölkerung.

Somit haben wir uns jetzt den gefährlichen KSSler gebastelt. Und Sie liebe Leserin, lieber Leser, können stolz sein, bei der Geburt einer neuen Fachrichtung, der «Forensischen Orthopädie» dabei gewesen zu sein. Zwecks Vermarktungs- und Namensschutz werde ich sie demnächst beim Patentamt anmelden.

Wir schreiben also den Standardautoren ins Stammbuch: Eine Korrelation zwischen zwei Variablen, z.B einer Erkrankung und delinquentem Verhalten, bedeutet nicht automatisch, dass sie auch ursächlich zusammenhängen und eine OR von 4,0 heißt hier auch nichts anderes, als dass sich die schizophren Etikettierten mehr oder weniger altersgemäß verhalten.

Nach dieser kleinen Abschweifung kehren wir zu den «Standards» zurück.

Die beiden Übersichtsartikel gehören mehr (Hodgins & Müller-Isberner, 2014) oder weniger (Meier et al., 2016) zum Typ des selbstreferentiellen Zitierkarussels. Beide Artikel genügen heutigen Anforderungen an eine nicht-stigmatisierende und methoden- und inhaltskritische Darstellung nicht.

Umso gespannter sind wir, ob die angeführte Originalarbeit «Schizophrenia and Violence: Systematic Review and Meta-Analysis» (Fazel & Gulati et al., 2009) ihre Reise von Großbritannien nach Deutschland unbeschadet überstanden hat. Anders als die Arbeit von Wallace et al., 1998, ist sie keine originäre Einzeluntersuchung, sondern eine retrospektive Metaanalyse (gewichtete Zusammenfassung) von zwanzig Forschungsarbeiten zum Thema «Psychotische Erkrankung und Gewalt» aus den Jahren 1980–2007, die eine Stichprobe von 18423 psychotisch erkrankten Probanden repräsentieren, von denen 1832 ein Gewaltdelikt begangen hatten. Wenn sie bei www.plosmedicine.org in der Search-Funktion die Kennzeichnung e1000120 eingeben, können sie die Arbeit im Original nachlesen.

Was haben die Autoren in ihrer Analyse herausgefunden?

1. Ohne den Confounder «Substanzmissbrauch» ermittelten elf Arbeiten aus den Jahren 1990 bis 2009 eine Risikoschätzung für Gewaltdelikte bei psychotisch erkrankten Menschen von 2,1 im Vergleich zur Allgemeinbevölkerung. Das ist eine ähnliche Kennzahl wie bei Wallace et al. 1998, aber immer noch ohne Berücksichtigung sozioökonomischer Cofounders.
2. Bei Männern mit zusätzlichem Substanzmissbrauch erhöht sich das Gewaltrisiko psychotisch Erkrankter auf 9,82.
3. Bei Männern mit Substanzmissbrauch, aber ohne psychotische Erkrankung, liegt das Risiko für Gewaltdelinquenz bei 8,88.
4. Was sagen die Autoren zur Methodik der untersuchten Studien? Die aus den untersuchten Studien extrahierten durchschnittlichen Korrelationen zwischen psychotischer Erkrankung und Gewaltdelinquenz überschätzen den Einfluss der Erkrankung, da sie den Einfluss kriminologisch bedeutsamer sozioökonomischer Confounder und von Substanzmissbrauch nicht oder nur unzureichend berücksichtigen.
5. Hauptergebnis der Studie: Sowohl bei Menschen mit als auch ohne psychotische Erkrankung ist die Erhöhung des Gewaltrisikos überwiegend durch einen Substanzmittelmissbrauch verursacht. Strategien zur Gewaltreduktion sollten sich da-

her auf die primäre und sekundäre Prävention von Substanzmittelmissbrauch beziehen (s.a. Somers et al., 2013).

Was machen die Standards aus dieser Untersuchung? Wahrscheinlich haben sie erst einmal eine Kerze vor den Bildern der Sancta Simplicitas und des Heiligen Paraocchius angezündet und sind dann frohgemut zu Werke gegangen:

1. Sie teilen nicht mit, dass der in der Metaanalyse ermittelte Zusammenhang zwischen psychotischer Erkrankung ohne Substanzmittelmissbrauch und Gewaltdelinquenz wesentlich niedriger ausfällt (OR 2,1) als der von ihnen angegebene (OR 4,0–5,0).
2. Sie ignorieren ebenfalls das Hauptergebnis dieser Untersuchung, dass der Substanzmittelmissbrauch das wesentlich erheblichere Problem ist, zumal diese Komorbidität bei psychischen Erkrankungen in den letzten 30 Jahren von 10 % auf 30 % angestiegen ist (Kutscher et al., 2009; Wallace et al., 2004).
3. Sie unterschlagen die methodenkritischen Anmerkungen zu den untersuchten Arbeiten. Diese weisen auf eine methodisch bedingte generelle Überschätzung des Gewaltrisikos in den zitierten Arbeiten hin, da die meisten untersuchten Arbeiten bedeutsame kriminogene Confounders nicht berücksichtigten.

Die «Taskforceler» haben also ganz sauber ihre Ergebnisse aus dem Zusammenhang herausoperiert und im Sinne ihres Dogmas zurechtfrisiert. Dieses leicht einseitige Auswertungsmuster ist uns schon bekannt und zu ihrem Glück hat der Heilige Paraocchius sie zusätzlich davor bewahrt, eine Untersuchung zur Kenntnis zu nehmen, die die fleißigen Herren Fazel & Langström et al. ebenfalls im Jahre 2009 unter dem Titel «Schizophrenia, Substance Abuse and Violent Crime» veröffentlicht haben (Fazel & Langström et al., 2009). Deren Ergebnisse sind nicht ganz uninteressant.

Ausgehend von der Erkenntnis, dass

a) der psychisch erkrankte Mensch nicht unter einer Glasglocke sitzt, sondern den gleichen sozialen und damit auch kriminogenen Einflüssen ausgesetzt ist wie andere Menschen seiner entsprechenden Alters- und Einkommensgruppe auch (s.a. Leygraf, 2006) und
b) die bisherige Forschungsmethodiken nur unzureichend kriminogene Confounders berücksichtigt haben, wenden sie

hier die neuere Methodik der «gematchten Gruppenbildung» an, die es ermöglicht, den Einfluss möglicher psychiatrischer oder sozialökonomischer Komorbiditäten/Konfundierungsfaktoren zu kontrollieren.

Praktisch muss man sich das so vorstellen: Diese Studie erhebt landesweit (in Schweden) die Diagnose «Schizophrenie» von allen Menschen, die in einem psychiatrischen Krankenhaus zwischen 1973–2006 (8003) behandelt wurden sowie deren Eintragungen für Gewaltdelikte im schwedischen Kriminalregister (1054). Dieser Menschengruppe wird eine nicht-erkrankte Vergleichsgruppe zugeordnet und zwar jedem erkrankten Probanden zehn Nicht-Erkrankte, die dasselbe Alter und Geschlecht haben und die gleichen potenziellen Konfundierungsfaktoren Substanzmissbrauch, Alter, Einkommen, Personenstand und Immigrationsstatus aufwiesen (80025). Darüber hinaus wurde noch eine zweite Untersuchungsgruppe mit den nicht erkrankten Zwillingen von schizophren Erkrankten (4674) gebildet.

Der Untersuchungsansatz von Wallace et al., 1998, wird also methodisch verbessert, indem potenzielle allgemeine Kriminalitätsrisiken kontrolliert werden. Unter diesen Untersuchungsbedingungen beträgt die Odds Ratio in Bezug auf Gewaltdelikte zwischen schizophren etikettierten Menschen und der gematchten Kontrollgruppe 1,2. Wenn man bedenkt, dass in dieser Untersuchung die Einflüsse von zusätzlichen psychiatrischen und krankheitsunabhängigen individuellen Motivierungen zu Gewaltdelikten nicht berücksichtigt sind, liegt der Schluss nahe, dass bezüglich des Risikos von Gewaltdelinquenz schizophren etkettierte Menschen ziemlich normal sind.

Das durchschnittliche Inzidenzalter für Gewaltdelikte lag für schizophren Erkrankte bei 25,3 und für die nicht-erkrankte Kontrollgruppe bei 24,4 Jahren (Fazel & Langström et al, 2009). Also auch hier sind die schizophren Etikettierten ziemlich normal.

Diese Erkenntnis ist nicht so neu. Eine der ersten empirischen Arbeiten, die sich mit dem Zusammenhang von psychischer Erkrankung und Kriminalität beschäftigte, wurde 1935 unter dem Titel «Erbanlage und Verbrechen: Charakterologische und psychiatrische Sippenuntersuchungen» veröffentlicht (Stumpfl, 1935 zit. n. Wetzell, 2000). Stumpfls Leithypothese war, dass in Familien mit starker krimineller Belastung psychische Erkrankungen (Schizophrenie, manisch-depressive Erkrankungen und Epilepsie) stärker verbreitet sind als in der Allgemeinbevölkerung. Diese fand er, entgegen seiner Erwartung, nicht bestätigt.

Nicht unterschlagen werden soll, dass Herr Stumpfl sich bei passender Gelegenheit zu einem der damals üblichen psychiatrischen Schreibtischmörder entwickelte, der vorzugsweise «fahrendes Volk» (d.h. meist Sinti und Roma) per Gutachten zur Vernichtung freigab. Das tat seiner weiteren Karriere und seinen Pensionsansprüchen nach der Niederlage des deutschen Faschismus keinen Abbruch (Klee, 2004).

Soweit der Stand der Dinge, der den Leserinnen und Lesern der «Standards» aus welchen Gründen auch immer (mangelnde Trittsicherheit?) vorenthalten wird.

Und bevor mir jemand den Vorwurf macht, ich würde mir selbst auch nur ein selbstreferentielles Zitationskarussel basteln, nur eben in die andere Richtung, steigen wir hier aus und machen zur Abwechslung mal etwas Neues: eine eigene kleine Untersuchung. Die hat folgenden Grund: Auch die oben beschriebene Forschungsmethodik mit den «Matched Pairs» hat eine methodische «Macke». Man kann mit ihr nur Aussagen zu einem internen Gruppenvergleich der Etikettierten mit krimineller Belastung vs. Deliktbelastung der zugeordneten Vergleichspartner ohne Etikett machen. Um eine Aussage darüber zu treffen, ob als psychisch krank Etikettierte krimineller sind als der Rest der Bevölkerung, muss man die Deliktbelastung der beiden Gruppen ins Verhältnis zur ihrer jeweiligen Gesamtgröße setzen. Und das versuchen wir jetzt einmal.

Wie bei jeder ordentlichen Untersuchung beschreiben wir die Untersuchunghypothesen, die untersuchte Gruppe und ihre Kontrollgruppe, die Methodik der Untersuchung und die benutzten Datenquellen. Somit ist die Untersuchung einigermaßen transparent und nachvollziehbar. Der/die interessierte LeserIn kann dann überprüfen, ob das Ganze einen Sinn ergibt oder nicht. Zunächst die Hypothesen:

- *Allgemeine Untersuchungshypothese*: «Männer und Frauen, die an einer Schizophrenie leiden, haben im Vergleich zur Restbevölkerung ein erhöhtes Verurteilungsrisiko. Dieses Risiko steigt von gewaltfreier Delinquenz über Gewaltdelinquenz hin zu Tötungsdelikten an» (Hodgins & Müller-Isberner, 2014).
- Untersuchungsgruppe: Männer und Frauen mit einer schizophrenen Erkrankung und ihre Teilgruppe bei denen 2016

wegen unterschiedlicher Delikte eine Unterbringung nach §§ 20/63 StGB angeordnet wurde.

- Kontroll-/Vergleichsgruppe: Männer und Frauen, die im Jahr 2016 strafmündig waren (in Deutschland ab 14 Jahren), abzüglich der Untersuchungsgruppe und ihre Teilgruppe, die 2016 wegen unterschiedlicher Delikte verurteilt wurden.
- Das Jahr 2016 wurde gewählt, weil hier die aktuellsten Unterbringungs- und Verurteilungszahlen vorliegen.
- Kennzahlen: Mit der Odds Ratio kann man die relative Ausprägung einer Variable im Vergleich unterschiedlich großer Gruppen berechnen und mit Chi^2, ob diese Ausprägungen/Differenzen statistisch bedeutsam sind (Field, 2009).
- Datenquellen/-schätzungen: Werden an entsprechender Stelle im Text benannt.

So, jetzt kann es losgehen. Zunächst präzisieren wir unsere Fragestellung/Hypothesen:

1. Allgemeine Delinquenz: Die Gruppe der als schizophren etikettierten Menschen hat eine höhere allgemeine Delinquenzbelastung als der Rest der strafmündigen Bevölkerung.
2. Gewaltdelinquenz allgemein: Straftaten gegen das Leben §§ 211/212 StGB; Straftaten gegen die sexuelle Selbstbestimmung §§ 174–184g StGB; Straftaten gegen die körperliche Unversehrtheit (Körperverletzung) §§ 223–224.1; Raub und Erpressung, räuberischer Angriff auf Kraftfahrer §§ 249–255, 319a StGB: Schizophren Etikettierte werden wegen dieser zusammenfassenden Deliktgruppe häufiger verurteilt als die strafmündige Bevölkerung.
3. Gewaltdelinquenz speziell: Straftaten gegen die körperliche Unversehrtheit (Körperverletzung): Schizophren etikettierte Menschen werden wegen dieses Deliktes häufiger verurteilt als die strafmündige Allgemeinbevölkerung.
4. Straftaten gegen sexuelle Selbstbestimmung (Sexualdelikte):
   Schizophren etikettierte Menschen werden wegen dieses Deliktes häufiger verurteilt als die strafmündige Bevölkerung.
5. Raub und Erpressung; räuberischer Angriff auf Kraftfahrer:
   Schizophren etikettierte Menschen werden wegen dieses Deliktes häufiger verurteilt als die strafmündige Allgemeinbevölkerung.
6. Straftaten gegen das Leben (Tötungsdelikte):

Schizophren Etikettierte haben eine höhere Verurteilungsrate als der Rest der strafmündigen Bevölkerung.

Die Hypothesen beziehen sich auf die Gesamtgruppe der als schizophren Etikettierten. Zur Überprüfung des *gender bias* werden sie für Männer und Frauen getrennt ausgewertet, so dass wir 6 x 3 = 18 Hypothesen untersuchen.

Mit welchen Zahlen füttern wir jetzt die Odds-Ratio- und Chi²- Formel, wo kommen die her und wie sind geschätzte Daten begründet? Für die Vergleichseinschätzung brauchen wir folgende Zahlen:

1. Gesamteinwohnerzahl von Deutschland 2016: 82.180.000
2. Menschen mit schizophrener Etikettierung (Jahresprävalenz): 0,85 %: 698.530
   Verhältnis Männer zu Frauen: 1,15 zu 1,0
   Männer: 373.632; Frauen: 324.898
3. Strafmündige Bevölkerung ab 14 Jahren: 64.430.605
   Verhältnis Männer zu Frauen: 31.200.109 zu 33.230.496
4. Strafmündige minus schizophren Erkrankte: 63.732.075
5. Verhältnis Männer zu Frauen (ohne schiz. Erkrankung): 30.729.633 zu 32.939.442
6. Anzahl der Unterbringungsanordnungen für schizophren Erkrankte: Da die Strafverfolgungsstatistik zwar nach Deliktart, aber nicht nach Diagnosen differenziert, sind wir auf eine Schätzung angewiesen. Wir gehen davon aus, dass die nach §§ 20/63 StGB schuldunfähig Untergebrachten in der Regel schizophren Etikettierte sind.*

Mit Hilfe der Strafverfolgungsstatistik können wir nun getrennt nach Strafgefangenen, Untergebrachten und Geschlecht feststellen wie hoch die Deliktbelastung in unterschiedlichen Kategorien der Gewaltdelinquenz ist.

Mit Tabelle 8 haben wir eine kleine Datenbank aus deren Struktur man berechenbare Hypothesen zum Vergleich der Deliktbelastung durch schizophren etikettierter Untergebrachter nach §§ 20/63 StGB mit der strafmündigen Bevölkerung ableiten kann.

* Gäbel & Wölwer, 2010; van der Werf et al., 2012; Kutscher et al., 2009.

Tabelle 8: Deliktbelastung 2016: Vergleich schizophren Etikettierte / strafmündige Bevölkerung

Hypothese Nr.		Schizoph. Ettiketierte	Unterbringungsanordnungen schizophren Etikettierte §§ 20/63 StGB	Strafmündige Bevölkerung ohne schizophren Etikettierte	Verurteilungen strafmündige Bevölkerung
1.0	**Allgemeine Delinquenz**				
1.1	**Fr**	324.898	68	32.939.442	176.483
1.2	**Mä**	373.632	544	30.729.633	724.132
1.3	**Insges**	698.530	612	63.732.075	900.615
2.0	**Gewaltdelinquenz allgemein (3.0–6.0)**				
2.1	**Fr**	324.898	46	32.939.442	.6374
2.2	**Mä**	373.632	440	30.729.633	56.238
2.3	**Insges**	698.530	486	63.732.075	7.052
3.0	**Körperverletzung (§§ 223–231 StGB)**				
3.1	**Fr**	324.898	30	32.939.442	5.703
3.2	**Mä**	373.632	262	30.729.633	51.567
3.3	**Insges**	698.530	292	63.732.075	57.270
4.0	**Straftaten gegen die sexuelle Selbstbestimmung (§§ 174 –184 StGB)**				
4.1	**Fr.**	324.898	0	32.939.442	286
4.2	**Mä**	373.632	32	30.729.633	7.848
4.3	**Insges**	698.530	32	63.732.075	8.134
5.0	**Raub und Erpressung; räuberischer Angriff auf Kraftfahrer (§§ 249–255; 316a StGB)**				
5.1	**Fr**	324.898	3	32.939.442	.367
5.2	**Mä**	373.632	51	30.729.633	4.104
5.3	**Insges**	698.530	54	63.732.075	4.471
6.0	**Straftaten gegen das Leben (§§ 211–222 StGB)**				
6.1	**Fr**	324.898	13	32.939.442	181
6.2	**Mä**	373.632	95	30.729.633	1.058
6.3	**Insges**	698.530	108	63.732.075	1.239

(Destatis 2017 Fachserie 10 Reihe 3)

Tabelle 9: **Deliktbelastung 2016: Vergleich Strafmündige schizophren Etikettierte / Bevölkerung**

Hypothese Nr.	Odds Ratio	Konfidenzintervall (KI) bei p = 0,05	Chi^2-Signifikanzlevel p
1.0	**Allgemeine Delinquenz**		
1.1 Fr	**25,73**	20,28–32,63	0,0001 h.s.
1.2 Mä	**15,51**	14,26–16,87	0,0001 h.s.
1.3 Insges	**16,34**	15,10–17,69	0,0001 h.s.
2.0	**Gewaltdelinquenz insgesamt**		
2.1 Fr	**1,36**	1,02–1,82	0,0347 s.
2.2 Mä	**1,55**	1,41–1,70	0,0001 h.s.
2.3 Insges	**1,59**	1,45–1,73	0,0001 h.s.
3.0	**Körperverletzung (§§ 223–231 StGB)**		
3.1 Fr	**1,87**	1,31–2,68	0,0006 h.s.
3.2 Mä	**2,39**	2,12–2,70	0,0001 h.s.
3.3 Insges	**2,15**	1,91–2,41	0,0001 h.s.
4.0	**Straftaten gegen die sexuelle Selbstbestimmung (§§ 174–184 StGB)**		
4.1 Fr	**n.b.**		n.b.
4.2 Mä	**2,98**	2,10–4,22	0,0001 h.s.
4.3 Insges	**2,78**	1,96–3,94	0,0001 h.s.
5.0	**Raub und Erpressung; räuberischer Angriff auf Kraftfahrer (§§ 249–255; 316a StGB)**		
5.1 Fr	**1,20**	0,38–3,75	0,324 s.
5.2 Mä	**0,97**	0,74–1,28	0,87 n.s.
5.3 Insges	**0,90**	0,69 – 1,18	0,47 s.
6.0	**Straftaten gegen das Leben (§§ 211–222 StGB)**		
6.1 Fr	**0,13** **(7,28)**	0.07–0,24 (4,14–12,78)	0,0001 h.s. (0,0001 h.s.)
6.2 Mä	**0,13** **(7,38)**	0,10–0,16 (5,98–9,11)	0,0001 h.s. (0,0001 h.s.)
6.3 Insges	**0,12** **(7,95)**	0,10–0,15 (6,53–9,68)	0,0001 h.s. (0,0001 h.s.)

Signifikanzlevel: $p \leq 0{,}05$ signifikant s.; $p \leq 0{,}01$ hoch signifikant h.s.
n.b.: nicht berechenbar, da 2016 schizophren etikettierte Frauen keine Straftat in dieser Deliktkategorie begingen.
h.s.: hoch signifikant / s.: signifikant / n.s.: nicht signifikant / n.b.: nicht berechenbar

Mit diesen Berechnungen lassen sich jetzt die Hypothesen überprüfen:

- Hypothese 1 «Allgemeine Delinquenz»: Wird zurückgewiesen, die allgemeine Verurteilungsrate ist in der strafmündigen Bevölkerung erheblich stärker ausgeprägt.
- Hypothese 2 «Gewaltdelinquenz allgemein»: Wird zurückgewiesen, da als schizophren Etikettierte im Vergleich zur strafmündigen Allgemeinbevölkerung ein geringeres Verurteilungsrisiko haben. Frauen beider Vergleichsgruppen sind mit etwa 10 % in dieser Deliktkategorie stark unterrepräsentiert.
- Hypothese 3 «Körperverletzung»: Wird zurückgewiesen, da schizophren Erkrankte im Vergleich zur strafmündigen Allgemeinbevölkerung ein geringeres Verurteilungsrisiko haben. Auch in dieser Deliktgruppe sind Frauen wenig vertreten.
- Hypothese 4 «Straftaten gegen die sexuelle Selbstbestimmung»: Wird zurückgewiesen, da schizophren Erkrankte im Vergleich zur strafmündigen Allgemeinbevölkerung ein deutlich geringeres Verurteilungsrisiko haben und schizophren erkrankte Frauen an dieser Deliktart 2016 überhaupt nicht beteiligt sind.
- Hypothese 5 «Raub und Erpressung; räuberischer Angriff auf Kraftfahrer»: In dieser Deliktkategorie ist die Verurteilungsrate in etwa gleich. Frauen aus den Vergleichsgruppen haben hier einen Deliktanteil von deutlich unter 10 %.
- Hypothese 6 «Straftaten gegen das Leben»: Wird angenommen. Hier sind schizophren Etikettierte im Vergleich zur Restbevölkerung 7,28- bis 7,95-mal stärker repräsentiert, wobei auch in dieser Kategorie Frauen beider Gruppen stark unterrepräsentiert sind.

Zusammenfassung:

1. Gender bias: Frauen beider Vergleichsgruppen sind in *allen* Deliktgruppen stark unterrepräsentiert. Das gilt auch im Verhältnis als schizophren etikettierter Frauen zu als schizophren etikettierten Männern. Allein dieser schon lange

bekannte Fakt stellt die These, dass eine schizophrene Erkrankung eine wesentliche Ursache für Gewaltdelinquenz sein soll, erheblich in Frage. «Wenn psychische Krankheit ein entscheidender Faktor bei der Entstehung von Kriminalität wäre, müssten Männer und Frauen zumindest unter den psychisch kranken Rechtsbrechern zu gleichen Teilen vertreten sein.» (Rasch, 1986 zit. n. Leygraf, 1988). Gut dokumentiert ist auch, dass die soziale Zusammensetzung der nach § 63 StGB Untergebrachten der der Gefängnisinsassen ähnlich ist. Bei beiden Gruppen sind Menschen aus ärmeren Schichten deutlich überrepräsentiert – ebenfalls ein Indiz gegen die Theorie von der besonderen kriminogenen Potenz psychischer Erkrankungen (Leygraf, 1988; Seifert, 2007).

2. In den Deliktkategorien 1.0–4.0 haben sowohl schizophren etikettierte Frauen als auch Männer ein zum Teil deutlich geringeres Verurteilungsrisiko als der Rest der strafmündigen Bevölkerung.
3. In der Deliktkategorie 5 ist das Verurteilungsrisiko in etwa gleich.
4. In der Deliktkategorie 6 ist das Verurteilungsrisiko (bei Unterrepräsentanz von Frauen) deutlich höher.
5. Mit Ausnahme der Tötungsdelikte gibt es auch keinen Beleg dafür, dass das Deliktrisiko mit der Deliktschwere ansteigt.

Für die schwere Deliktart «Straftaten gegen das Leben» schauen wir jetzt einmal nach, wie die Gewaltpropagandisten der «Standards» mit dieser Deliktkategorie umgehen. Merkwürdigerweise: gar nicht. In den «Standards» wird nur allgemein von (schwerster) Gewaltdelinquenz gesprochen, nicht aber von Mord und Totschlag, obwohl doch als schizophren Etikettierte in dieser Deliktkategorie stärker repräsentiert sind als die Allgemeinbevölkerung.

Diesen Mangel beheben wir jetzt und versuchen uns an einer nicht-stigmatisierenden Beschreibung und Einordnung dieses Deliktes. Wir halten uns dabei an die Empfehlungen aus Kapitel 3.2., die Zahlen aus Kapitel 3.1 und fügen noch eine eigene Berechnung hinzu.

In der Hypothesentabelle haben wir bezüglich der Tötungsdelikte nicht nur die relativen Verhältnisse in Bezug auf die Allgemeinbevölkerung dokumentiert (Odds Ratio 7,95), sondern auch die absoluten Zahlen für Tötungsdelikte im Jahr 2016: 108 resp. 1239 und auch bei dieser Deliktkategorie wird festgestellt, dass Frauen in beiden Gruppen erheblich unterrepräsentiert sind. Dies ist nur eine Momentaufnahme und deshalb fragen wir zunächst, wie sich diese Deliktkategorie über einen längeren Zeitraum entwickelt hat.

Wir untersuchen dies für den Zeitraum von 2007–2016, da seit 2007 auch die neuen Bundesländer in der deutschen Strafverfolgungsstatistik erfasst sind.

Tabelle 10: Straftaten gegen das Leben (§§ 211–222 StGB)

	Allg. Bevölkerung	schizophren Etikettierte	
Jahr	Verurteilte §§ 211–222 StGB	UAO §§ 20/63 §§ 211–222 StGB	UAO §§ 20/63 alle Delikte
2007	1918	111	694
2008	1916	127	772
2009	1763	108	714
2010	1672	103	670
2011	1507	91	620
2012	1505	90	581
2013	1459	108	582
2014	1417	113	583
2015	1314	125	635
2016	1239	108	612
gesamt	**14205**	**1084**	**6463**
Spannweite	1239–1918	90–127	581–772
Mittelwert	**1420,5**	**108,4**	**646,3**
2016 OR: schiz. Etik./Allg. Bev. §§ 211–222 StGB	**7,95** (KI: 6,53–9,68, p: 0, 0001)		

(Destatis Strafverfolgung 2007–2016, Fachserie 10, Reihe 3)

1. Die absolute Verurteilungsrate der strafmündigen Allgemeinbevölkerung für Straftaten gegen das Leben sinkt von 2007 bis 2016 von 1.918 auf 1.239 Verurteilungen um 35,4 % ab. Auch die Unterbringungsanordnungen nach §§ 20/63 StGB für alle Delikte sinken insgesamt um 20,3 %. Die Rate der Unterbringungsanordnungen für Tötungsdelikte nach §§ 20/63 StGB bleibt mit durchschnittlich 108,4 über die Jahre gleich.
2. Gender-Bias Tötungsdelikte: Die weiblichen (46,51 %) als schizophren Etikettierten sind auch bei dieser Deliktkategorie stark unterrepräsentiert. Vergleicht man die OR in Bezug auf Tötungsdelikte als schizophren etikettierter Frauen und Männer mit der strafmündigen Bevölkerung, erhält man für 2016 einen Wert von 2,06 für Frauen und 13,08 für Männer. D. h. schizophren etikettierte Frauen sind im Vergleich zu ihren männlichen Pendants wesentlich weniger an dieser Deliktart beteiligt.
3. Alters-Bias Tötungsdelikte: Tötungsdelikte als schizophren etikettierter Menschen finden überwiegend in der Altersgruppe von 20–35 Jahren statt. Die Tötungsrate in dieser Altersgruppe ist aber auch ohne als schizophren Etikettierte im Vergleich zur strafmündigen Bevölkerung um den Faktor 2 erhöht. D. h., dass die als schizophren etikettierten Frauen sich in Bezug auf Tötungsdelikte nicht anders verhalten als ihre nicht-erkrankten Altersgenossinnen und sich die Risikoausprägung bei den Männern altersbereinigt auf einen Wert von etwa 6,5 halbiert.
4. Risikoerhöhende soziale/individuelle Confounders: Armut, Alleinsein, legaler und illegaler Drogengebrauch, Habgier, Rache, Verdeckung anderer Straftaten sind nachgewiesene risikoerhöhende Bedingungsfaktoren, denen auch als schizophren etikettierte Menschen ausgesetzt sind. Ihr Einfluss kann aus den Strafverfolgungsstatistiken nicht eruiert und quantifiziert werden, spielt aber bei der Entwicklung von Gewaltdelinquenz psychisch erkrankter Menschen eine nicht unerhebliche Rolle (Leygraf, 1988; Fazel et al., 2009; Matejkowski, 2008).

Tötungsdelikte im Täter-Opfer-Kontext

Für den weiteren Gang der Argumentation muss ich den verehrten Leser / die verehrte Leserin an den Begriff Years of Potenzial Life Lost (YPLL), den potenziellen Verlust an Lebensjahren, erinnern (s. Kap. 3.1). Mit seiner Hilfe können wir die folgenden Fragen beantworten: a) welchen Verlust an Lebensjahren schizophren Etikettierte der Allgemeinbevölkerung zufügen und b) welcher Verlust ihnen zugefügt wird.

zu a) Welchen Verlust an Lebensjahren fügten schizophren Etikettierte im Jahr 2016 anderen Bevölkerungsgruppen zu?

Da in der Strafverfolgungsstatistik das Tatalter bei dem zur Unterbringung führenden Delikt nur sehr grob (Jugendliche, Heranwachsende, Erwachsene) und das Alter der Opfer gar nicht angegeben sind, sind wir auf eine Schätzung angewiesen.

Sie beruht auf folgenden Zahlen:

- durchschnittliches Lebensalter in Deutschland: 80,9 Jahre
- Tötungsdelikte schizophren Etikettierter 2016: 108
- durchschnittliches Alter bei Tatbegehung: 30 Jahre (Leygraf, 1988; Haneke, 2005; destatis, 2019; statista.com)
- Alter der Opfer: statistisch nicht erfasst. Aber aus der Struktur der Opferwahl kann man schließen, dass etwa die Hälfte der Opfer (Eltern, Richter, Ärzte) älter sind (etwa 55 Jahre) und die andere Hälfte (nahe Bekannte, Freunde) etwa gleichaltrig sind (Böker & Häfner, 1973; Estroff et al., 1998; Schanda, 2018), d. h. 54 Opfer mit einem Durchschnittsalter von 55 Jahren müssen bei einer durchschnittlichen Lebensdauer von 80,9 Jahren
  25,9 x 54 Lebensjahre = 1398,6 Lebensjahre
  opfern und 54 Opfer mit einem Durchschnittsalter von 30 Jahren
  50,9 x 54 = 2748,6 Lebensjahre.

Insgesamt fügen damit die als schizophren Etikettierten der Allgemeinbevölkerung im Jahr 2016 einen Verlust von 4147,2 Lebensjahren zu.

zu b) Welcher Verlust an Lebensjahren wird den als schizophren Etikettierten zugefügt? Wir gehen davon aus, dass etwa 1/3 von ihnen eine schwerere chronische Erkrankung haben (N = 232.843 Menschen) und nehmen nur diese in unsere Berechnung auf.

Wir wissen, dass sie gegenüber der Allgemeinbevölkerung eine um 14,5 Jahre verkürzte Lebenserwartung haben, d. h. sie haben pro Jahr (232.843 x 14,5 : 80,9) = 41.733,29 Lebensjahre zu opfern.

Dazu kommt noch das sechsfach erhöhte Tötungsrisiko (15 Tötungsdelikte p.a.), das wir grob geschätzt mit 15 x 42,5 (s.o) = 637,5 Lebensjahren ansetzen.

Macht insgesamt ein Lebenszeitopfer von 42.370,79 Lebensjahren.

In Odds Ratios ausgedrückt bedeutet das:

1. OR-Verlust an potenziellen Lebensjahren durch erlittene Tötungsdelikte und vorzeitigen Tod bei schwer schizophren Erkrankten insgesamt im Vergleich zum Verlust an Lebensjahren durch Tötungsdelikte von schizophren Etikettierten an der strafmündigen Allgemeinbevölkerung (232.843 : 42.370,79 zu 63.732.075 : 4147,2). OR = 2799,18.
2. OR schwer schizophren Erkrankte/Allgemeinbevölkerung: Verlust an Lebensjahren nur durch Tötungsdelikte: 637,5 erlittenen Verlusten an Lebensjahren stehen 4147,2 durch als schizophren Etikettierte verursachte Verluste an Lebensjahren in der Allgemeinbevölkerung im Jahr 2016 gegenüber. OR: 17,71.
3. OR-Belastung durch Tötungsdelikte Allgemeinbevölkerung / schwer schizophren Erkrankte: 2016 wurden 827 Verurteilungen / Unterbringungsanordnungen wegen Tötungsdelikten ausgesprochen. Davon entfielen (geschätzt s.o.) 15 auf die Gruppe der schwer schizophren Erkrankten und 812 auf die Allgemeinbevölkerung. OR: 6,39.

Der Autor war etwas erleichtert, als er feststellte, dass seine Berechnungen nicht ganz aus der Luft gegriffen sind. Eine Untersuchung auf der Basis eines landesweiten Erkrankungsregisters und einer landesweiten Kriminalitätsstatistik kommt ebenfalls zu dem Ergebnis, dass das Mortalitätsrisiko durch Mord für psychisch Erkrankte 6-mal höher ist als für die Allgemeinbevölkerung (Hiroeh et al., 2001).

Zusammenfassung: Auf der Opferseite wird den (schwer) schizophren erkrankten Menschen durch ihre stark verkürzte Lebenszeit und durch erlittene Tötungsdelikte im Vergleich zur Allgemeinbevölkerung ein zum Teil extrem stärkeres Opfer von

Lebenszeit zugemutet. Das gilt auch für den Bereich des Verlustes an Lebenszeit nur durch Tötungsdelikte. Ausgedrückt in Years of Potential Life Lost sind sie wesentlich größeren Risiken ausgesetzt als die Allgemeinbevölkerung.

«Trotz der Tatsache, dass gewalttätige Übergriffe auf Patienten sehr viel häufiger vorkommen als Gewalttaten von Patienten [ist] dieser Angelegenheit sehr viel weniger Aufmerksamkeit gewidmet worden.» (Varsneyh et al., 2016)

Im Täter-Opfer-Kontext gesehen, ist es sehr eindeutig, dass der Gruppe der als schizophren etikettierten Menschen ein sehr viel größeres Opfer an Lebenszeit zugefügt wird als sie wiederum anderen Gruppen zufügt. In den «Standards» hätte man gern ein Wort dazu gelesen.

Literatur Kapitel 3

Aderhold, Volkmar. «Neuroleptika zwischen Nutzen und Schaden Minimale Anwwendung von Neuroleptika – ein Update», September 2010. www.psychiatrie.de/neuroleptikadebatte.

Aderholt, Volkmar. «Mortalität durch Neuroleptika». *Soziale Psychiatrie*, Nr. 04/2007 (2007): 5–10.

Arseneault, Louise, Terrie E. Moffitt, Avshalom Caspi, Pamela J. Taylor, und Phil A. Silva. «Mental Disorders and Violence in a Total Birth Cohort: Results From the Dunedin Study». *Archives of General Psychiatry* 57, Nr. 10 (1. Oktober 2000): 979–86. https://doi.org/10.1001/archpsyc.57.10.979.

Beine, Karl H. «Krankentötungen in Kliniken und Heimen: Aufdecken und Verhindern», Freiburg im Breisgau: Lambertus, 2011.

Böker, W., und Häfner, H:. «Gewalttaten Geistesgestörter: Eine Psychiatrisch-Epidemiologische Untersuchung in der Bundesrepublik Deutschland», Berlin Heidelberg: Springer-Verlag, 1973.

Chesney, Edward, Guy M. Goodwin, und Seena Fazel. «Risks of All-Cause and Suicide Mortality in Mental Disorders: A Meta-Review». *World Psychiatry: Official Journal of the World Psychiatric Association (WPA)* 13, Nr. 2 (Juni 2014): 153–60. https://doi.org/10.1002/wps.20128.

Choe, Jeanne Y., Linda A. Teplin, und Karen M. Abram. «Perpetration of Violence, Violent Victimization, and Severe Mental Illness: Balancing Public Health Concerns». *Psychiatric Services (Washington, D.C.)* 59, Nr. 2 (Februar 2008): 153–64. https://doi.org/10.1176/ps.2008.59.2.153.

Craigie, Jillian, und Lisa Bortolotti. «Rationality, Diagnosis, and Patient Autonomy in Psychiatry», Herausgegeben von John Z. Sadler, K. W. M. Fulford, und Cornelius Werendly van Staden. Bd. 1. Oxford University Press, 2014. https://doi.org/10.1093/oxfordhb/9780198732365.013.28.

Das-Munshi, Jayati, Peter Schofield, Vishal Bhavsar, Chin-Kuo Chang, Michael E Dewey, Craig Morgan, Robert Stewart, Graham Thornicroft, und Martin J Prince. «Ethnic Density and Other Neighbourhood Associations for Mortality in Severe Mental Illness: A Retrospective Cohort Study with Multi-Level Analysis from an Urbanised and Ethnically Diverse Location in the UK». *The Lancet Psychiatry* 6, Nr. 6 (Juni 2019): 506–17. https://doi.org/10.1016/S2215-0366(19)30126-9.

Dath, Dietmar. *Niegeschichte: Science Fiction als Kunst- und Denkmaschine*, Verlag Mathes und Seitz, Berlin, 2019.

Dean, K., P. Moran, T. Fahy, P. Tyrer, M. Leese, F. Creed, T. Burns, R. Murray, und E. Walsh. «Predictors of Violent Victimization amongst Those with Psychosis». *Acta Psychiatrica Scandinavica* 116, Nr. 5 (November 2007): 345–53. https://doi.org/10.1111/j.1600-0447.2007.01078.x.

DeLisi, M. «Elucidating Both the Non-Existent and Extensive Violent Criminal Career». *The Lancet Psychiatry* 4, Nr. 6 (Juni 2017): 429–30. https://doi.org/10.1016/S2215-0366(17)30151-7.

destatis 2017, Fachservice 10, Reihe 3.

Dolder, C. «Side Effects of Anti-Psychotics». In *Clinical Handbook of Schizophrenia*. New York: Guilford Press, 2008.

Eronen, M., P. Hakola, und J. Tiihonen. «Mental Disorders and Homicidal Behavior in Finland». *Archives of General Psychiatry* 53, Nr. 6 (Juni 1996): 497–501.

Estroff, S. E., J. W. Swanson, W. S. Lachicotte, M. Swartz, und M. Bolduc. «Risk Reconsidered: Targets of Violence in the Social Networks of People with Serious Psychiatric Disorders». *Social Psychiatry and Psychiatric Epidemiology* 33, Nr. 0 (16.11.1998): S95–101. https://doi.org/10.1007/s001270050216.

Faulstich, Heinz. *Hungersterben in der Psychiatrie 1914-1949: Mit einer Topographie der NS-Psychiatrie*. Freiburg im Breisgau: Lambertus, 1998.

Fazel, Seena, Petra Buxrud, Vladislav Ruchkin, und Martin Grann. «Homicide in Discharged Patients with Schizophrenia and Other Psychoses: A National Case-Control Study». *Schizophrenia Research* 123, Nr. 2–3 (November 2010): 263–69. https://doi.org/10.1016/j.schres.2010.08.019.

Fazel, Seena, und Martin Grann. «The Population Impact of Severe Mental Illness on Violent Crime». *American Journal of Psychiatry* 163, Nr. 8 (1. August 2006): 1397–1403. https://doi.org/10.1176/ajp.2006.163.8.1397.

Fazel, Seena, Gautam Gulati, Louise Linsell, John R. Geddes, und Martin Grann. «Schizophrenia and Violence: Systematic Review and Meta-Analysis». *PLOS Medicine* 6, Nr. 8 (11. August 2009): e1000120. https://doi.org/10.1371/journal.pmed.1000120.

Fazel, Seena, Niklas Långström, Anders Hjern, Martin Grann, und Paul Lichtenstein. «Schizophrenia, Substance Abuse, and Violent Crime». *JAMA* 301, Nr. 19 (20. Mai 2009): 2016–23. https://doi.org/10.1001/jama.2009.675.

Field, A. *Discovering statistics using SPSS: and sex, drugs and rock «n» roll*. 3rd ed. Los Angeles: SAGE Publications, 2009.

Frances, Allen, Geert Keil, und Barbara Schaden. *Normal – Gegen die Inflation psychiatrischer Diagnosen*. Köln: DuMont Buchverlag, 2014.

Gaebel, Wolfgang, Wolfgang Wölwer. Robert Koch-Institut. «Gesundheitsberichterstattung des Bundes» 50 (2010): 42.

Gelman, Andrew, und Hal Stern. «The Difference Between «Significant» and «Not Significant» Is Not Itself Statistically Significant». *The American Statistician* 60, Nr. 4 (November 2006): 328–31. https://doi.org/10.1198/000313006X152649.

Hamann, Karen. «Gewalt- und Deliktprävention bei Patienten mit Schizophrenie». Medizinische Fakultät der Universität, 2011.

Haneke, J. «Bewährungshelfer-Berichte als Informationsquelle: Wiedereingliederung psychisch kranker Straftäter». Diplomarbeit im Fach Psychologie, Ruhr Universität Bochum, 2005.

Hayes, Joseph F., Louise Marston, Kate Walters, Michael B. King, und David P. J. Osborn. «Mortality Gap for People with Bipolar Disorder and Schizophrenia: UK-Based Cohort Study 2000-2014». *The British Journal of Psychiatry: The Journal of Mental Science* 211, Nr. 3 (September 2017): 175–81. https://doi.org/10.1192/bjp.bp.117.202606.

Hiroeh, Urara, Louis Appleby, Preben Bo Mortensen, und Graham Dunn. «Death by Homicide, Suicide, and Other Unnatural Causes in People with Mental Illness: A Population-Based Study». *The Lancet* 358, Nr. 9299 (22. Dezember 2001): 2110–12. https://doi.org/10.1016/S0140-6736(01)07216-6.

Hjorthøj, Carsten, Anne Emilie Stürup, John J McGrath, und Merete Nordentoft. «Years of Potenzial Life Lost and Life Expectancy in Schizophrenia: A Systematic Review and Meta-Analysis». *The Lancet Psychiatry* 4, Nr. 4 (April 2017): 295–301. https://doi.org/10.1016/S2215-0366(17)30078-0.

Hodgins, S., und R. Müller-Isberner. «Schizophrenie und Gewalt». *Der Nervenarzt* 85, Nr. 3 (März 2014): 273–78. https://doi.org/10.1007/s00115-013-3900-y.

Honkonen, T., M. Henriksson, A.-M. Koivisto, E. Steng, R.K.R. Salokangas. «Violent Victimization in Schizophrenia». *Social Psychiatry and Psychiatric Epidemiology* 39, Nr. 8 (August 2004). https://doi.org/10.1007/s00127-004-0805-x.

Howard, Louise M., Anna M. Ehrlich, Freya Gamlen, und Sian Oram. «Gender-Neutral Mental Health Research Is Sex and Gender Biased». *The Lancet Psychiatry* 4, Nr. 1 (1. Januar 2017): 9–11. https://doi.org/10.1016/S2215-0366(16)30209-7.

Jonas, K. / Abi-Dargham, A. / Kotov, R. (2021) «Two Hypotheses on the High Incidence of Dementia in Psychotic Disorders». JAMA Psychiatry 78 (12): 1305–1306. https://doi.org/10.1001/jamapsychiatry.2021.2584

Joukamaa, M., & Marrku, H. et al.. «Schizophrenia, Neuroleptic Medication and Mortality» The British Journal of Psychiatrie (188) 2006 S. 122–127

Khalifeh, H., S. Johnson, L. M. Howard, R. Borschmann, D. Osborn, K. Dean, C. Hart, J. 35. Hogg, und P. Moran. «Violent and Non-Violent Crime against Adults with Severe Mental Illness». *British Journal of Psychiatry* 206, Nr. 4 (April 2015): 275–82. https://doi.org/10.1192/bjp.bp.114.147843.

Klee, Ernst. *Das Personenlexikon zum Dritten Reich: wer war was vor und nach 1945?* Frankfurt am Main; Wien; Zürich: Büchergilde Gutenberg, 2003.

Klee, Ernst. «Euthanasie» im Dritten Reich, Frankfurt am Main:Fischer 2010.

Kröber, Hans-Ludwig, Dieter Dölling, Norbert Leygraf, und Henning Sass, Hrsg. *Handbuch der forensischen Psychiatrie: Band 4: Kriminologie und forensische Psychiatrie*. Steinkopff-Verlag Heidelberg, 2009

Kunze, H. «Psychiatrie Reform der Gegenwart: Fortschritt und seine Opfer». In *Hrsg.: Klaus Dörner Fortschritte der Psychiatrie im Umgang mit Menschen – Wert und Verwertung des Menschen im 20. Jahrhundert*, 148–62. 36 Gütersloher Fortbildungswoche. Rehburg-Loccum: Psychiatrie Verlag, 1984.

Kunze, Heinrich. *Psychiatrische Übergangseinrichtungen und Heime: psychisch Kranke und Behinderte im Abseits der Psychiatrie-Reform*. Forum der Psychiatrie, n. F., 12. Stuttgart: Enke, 1981.

Kutscher, S, B Schiffer, und D Seifert. «Schizophrene Patienten im psychiatrischen Maßregelvollzug (§ 63 StGB) Nordrhein-Westfalens». *Fortschritte der Neurologie · Psychiatrie* 77, Nr. 02 (Februar 2009): 91–96. https://doi.org/10.1055/s-0028-1109080.

Latalova, Klara, Dana Kamaradova, und Jan Prasko. «Violent Victimization of Adult Patients with Severe Mental Illness: A Systematic Review». *Neuropsychiatric Disease and Treatment* 10 (2014): 1925–39. https://doi.org/10.2147/NDT.S68321.

Laursen, Thomas Munk, Merete Nordentoft, und Preben Bo Mortensen. «Excess Early Mortality in Schizophrenia». *Annual Review of Clinical Psychology* 10 (2014): 425–48. https://doi.org/10.1146/annurev-clinpsy-032813-153657.

Lewe, Ulrich. «Lebensweg und Deliktrückfälligkeit schizophrener Patienten nach der Entlassung aus dem Maßregelvollzug (§ 63 StGB)». Empirische Untersuchung, Dissertation Uni Duisburg-Essen, 2016.

Leygraf, Norbert. «Psychisch kranke Rechtsbrecher». In *Handbuch der forensischen Psychiatrie Band 3*, 3:255–70, 2006.

Leygraf, Norbert. *Psychisch kranke Straftäter: Epidemiologie und aktuelle Praxis des psychiatrischen Maßregelvollzugs ; mit 95 Abb*. Monographien aus dem Gesamtgebiete der Psychiatrie 53. Berlin: Springer, 1988.

Liu, Nancy H., Gail L. Daumit, Tarun Dua, Ralph Aquila, Fiona Charlson, Pim Cuijpers, Benjamin Druss, u. a. «Excess mortality in persons with severe mental disorders: a multilevel intervention framework and priorities for clinical practice, policy and research agendas». *World Psychiatry* 16, Nr. 1 (Februar 2017): 30–40. https://doi.org/10.1002/wps.20384.

Maier, W, Iris Hauth, M Berger, und H Saß. «Zwischenmenschliche Gewalt im Kontext affektiver und psychotischer Störungen». *Der Nervenarzt* 87 (16. Dezember 2015). https://doi.org/10.1007/s00115-015-0040-6.

Matejkowski, Jason C., Sara W. Cullen, und Phyllis L. Solomon. «Characteristics of Persons With Severe Mental Illness Who Have Been Incarcerated for Murder». *Journal of the American Academy of Psychiatry and the Law Online* 36, Nr. 1 (1. März 2008): 74–86.

Mauer, Barbara. «Morbidity and Mortality in People with Serious Mental Illness» NASMHPD 2006 www.nasmhpd.org

Monahan, John, Henry J. Steadman, Eric Silver, Paul S. Appelbaum, Pamela Clark Robbins, Edward P. Mulvey, Loren H. Roth, Thomas Grisso, und Steven Banks. *Rethinking Risk Assessment: The MacArthur Study of Mental Disorder and Violence*. Oxford, New York: Oxford University Press, 2001.

Moran, Paul, Elizabeth Walsh, Peter Tyrer, Tom Burns, Francis Creed, und Tom Fahy. «Impact of Comorbid Personality Disorder on Violence in Psychosis: Report from the UK700 Trial». *The British Journal of Psychiatry* 182, Nr. 2 (Februar 2003): 129–34. https://doi.org/10.1192/bjp.182.2.129.

Müller, Jürgen, Nahlah Saimeh (Hrsg.) *Standards für die Behandlung im Maßregelvollzug nach §§ 63 und 64 StGB: interdisziplinäre Task-Force der DGPPN*. Berlin: Medizinisch Wissenschaftliche Verlagsgesellschaft, 2018.

Nemani, K. et al. (o.J.) «Association of Psychiatric Disorders With Mortality Among Patients With COVID-19». https://edhub.ama-assn.org/jn-learning/module/2775179 Zugegriffen 22.12.2021.

Nedopil, Norbert, Jürgen Müller, und Volker Dittmann. *Forensische Psychiatrie: Klinik, Begutachtung und Behandlung zwischen Psychiatrie und Recht*. 4., Überarb. Aufl. Stuttgart: Thieme, 2012.

Needham, Ian und European Congress on Violence in Clinical Psychiatry. *Violence in Clinical Psychiatry: Proceedings of the 6th European Congress on Violence in Clinical Psychiatry*. Dwingeloo; Amsterdam: Kavanah ; Oud Consultancy & Conference Management, 2009.

Peay, J. *Mental Health and Crime*. Contemporary Issues in Public Policy. Abingdon: Routledge, 2011.

Piontek, K., S.U. Kutscher, A. König, und N. Leygraf. «Prädeliktische Behandlungswege schizophrener Patienten der forensischen Psychiatrie. ein Vergleich mit schizophrenen Patienten der Allgemeinpsychiatrie». *Der Nervenarzt*, Nr. 01 (2013): 55–64.

Plana-Ripoll, Oleguer, & Carsten Bøcker Pedersen et al. «A Comprehensive Analysis of Mortality-Related Health Metrics Associated with Mental Disorders: A Nationwide, Register-Based Cohort Study». *The Lancet* 394, Nr. 10211 (16. November 2019): 1827–35. https://doi.org/10.1016/S0140-6736(19)32316-5.

Platen-Hallermund, Alice, und Alice Platen- Hallermund. *Die Tötung Geisteskranker in Deutschland*. Bonn: Psychiatrie-Verlag, 2001.

Pummer, M. Zum plötzlichen Sterben zwangsverlegter gerontopsychiatrischer Langzeitpatienten in den 1970er-/1980er-Jahren .Interviewt von Lewe, U. Verschriftlicht. beim Autoren, 1994.

Rains, Luke, Tatiana Sheridan, Marisa Zenina, Casanova Dias, Rebecca Jones, Stephen Jeffreys, Stella Branthonne-Foster, Brynmor Lloyd-Evans, und Sonia Johnson. «Variations in Patterns of Involuntary Hospitalisation and in Legal Frameworks: An International Comparative Study». *The Lancet Psychiatry* 6, Nr. 5 (1. Mai 2019): 403–17. https://doi.org/10.1016/S2215-0366(19)30090-2.

Rice, M. E., und Harris, G. «Psychopathy, Schizophrenia, Alcohol Abuse, and Violent Recidivism». *International Journal of Law and Psychiatry* 18, Nr. 3 (1. Juni 1995): 333–42. https://doi.org/10.1016/0160-2527(95)00015-A.

Richards, A. «Schizophrenia and Violent Offending: The Importance of Comorbid Diagnoses», 2014. www.academia.edu

Rodway, Cathryn, Sandra Flynn, David While, Mohammed S. Rahman, Navneet Kapur, Louis Appleby, und Jenny Shaw. «Patients with Mental Illness as Victims of Homicide: A National Consecutive Case Series». *The Lancet. Psychiatry* 1, Nr. 2 (Juli 2014): 129–34. https://doi.org/10.1016/S2215-0366(14)70221-4.

Saha, Sukanta, David Chant, und John McGrath. «A Systematic Review of Mortality in Schizophrenia: Is the Differential Mortality Gap Worsening Over Time?» *Archives of General Psychiatry* 64, Nr. 10 (1. Oktober 2007): 1123–31. https://doi.org/10.1001/archpsyc.64.10.1123.

Saimeh, N. «Schizophrene Menschen in der forensischen Psychiatrie». *Die Kerbe*, Nr. 4/2013 S. 19–21.

Schanda, Hans. «Psychische Krankheit und Gefährlichkeit». Power Point Vorlesung, Wien, 14. April 2018.

von Schönfeld, C.E. & Schneider, F. et al.. «Prävalenz psychischer Störungen, Psychopathologie und Behandlungsbedarf bei weiblichen und männlichen Gefangenen», *Nervenarzt* 2005 (7): 830–841

Seifert, D. *Gefährlichkeitsprognosen: Eine Empirische Untersuchung Über Patienten Des Psychiatrischen Maßregelvollzugs*. Monographien Aus Dem Gesamtgebiete Der Psychiatrie. Steinkopff-Verlag Heidelberg, 2007. //www.springer.com/de/book/9783798517561.

Seifert, D., und Knarren, A. «Therapeutische Aspekte zur Vorhersage von Gefährlichkeit behandelter forensischer Patienten (§ 63 StGB)». *Forensische Psychiatrie und Psychotherapie – Werkstattschriften* 20, Nr. 3 (2013): 261–80.

Somers, Julian M., Stefanie N. Rezansoff, Akm Moniruzzaman, Anita Palepu, und Michelle Patterson. «Housing First Reduces Re-Offending among Formerly Homeless Adults with Mental Disorders: Results of a Randomized Controlled Trial». Herausgegeben von Michel Botbol. *PLoS ONE* 8, Nr. 9 (4. September 2013): e72946. https://doi.org/10.1371/journal.pone.0072946.

Stompe, T., und H. Schanda. «Schizophrenie, Psychopathie und Delinquenz». *Neuropsychiatrie*, Nr. 23 (2009): 42–47.

statista.com, 2019

Stumpfl, Friedrich. *Erbanlage und Verbrechen: Charakterologische und psychiatrische Sippenuntersuchungen*. Berlin: Springer, 1935.

Suzuki, Takefumi. «Antipsychotic Serious Adverse Events in Context». *The Lancet Psychiatry* 6, Nr. 9 (1. September 2019): 717–18. https://doi.org/10.1016/S2215-0366(19)30274-3.

Swanson, Jeffrey W. «Explaining Rare Acts of Violence: The Limits of Evidence From Population Research» 62, Nr. 11 (2011): 3.

Swanson, Jeffrey W. «Mental disorder, substance abuse, and community violence: An epidemiological approach». In *Violence and mental disorder: Developments in risk assessment*, 101–36. The John D. and Catherine T. MacArthur Foundation series on mental health and development. Chicago, IL, US: University of Chicago Press, 1994.

Swanson, Jeffrey W., Marvin S. Swartz, Richard A. Van Dorn, Jan Volavka, John Monahan, T. Scott Stroup, Joseph P. McEvoy, H. Ryan Wagner, Eric B. Elbogen, und Jeffrey A. Lieberman. «Comparison of antipsychotic medication effects on reducing violence in people with schizophrenia». *The British Journal of Psychiatry* 193, Nr. 1 (Juli 2008): 37–43. https://doi.org/10.1192/bjp.bp.107.042630.

Theweleit, K. (2021) Warum Cortes wirklich siegte – Technologiegeschichte der eurasisch-amerikanischen Kolonialismen Pocahontas III Berlin Matthes & Seitz

Vallverdú, Jordi. «Approximate and Situated Causality in Deep Learning». Preprint. ARTS & HUMANITIES, 8. Juli 2019. https://doi.org/10.20944/preprints201907.0110.v1.

Varshney, Mohit, Ananya Mahapatra, Vijay Krishnan, Rishab Gupta, und Koushik Sinha Deb. «Violence and Mental Illness: What Is the True Story?» *Journal of Epidemiology and Community Health* 70, Nr. 3 (März 2016): 223–25. https://doi.org/10.1136/jech-2015-205546.

Walker, Susan, Euan Mackay, Phoebe Barnett, Luke Sheridan Rains, Monica Leverton, Christian Dalton-Locke, Kylee Trevillion, Brynmor Lloyd-Evans, und Sonia Johnson. «Clinical and Social Factors Associated with Increased Risk for Involuntary Psychiatric Hospitalisation: A Systematic Review, Meta-Analysis, and Narrative Synthesis». *The Lancet Psychiatry* 6, Nr. 12 (Dezember 2019): 1039–53. https://doi.org/10.1016/S2215-0366(19)30406-7.

Wallace, C., P. Mullen, P. Burgess, S. Palmer, D. Ruschena, und C. Browne. «Serious Criminal Offending and Mental Disorder. Case Linkage Study». *The British Journal of Psychiatry: The Journal of Mental Science* 172 (Juni 1998): 477–84.

Wallace, Cameron, Paul E. Mullen, und Philip Burgess. «Criminal Offending in Schizophrenia Over a 25-Year Period Marked by Deinstitutionalization and Increasing Prevalence of Comorbid Substance Use Disorders». *American Journal of Psychiatry* 161, Nr. 4 (April 2004): 716–27. https://doi.org/10.1176/appi.ajp.161.4.716.

Walsh, Elizabeth, Paul Moran, Charles Scott, Kwame McKenzie, Tom Burns, Francis Creed, Peter Tyrer, Robin M. Murray, und Tom Fahy. «Prevalence of Violent Victimisation in Severe Mental Illness». *British Journal of Psychiatry* 183, Nr. 03 (September 2003): 233–38. https://doi.org/10.1192/bjp.183.3.233.

Weinmann, S. (2019) Die Vermessung der Psychiatrie Täuschung und Selbsttäuschung eines Fachgebietes Köln Psychiatrie Verlag

Werf, M. van der. «(PDF) Systematic Review and Collaborative Recalculation of 133 693 Incident Cases of Schizophrenia». ResearchGate. Zugegriffen 24. Oktober 2018. http://dx.doi.org/10.1017/S0033291712002796.

Wessely, Simon. «Anders Breivik, the Public, and Psychiatry». *The Lancet* 379, Nr. 9826 (April 2012): 1563–64. https://doi.org/10.1016/S0140-6736(12)60655-2.

Wetzell, Richard F. *Inventing the criminal: a history of German criminology, 1880-1945*. Studies in legal history. Chapel Hill: University of North Carolina Press, 2000.

Wiersma, D., F. J. Nienhuis, C. J. Slooff, und R. Giel. «Natural Course of Schizophrenic Disorders: A 15-Year Followup of a Dutch Incidence Cohort». *Schizophrenia Bulletin* 24, Nr. 1 (1998): 75–85.

4. Der Gefährlichkeits-TÜV: Orakelmaschinen und Gutachterei

Über den zweiten Glaubensgrundsatz

Jetzt untersuchen wir das zweite Glaubensdogma der Shutter Islands. Es lautet: Man kann die individuelle, zukünftige Gefährlichkeit eines Menschen mit hinreichender Sicherheit vorhersagen.

Denn für die vorbeugende Anhaltung eines Delinquenten auf den Shutter Islands müssen ihm nach deutschem Recht zwei Bescheinigungen ausgestellt werden:

- Bei Begehung seiner Straftat war er wegen einer psychischen Erkrankung (teilweise) schuldunfähig und er stellt eine erhebliche Gefahr für die Allgemeinheit dar (§§ 20/21, 63 StGB).
- In der Anhaltung stellt er aktuell und zukünftig noch eine Gefahr für die Allgemeinheit dar.

Bei der Ausstellung der Bescheinigung gibt es eine Arbeitsteilung:

- Sie werden von nicht schlecht bezahlten haupt- oder nebenberuflich tätigen Gutachterinnen und Gutachtern verfertigt.
- Verantwortlich für den Gebrauch und den Einfluss der Atteste auf die Urteilsfindung und die Verlängerung bzw. Beendigung einer Unterbringungsanordnung ist die zuständigen Richterschaft der Strafvollstreckungskammern und das Oberlandesgericht.

Dass diese eine vom Gutachten abweichende Einschätzung umsetzen, ist möglich, kommt aber selten vor.

Da nach der gerichtlichen Unterbringungsanordnung weitere Gefährlichkeitsgutachten gesetzlich vorgeschrieben sind, steht das Geschäft der Gutachterei auf einer soliden, staatlich garantierten und finanzierten Basis und kann als Gefährlichkeits-TÜV im Rahmen des forensisch-psychiatrischen Sicherheitsbusiness bezeichnet werden.

Unsere TÜV-Beamten (die eigentlich keine Beamten sind, sondern haupt- oder nebenberufliche Kleinunternehmer) nehmen für sich in Anspruch, dass ihre Prognosen auf einer gesicherten wissenschaftlichen Basis stehen, objektiv und neutral sind und bei der Anwendung gewisser handwerklicher Regeln anderen Prognosemethoden (Streichholzziehen, Würfeln, Münzenwerfen, Spökenkieken) überlegen sind.

Ob dem wirklich so ist überprüfen wir jetzt. Dafür brauchen wir jetzt das Statistik-/Methodikpäckchen aus unserem Reiserucksack. Jetzt kommen endlich NNDs und Spezifitäten, Sensitivitäten, AUCs, Basisraten und das Bayes`sche Theorem zum Einsatz. Keine Bange, an passender Stelle wird ihre Bedeutung erklärt.

Wir begeben uns jetzt auf das Feld der streng wissenschaftlichen Empirie und Evidenz.

4.1 Die Orakelmaschinen

Orakelmaschinen sind Geräte, mit deren Hilfe Entscheidungen und Verantwortungen von Menschen auf Maschinen übertragen werden (Anders, 1994). Sie werden mit Informationen gefüttert, die ein Algorithmus verarbeitet, bewertet und quantifiziert, den Menschen entwickelt haben. Aktuell wird ihre Weiterentwicklung im Rahmen von Maschinenlernen und Künstlicher Intelligenz vorangetrieben (Rudin & Ustun, 2018) und findet z. B. im sogenannten Predictive Policing, (vorhersagende Polizeiarbeit auf der Basis statistischer Algorithmen) ein praktisches Anwendungsgebiet. Die hier besprochenen papier- oder webbasierten Instrumente zur Vorhersage der Gewaltdelinquenz von Menschen gehören in diese Kategorie. Von den sachverständigen psychiatrischen Gutachtern (die ja eigentlich menschenverständig sein sollten) werden sie gern zur Unterstützung ihrer Ergebnisfindung eingesetzt. Was es bedeutet, von Sachverständigen und Maschinen zum Objekt gemacht zu werden, erfahren sie in Kapitel 7.

An dieser Stelle aber betreiben wir erst einmal eine Binnenschau der Orakelmaschinen. Zur Einstimmung erzähle ich Ihnen eine Geschichte:

Es waren einmal drei, nennen wir sie Musketiere, im Dienste der Wissenschaft. Diesen war der Verdacht gekommen, dass es im Reich der forensisch-psychiatrischen Forschung manchenorts nicht mit rechten Dingen zuging. Deshalb beschlossen sie, nicht den Degen, sondern die Waffen der Kritik zu ziehen, um gegen unlautere Praktiken und für Sitte und Anstand im Reich der Wissenschaften zu Felde zu ziehen. Um der Sache auf den Grund zu gehen, machten sie erst einmal, wie es gute wissenschaftliche Art ist, eine große Untersuchung (Singh, J.P.; Grann, M.; Fazel, S., 2013; s.a. Blair et al, 2008). Sie fragten, ob es eine systematische Verzerrung in den Ergebnissen wissenschaftlicher Untersuchungen zur prädiktiven Validität (Vorheresagegüte) von Instrumenten zur Gefährlichkeitseinschätzung gibt, die durch die Autorenschaft der Verfasser bedingt ist. Einfacher ausgedrückt: Wenn die Entwickler oder Übersetzer einer Orakelmaschine diese wissenschaftlich untersuchen, kommen dann andere Ergebnisse heraus, als wenn Nichtbeteiligte das machen? Hier ihr Resultat:

«Insgesamt berichteten Studien, die von Werkzeugdesignern verfasst wurden, über prädiktive Validitätsergebnisse, die etwa doppelt so hoch waren wie die Ergebnisse von Untersuchungen, die von unabhängigen Autoren berichtet wurden (DOR* = 6,22 in Designerstudien vs. DOR = 3,08 in Studien unabhängiger Autoren) in unabhängigen Studien. Da es Hinweise auf einen Einfluss der Autorenschaft gab, untersuchten wir auch die Offenlegungsraten. Keine der 25 Untersuchungen, in denen die Autoren zugleich Werkzeugentwickler oder Übersetzer waren, veröffentlichte eine entsprechende Erklärung zu einem Interessenkonflikt, obwohl eine Reihe von Zeitschriften die Offenlegung potenzieller Konflikte verlangte.

Der Bereich der Risikobewertung würde von einer routinemäßigen Offenlegung und Registrierung von Forschungsstudien profitieren. Es muss geklärt werden, inwieweit ähnliche Interessenkonflikte bei denjenigen bestehen, die Richtlinien zur Risikobewertung entwickeln und Expertenaussagen machen.» (Singh et al., 2013)

Es könnte sein – wir sind ja noch in einer Geschichte – , dass eine Arbeit den Elan unserer drei Musketiere besonders beförderte. Sie illustriert nämlich auf das Vortrefflichste, worüber sie sich so echauffierten.

Das «International Journal of Offender Therapy and Comparative Criminology» veröffentlichte eine Arbeit, in der anhand einer Stichprobe aus einem Gefängnis entlassener Gewalt- und

* DOR bedeutet: diagnostic odds ratio, ein statistisches Maß für die Vorhersagequalität eines Instrumentes – wie die berechnet wird s. Wikipedia: Stichwort «sensitivity and specificity» zul. geprüft am 11.5.2020.

Sexualstraftäter die Vorhersagequalität von fünf Prognoseinstrumenten hinsichtlich eines Rückfalldeliktes untersucht und verglichen wurde (Rosegger et al., 2011). Schon im Titel «Risk Asessment Instruments in Repeat Offending: The Usefullness of FOTRES» wird Productplacement betrieben, was nicht so ganz der feinen wissenschaftlichen Art entspricht, zumal dessen besondere «Usefullness» durch die später mitgeteilten statistischen Kennzahlen nicht belegt wird. Das soll uns hier nicht weiter interessieren, zumal unsere drei Musketiere diese Arbeit mangels methodischer Qualität erst gar nicht in ihre vergleichende Untersuchung einbezogen hätten.

Interessant ist, wie die Autoren mit dem Instrument verbandelt sind. Und hier kommt der Name F. Urbaniok ins Spiel. Der war bis 2018 Chef des Psychiatrisch Psychologischen Dienstes im Amt für Justizvollzug des Kantons Zürich. Nebenbei betrieb er noch eine Praxis für forensisch psychiatrische Beratung und eine Firma, die die Rechte für die Anwendung der FOTRES-Software vertreibt (Neue Züricher Zeitung vom 30.7.18). Die erstmalige Freischaltung dieser Orakelmaschine kostet Sie 550 Euro und dann fällt eine Jahreslizenz von 600 Euro an (www.fotres.ch).

Vier der sechs Artikelautoren arbeiten im gleichen Amt und sind bzw. waren Kollegen des Fotres-Entwicklers Herr Urbaniok. Zwei von ihnen hatten vorher als Co-Autoren wissenschaftliche Artikel mit ihm veröffentlicht. Ein Autor ist beratender Herausgeber des Journals, in dem die Arbeit erschien. Eine Autorin verdient ihre Zusatzbrötchen als Redakteurin und Entwicklerin von FOTRES in der Firma von Herrn Urbaniok (www.fotres.ch). Und alle diese Autoren «declared no conflicts of interests»!? Auf ihrer Webseite wirbt diese Fachzeitschrift mit einem «rigorous peer review of your research» (strenge Begutachtung der eingereichten Arbeiten durch neutrale Experten). Bei diesem Artikel hat das mit dem «rigouros» (streng) nicht so recht funktioniert, da scheint die Begutachtung eher etwas «careless» (nachlässig) gewesen zu sein.

Da kann man als ehrliche Haut im Reich der Wissenschaft doch schon mal sauer werden.

Für einen unserer Musketiere könnte das ein Antrieb gewesen sein, den schwarzen Schafen mal in die Suppe zu spucken. Deshalb stellte er eine neue Truppe auf. Die entwickelte eine ebenfalls webbasierte Orakelmaschine, die a) an einer sehr viel größeren Stichprobe validiert wurde, b) bessere statistische

Kennwerte besitzt und c) nichts kostet (Fazel et al., 2016). «Ox-Risk» ist ein Projekt der Gruppe «Forensische Psychiatrie und Psychologie» an der Universität Oxford. Sie hat mittlerweile vier Instrumente für unterschiedliche Gruppen und Fragestellungen entwickelt: OxRec (Rückfallrisiko von Strafgefangenen); OxMIV (Risiko bei Psychischer Erkrankung und Gewaltdelinquenz); Ox-MIS (Psychische Erkrankung und das Risiko von Suizid) und Fo-VOx (Forensische Psychiatrie und das Risiko von Gewaltdelinquenz).

Sie alle gibt es gratis unter www.oxrisk.com – schauen Sie mal rein.

Warum aber *alle* diese Instrumente für die *individuelle* Vorhersage von Gewaltdelinquenz nichts taugen, wird jetzt erklärt:

Bei der Einschätzung und Bewertung ihrer eigenen Orakelmaschinen machen die OxRec-Konstrukteure selbst eine wichtige Einschränkung. Sie können zwar benutzt werden, «um Gruppen von Gefangenen mit einem hohen Risiko von gewaltsamer Rückfalldelinquenz zu identifizieren». Aber: «... bezogen auf einzelne Individuen hat das Werkzeug eine geringe prädiktive Genauigkeit». Zur Vorhersage einer individuellen Rückfallgefahr – und darum geht es ja beim forensischen Gefährlichkeits-TÜV – taugt es nicht.

Woran das liegt und warum das für alle anderen gängigen Orakelmaschinen ebenso gilt, erklärt uns die American Psychiatric Association (APA) in einem ihrer offiziellen Dokumente: Weil nämlich «der beherrschende Einfluss der Basisrate bedeutet», dass es «bei den in den meisten klinischen Settings gegebenen Basisraten [...] in der vorhersehbaren Zukunft kein Werkzeug geben wird, das, um eine Person richtig als gewalttätig zu identifizieren, nicht gleichzeitig eine große Anzahl Personen fälschlicherweise als gewalttätig deklariert» (Buchanan et al., 2012). Aber, so höre ich gerade eine/n LeserIn fragen, da gibt es doch noch die AUC (Aerea Under Curve), ein statistischer Kennwert, «der unabhängig von Basisraten einen direkten Vergleich der prädiktiven Validität verschiedener Risikoprognoseinstrumente ermöglicht» (König, 2010). Kann der uns nicht aus der Patsche helfen? Leider nein, denn der AUC-Wert sagt nichts darüber aus, «wie hoch die individuelle Wahrscheinlichkeit ist, bei einem bestimmten Testscore erneut eine Straftat zu begehen» (ebd.). Warum das so ist und was es sonst noch so auf sich hat mit Basisraten, AUCs und anderen Kennwerten, das erfährt der/die interessierte LeserIn in der Arbeit von König, 2010. Diese Arbeit ist bei *research gate* abzurufen, sie müssen nur den Titel der Arbeit (s. Anhang Literatur) eingeben. Und wo erfährt der Leser über diese wichtigen Fragen nichts? Richtig, in den «Standards», deren Schutzheilige, die Sancta Simplicitas und der Hl. Paraocchius für einen ungestörten Geschäftsgang sorgen.

Wegen ihrer zentralen Bedeutung beschäftigen wir uns jetzt etwas intensiver mit der Basisrate. Ihr «Erfinder» ist der presbyterianische Pastor Thomas Bayes (1701–1761) aus England. Der fand neben der Betreuung seiner Gemeindeschäfchen noch Zeit, sich mit Mathematik und Philosophie zu beschäftigen. Sein Hauptwerk «Versuch zur Lösung eines Problems der Wahrscheinlichkeitsrechnung» wurde nach seinem Tode 1764 veröffentlicht und 1908 ins Deutsche übersetzt (Bayes, Th., 1908). Der deutsche Herausgeber erläutert im Vorwort, dass das «sogenannte Bayes´sche Theorem einen entscheidenden Wendepunkt in der Entwicklung der Wahrscheinlichkeitsrechnung» bildet. Es «verwandelte diese Disziplin […] in eine ernste Wissenschaft, in dem sie den Grund für die empirische Bestimmung der mathematischen Wahrscheinlichkeit legte und damit die Anwendbarkeit dieses Begriffes auf andere Gegenstände als Glücksspiele […] ermöglichte». Bis heute hat es nichts von seiner Bedeutung verloren. Mathematiker verfassen auf seiner Grundlage dicke Lehrbücher (Gelmann et al., 2004), Science-Fiction-Autoren lassen sich von ihm inspirieren (Dath, 2019) und Krimiautoren bringen mit seiner Hilfe den Kommissar auf die richtige Spur (McKinty, 2017).

Was aber ist eine Basisrate? (Volckart, 2002) Abstrakt gesprochen besagt sie, «dass man die Wahrscheinlichkeit eines Ereignisses bei gegebenen Messungen» nur dann bestimmen kann, «wenn die A-priori-Wahrscheinlichkeit eines Ereignisses bekannt ist» (Brown et al., 2016). In unsere Fragestellung übersetzt: Wenn ich mit einem Erhebungsinstrument (Orakelmaschine) die individuelle Deliktwahrscheinlichkeit eines Menschen bestimmen will, geht das nur, wenn ich vorher (a priori) die Deliktwahrscheinlichkeit der Gruppe erhebe, der er angehört.

Wie kann man nun die Basisrate für Gewaltdelikte berechnen? Man braucht dafür folgende Größen:

a) die Definition und Größe der Bezugsgruppe,
b) die Anzahl der Gewaltdelikte dieser Gruppe.

Wenn man das für die Gruppe der als schizophren etikettierten Menschen in Deutschland durchexerziert, sähe das so aus:

Die Gruppengröße a) kann man aus Prävalenzschätzungen ableiten. In Deutschland sind das ca. 700.000 Menschen. Die Anzahl der Delikte b) dieser Gruppe kann man Kriminalstatistiken entnehmen.

In Deutschland gibt es davon zwei: zunächst die polizeiliche Kriminalstatistik (PKS), die Anzahl und Art aller *angezeigten* Delikte pro Jahr erfasst. Die PKS erfasst aber nicht, ob die angezeigten Delikte von psychisch erkrankten Menschen begangen wurden, deshalb ist sie für unsere Zwecke ungeeignet. Wir müssen auf die offizielle Strafverfolgungsstatistik des Bundes zurückgreifen, die die Anzahl sowohl der *verurteilten* als auch der *untergebrachten* (forensischen) Rechtsbrecher pro Jahr erfasst und der Systematik des Strafgesetzbuches folgend darstellt. Mit diesen Daten können wir die Basisrate z.B. für Gewaltdelinquenz für die Gesamtgruppe der schizophren Etikettierten berechnen (s.a. Kap. 3.3)

Im Jahr 2016 waren für diese Menschengruppe von 700.000 Menschen ca. 500 Gewaltdelikte eingetragen, was eine Basisrate von 0,072 % ausmacht. Für die strafmündige Bevölkerung (60.000.000) betrug die Basisrate 70.000 (0,11 %), das heißt, sie war etwa 1,5-mal höher.

Wie wir noch sehen werden, erlauben diese niedrigen Basisraten keine Aussagen über die individuelle Vorhersage von Gewaltdelikten weder in der einen noch in der anderen Gruppe.

Bei einer Unterbringungsanordnung oder Entlassung aus der forensischen Psychiatrie sehen die Bezugsgrößen anders aus. Hier geht es um die individuelle Vorhersage des Gefahrenrisikos eines Menschen, der schon ein Delikt begangen hat.

Für diesen soll mit Hilfe eines Instrumentes eine individuelle Gefahrenprognose erstellt werden. Dafür brauchen wir die Basisrate der Gewaltdelinquenz forensisch untergebrachter Menschen. Die beiden oben genannten Statistiken geben uns keine Auskunft über deren Rückfalldelinquenz. Es gibt aber wissenschaftliche Untersuchungen, die diesen Faktor bei forensischen Patienten erfasst haben, z.B. die «Multizentrische prospektive Essener Prognosestudie» (Seifert, 2007). Sie erhob die Rückfalldelinquenz einer für Deutschland repräsentativen Stichprobe forensischer Patienten, die aus der Unterbringung bedingt entlassen waren.

Für die Untergruppe der als schizophren Etikettierten (143) ergab sich nach einer *time at risk* (durchschnittliche Zeit in Freiheit zum Untersuchungszeitpunkt) von 7,5 Jahren eine Rückfalldelinquenz mit Gewaltdelikten von 7,7 % (11). Dieser Wert wäre dann die Basisrate von Gewaltdelinquenz entlassener forensischer Patienten mit der o.g. Diagnose.

Was bedeutet das für die Praxis einer individuellen Risikobewertung mit den angesprochenen Orakelmaschinen?

Die Prognoseentscheidung, ob ein Mensch mit einem Gewaltdelikt rückfällig werden wird oder nicht, kann man als klassische Ja/Nein-Entscheidung bezeichnen. Damit entstehen theoretisch vier Prognosemöglichkeiten, die sich mit der Bayes`schen Matrix darstellen lassen.

	Prognose	
	positiv	**negativ**
Rückfällig	wahr positiv	falsch negativ
Kein Rückfall	falsch positiv	wahr negativ

(Volckart, 2002)

Die Anzahl der Rückfälligen insgesamt setzt sich zusammen aus den wahr Positiven und falsch Negativen; die Anzahl der Nicht-Rückfälligen aus den falsch Positiven und den wahr Negativen.

Wenn man jetzt zwei statistische Gütekriterien für Prognoseinstrumente kennt,

a) die Spezifität (Kennwert für die Vorhersagegüte für die richtig als negativ, also nicht rückfällig, eingeschätzten) und
b) die Sensitivität (Kennwert für die Vorhersagegüte der als richtig positiv, also korrekt als rückfällig, erkannten),

dann kann man die prädiktive Validität (Vorhersagegüte) eines Instrumentes errechnen und die *numbers needed to detain* (wie viel Fehlbeurteilungen ich in Kauf nehmen muss, um eine richtige Beurteilung zu erzielen). Diese Werte wiederum hängen sehr stark von der Basisrate ab.

Das erläutern wir jetzt anhand der Daten aus der o.g. Untersuchung.

Wir legen eine Sensitivität und Spezifität von 0,7 zu Grunde, weil das in etwa der Wert ist, den die gängigen Prognoseinstrumente aufweisen (Wie diese Werte berechnet werden:

s. Wikipedia Stichwort «sensitivity and specificity; Hemmerich, www.statistikguru.de/sensitivi-taet; Fleminger, 1997; Gelmann, 2004).

Dann können wir aus den Daten der oben genannten Untersuchung folgende Werte in die Bayes`sche Matrix einsetzen:
Untersuchungsgruppe: 143
Schweres Rückfalldelikt (Basisrate): 11 (7,7 %) (nach durchschnittlich 7,5 Jahren in Freiheit)
Nicht rückfällig: 132

	Prognose	
	positiv	**negativ**
Gefährliches Rückfalldelikt	8 (wahr positiv)	3 (falsch negativ)
Kein gefährliches Rückfalldelikt	39 (falsch positiv)	93 (wahr negativ)
Prognostizierte	47 Rückfallgefährdet	96 Nicht Rückfallgefährdete

Eine Orakelmaschine, die eine Spezifität und Sensitivität von 0,7 aufweist, würde 3 der Rückfälligen 11 als nicht rückfallgefährdet identifizieren. 39 der Nicht-Rückfälligen würden fälschlicherweise als rückfallgefährdet identifiziert, also 47 Probanden insgesamt.

Unter diesen Annahmen beträgt die prädiktive Validität dieser O-Maschine 8:47 = 0,17 und die *numbers needed to detain* (NND) 8:39 = 1:5, d.h., um einen Probanden richtig als rückfallgefährdet zu identifizieren, nimmt man 5 Fehlbeurteilungen in Kauf.

Und dieses Verhältnis verschlechtert sich noch, wenn die Basisrate niedriger liegt. So würde z. B. bei einer Basisrate von 1 % die Vorhersage bei 97 von 100 Fällen falsch sein (Szmukler, 2001).

Nach diesem etwas anstrengenden Ausflug in die Welt der Wahrscheinlichkeitsrechnung gehen wir jetzt der Frage nach, ob es sonst noch etwas bei Orakelmaschinen und Basisraten zu bedenken gibt.

Auch die mit den ausgefieselsten statistischen Methoden errechneten Basisraten gehören zu den Bedingungsfaktoren, die a) im Verlauf der Zeit und b) von Region zu Region unterschiedlich stark variieren können. Die Höhe einer Basisrate ist von vielen gesellschaftlichen, sozialen und juristischen Bedingungen abhängig, die sich in relativ kurzen Zeiträumen ändern können. So ist z. B. in Deutschland die Zahl der zu einer Gefängnisstrafe führenden Straftaten in den vergangenen Jahren erheblich gesunken, während die Häufigkeit der Unterbringungsanordnungen für psychisch kranke Rechtsbrecher in einem bestimmtem Zeitraum (1995–2004) stark angestiegen und dann wieder abgesunken ist (s. Kap. 2.2). Die Einflüsse sozialer Bedingungen auf die Basisrate entlassener forensischen Patienten ist in einer Dissertation untersucht worden. Das Ergebnis: Bei den Entlassenen aller Diagnosen, die einen günstigen sozialen Empfangsraum hatten (Wohnung, tagesstrukturierende Beschäftigung, angemessene soziale Kontakte), betrug die Rückfalldelinquenz mit Gewaltdelikten etwa 5 %, während sie in der Vergleichsgruppe mit schlecht vorbereitetem Empfangsraum doppelt so hoch war (Schmidt-Quernheim, 2011; Somers et al, 2013).

Ähnliche Bedenken gelten auch für die Orakelmaschinen. Das erläutern wir mit einer Geschichte: Jurastudent Jan, der eine Vorlesung zum Thema «Forensische Psychiatrie» belegt hat, wird hier auch über die gängigen Orakelmaschinen unterrichtet. Der didaktisch versierte Professor brachte zu einer Vorlesung zwecks praktischer Demonstration ein gängiges und beliebtes Prognoseinstrument mit, den LSI-R (Level of Service Inventory; Testmappe mit Manual und Erhebungs- und Auswerteunterlagen für 10 Probanden: 120 Euro). Er stellt 54 Fragen zu 10 Lebensbereichen eines Probanden. Diese Lebensbereiche und Fragen sind aufgeführt, weil man von ihnen annimmt, dass sie Prädiktoren (Hinweise) für mögliches kriminelles Verhalten sind. Sie beziehen sich auf die kriminelle Vorgeschichte und andere Fragen zu seiner Vergangenheit. Das nennt man den aktuarischen Teil. Beim LSI beziehen sich 30 der 54 Fragen auf Ereignisse in der Vergangenheit des Kandidaten, die, weil in der Vergangenheit stattgefunden, nicht mehr zu ändern sind. Es gibt auch 24 Fragen zur gegenwärtigen Situation auf verschiedenen Lebensgebieten. Diesen Teil nennt man den dynamischen, weil veränderlichen Teil. Der ist wichtig, weil sich hier Unterstützungsbedarfe entdecken lassen, an denen man mit dem Kandidaten arbeiten kann mit dem Ziel, sein Rückfallrisiko zu vermindern.

Unser Professor stellt am Ende der Vorlesung die Frage, ob jemand mal diesen Bogen erproben möchte. Student Jan fällt ein, dass Opa Heinz in seiner Jugend ziemlich kriminell war und denkt sich: «Ich frag ihn mal, ob er den Bogen mit mir ausfüllt.» Gesagt, getan. Opa Heinz, jetzt 80 Jahre alt, war in der Tat vom 17. – 30. Lebensjahr heftig kriminell mit Gewaltdelikten unterwegs, mit Jugendarrest, mehrfachen Gefängnisaufenthalten und an den letzten schloss sich dann noch eine vierjährige Führungsaufsicht an. Opa Heinz findet die Anfrage seines Enkels ganz witzig. Er macht sich keinen Kopf, weil er die Kurve gekriegt und in den vergangenen 50 Jahren deliktfrei eine gutbürgerliche Karriere hingelegt hat. Er füllt also den Bogen aus und das Ergebnis ist für beide etwas verblüffend, denn: Obwohl Opa Heinz 50 Jahre am Stück deliktfrei gelebt hat, bekommt er im LSI aufgrund der aktuarischen (auf seine Vergangenheit bezogenen) Fragen 30 Punkte und ist damit immer noch in der Gruppe der mittelmäßig rückfallgefährdeten Kandidaten. Das findet Opa Heinz unpassend und wir fragen uns, welche Macke der Orakelmaschine hier zu Tage tritt. Das Problem: Die Vorhersagequalität von Risikofaktoren, die für ein bestimmtes Verhalten mitverursächlich sein sollen, ändert sich im Verlauf der Zeit. In der somatischen Medizin ist das schon länger bekannt. Sie kennen das eventuell von ihrem Hausarzt, wenn er sie nach dem Risikofaktor «Rauchen» befragt. Je nachdem, wie stark und wie lange sie geraucht haben und wann sie mit dem Rauchen aufgehört haben, verpasst er ihnen eine niedrigere oder höhere Punktzahl. Wenn im Algorithmus unserer Orakelmaschine das *time varying confounding* berücksichtigt werden würde, hätte Opa Heinz sich nicht aufregen müssen, denn trotz seiner kriminellen Vorgeschichte hätte er nach 50 Jahren Deliktfreiheit keine Punkte bekommen. Der/die interessierte LeserIn wird sich jetzt fragen, ob man im Algorithmus der Orakelmaschinen nicht das *time varying confounding* berücksichtigen könnte. Theoretisch ja, denn die statistischen Methoden dafür sind bekannt (Mansournia et al., 2017; Doosti-Irani et al., 2019). Und: Es gibt eine empirische Untersuchung, die die Veränderung der Vorhersagepotenz von Risikofaktoren im Zeitverlauf für den Bereich der forensischen Psychiatrie untersucht hat.

Für die untersuchten Prognoseparameter stellt die Untersuchung fest:

a) je größer die Stichprobe der Untersuchten, desto weniger Einzelitems bleiben übrig, die statistisch signifikant zwischen Rückfälligen und Nicht-Rückfälligen unterscheiden können,

b) die inhaltliche Ausrichtung der als signifikant extrahierten Einzelitems und Faktoren kann sich im Laufe der Zeit verändern, d. h. einzelne Prädiktoren können ihre Bedeutung verlieren und andere können neu als statistisch bedeutsam auftreten,
c) die historisch anamnestischen (aktuarischen) Parameter können nach 7,5 Jahren nicht mehr zwischen Rückfälligen und Nicht-Rückfälligen unterscheiden (Knarren, 2012).

Das hieße für Opa Heinz, dass man ihm nach einer deliktfreien Zeit von 7,5 Jahren diese Punkte hätte streichen müssen. Der TÜV in Flensburg ist da schon weiter und Opa Heinz und Enkel Jan überlegen gerade, ob sie die Erfinder des LSI nicht mal auf diese strukturelle Schwachstelle aufmerksam machen.

4.2 Die Gutachterei

«Na gut», wird sich manche/r LeserIn jetzt denken, «die Kritik an den Orakelmaschinen kann ich nachvollziehen, aber es wird doch wohl niemand behaupten, dass die Anwendung einer Orakelmaschine mit einem forensisch-psychiatrischen Gefährlichkeitsgutachten zu vergleichen ist. So ein Gutachten ist doch eine ganz andere Hausnummer, da wird doch mit dem Probanden eine gründliche Anamnese erhoben, seine Lebens-, Krankheits- und Deliktgeschichte im Detail rekonstruiert, vor dem Hintergrund kriminologischer und psychiatrischer Erkenntnisse durchleuchtet und gewichtet und erst dann wird eine Gefahrenprognose erstellt. Das kann man doch mit den relativ simplen Orakelmaschinen nicht vergleichen!»

«Kann man nicht? Kann man doch!», wende ich ein, denn die Frage, ob psychiatrische Gefährlichkeitsgutachten bessere Prognoseergebnisse produzieren als Orakelmaschinen, lässt sich empirisch beantworten.

Das Untersuchungsdesign müsste im Prinzip so aussehen: Man vergleicht die Legalbewährung a) einer Gruppe von entlassenen Patienten, die eine positive Prognose erhalten haben, mit b) einer Gruppe von Patienten, die eine negative Legalprognose erhalten haben und trotzdem entlassen werden. Nach 4–5 Jahren schaut man, ob die beiden Gruppen sich hinsichtlich ihrer Legalbewährung unterscheiden und wie gut die Gefährlichkeitsgutachten oder Orakelmaschinen das Ergebnis vorhergesagt haben.

Das Problem: Aus rechtlichen, ethischen oder sonstigen Gründen wird keine Strafvollstreckungskammer und kein Justizministerium die Erlaubnis für eine solche Studie erteilen, weil man die Kandidaten mit der negativen Legalprognose nicht entlassen wird.

Was also tun? Auf eine Spur bringt uns Johnny K. Baxstrom (1918–1966). Er war ein Afroamerikaner aus North Carolina, der ein sehr unstetes Leben führte. Wahrscheinlich auf Grund epileptischer Dämmerzustände war er ab seinem 30. Lebensjahr immer wieder in Gewaltdelikte verstrickt und wurde häufig inhaftiert. Nach dem Ende seiner letzten Haftstrafe wurde er 1961 in eine geschlossene Einrichtung für psychisch kranke Rechtsbrecher überführt. Gegen diese Entscheidung zog er ohne rechtsanwaltliche Hilfe juristisch zu Felde. Dabei half ihm, dass in seinem Elternhaus eine kleine juristische Bibliothek vorhanden war, die er als Jugendlicher mit Interesse genutzt hatte. Er ging in seinem Fall so geschickt vor, dass seine Beschwerde durch alle Instanzen ging, letztendlich vom obersten Bundesgericht der USA angenommen und in seinem Sinne entschieden wurde (Steadman & Cocozza, 1974). Da sein Fall, nämlich die Überführung aus der Haft in eine Anstalt für psychisch kranke Rechtsbrecher, ohne eine richterliche Entscheidung auch für seine 966 Mitinsassen zutraf, mussten alle entlassen werden, obwohl sie alle von den behandelnden Psychiatern als hochgefährlich eingeschätzt worden waren. In einer Nachfolgeentscheidung galt das auch für die 586 Insassen einer anderen Anstalt, die ebenfalls alle entlassen werden mussten (Thornberry & Jacoby, 1979).

Die unrechtmäßige geschlossene Unterbringung dieser Patienten wurde in einer der damals üblichen reinen Verwahranstalten vollzogen. Nach ihrer forcierten (gerichtlich erzwungenen) Entlassung wurden die meisten von ihnen in die damaligen «normal»-psychiatrischen Anstalten verlegt, in denen die Behandlung nicht wesentlich besser war. Ein Teil lebte in ambulanten Strukturen.

In Deutschland gibt es es zwei ähnliche Fälle:

1. Einen mit einer kleineren Gruppe (N= 32) von Betroffenen, die sich als Bürger der Ex-DDR, die den § 63 StGB schon in den 60er-Jahren aus ihrem StGB gestrichen hatte, 1990 ohne weiteres Gerichtsverfahren in der neudeutschen Forensik wiederfanden. Man kann davon ausgehen, dass die-

se Gruppe während ihrer Unterbringung therapeutisch behandelt wurde. Da man aber vergessen hatte, ihren Fall im Vereinigungsvertrag zu regeln, war ihre Unterbringung nicht rechtmäßig und sie mussten entlassen werden. Obwohl ihre Unterbringung verfassungswidrig war, erhielten zwei der Untergebrachten eine Führungsaufsicht, bei einem Drittel schloss sich eine zivil- oder betreuungsrechtliche Unterbringung an (Rusche, 2004).
2. Eine Gruppe von Haftentlassenen (N= 77, davon 56 mit einer psychiatrischen Diagnose), gegen die eine nachträgliche Sicherungsverwahrung von Vollzugsleitung oder Staatsanwaltschaft beantragt, aber von den zuständigen Gerichten nicht verhängt worden war. Sie waren alle als gefährliche Straftäter begutachtet worden, von denen in Zukunft erhebliche Gefahren zu erwarten waren (Alex, 2013).

Zum Glück gab es in den vier beschriebenen Fällen wissenschaftlich Interessierte, die die historische Gelegenheit beim Schopfe packten und die Legalbewährung dieser Menschen untersuchten. Was uns wiederum die Gelegenheit gibt, die Legalbewährung von forciert und regulär entlassenen forensischen Patienten zu vergleichen und damit auch die Frage zu beantworten, wie es um die Qualität der Gefährlichkeitsprognosen steht.

Die Untersuchungen sind in der Tabelle 11, Seite 102 zusammengestellt.

Anmerkungen zu Tabelle 11:

- Nach einer forcierten Entlassung zu Zeiten der Verwahrpsychiatrie ist die mit Gewalt verbundene Rückfalldelinquenz im ambulanten Behandlungssetting geringer als im stationären (Steadman & Cocozza, 1974; Thornberrry & Jacoby, 1979).
- Die Rückfalldelinquenz forciert entlassener stationär behandelter Patienten (Rusche, 2004) unterscheidet sich nicht von der Rückfalldelinquenz stationär unbehandelter forciert entlassener Patienten (Steadmann & Cocozza 1974; Thornberry & Jacoby, 1979).
- Die Rückfalldelinquenz der forciert entlassenen Patienten insgesamt unterscheidet sich nicht wesentlich von der Rückfalldelinquenz regulär entlassener Patienten. Das wirft Fragen zu Sinn und Qualität der stationären Behandlung auf.
- Da nur 6,5 %–18 % der forciert Entlassenen mit einem Gewaltdelikt rückfällig wurden, kann man schließen, dass 82 % der als hochgefährlich begutachteten Patienten zu Unrecht

Tabelle 11: Studien zur Legalbewährung (forciert) entlassener forensischer Patienten

Studie	Probanden	Davon mit Schizophrenie	Time at Risk	Rückfalldelinquenz in %			
	N	%	Jahre	Alle Diagnosen		Schizophrenie	
				Allg.	Gewalt	Allg.	Gewalt
Steadmann/ Cocozza, 1974*	920	77,0					
Bei Aufenthalt in einem allgemeinpsychiatrischen Krankenhaus	199 (sample aus 920)		4,0	21,6	15,0		
Während ambulanter Behandlung	98		4,5	20,4	2,0		
Thornberry/ Jacoby, 1979*	586	64,5					
Bei Aufenthalt in einem allgemeinpsychiatrischen Krankenhaus	540		4,0	k.A	18,3		
Während ambulanter Behandlung	406		4,0	23,7	11,7		
Rice & Harris, 1995	622	25,0	8,1	k.A	35,0		16,0
Rusche, 2004*	32	28,1	4,7	24,2	16,5		
Kudlung, 2007	179	19,0	5,0	51,4	13,4		
Bezzel, 2008	39	33,8	1,0	15,4	0,0	5,1	0,0
Seifert, 2010	321	44,6	7,5	31,5	10,3	20,3	7,7
Nilsson et al. ,2011	46	32,6	3,6	15,0	11,0		
Butz et al., 2013	105	59,0	3,7	2,0	0,0		
Schmidt- Quernheim/ Seifert, 2014	115	56,6	5,6	20,0	1,7	17,0	-
Lewe, 2016	143	100,0	7,5			20,3	7,7
Seifert et al. 2018	321	143	16,5	35,2	12,8	23,1	7,0

*: forcierte Entlassungen aus forensischer Internierung
k.A.: keine Angaben

in forensischen Einrichtungen festgehalten werden (die sogenannten falsch Positiven).

- Als schizophren Etikettierte weisen eine geringere Rückfalldelinquenz auf als Patienten mit anderen psychiatrischen Diagnosen.
- Neuere Untersuchungen zeigen, dass ein angemessener sozialer Empfangsraum die Rückfalldelinquenz forensischer Patienten minimiert (Hartl, 2012; Butz et al., 2013; Schmidt-Quernheim & Seifert, 2014; Lewe, 2016; Seifert et al., 2018).

Tabelle 12: Studien zur Legalbewährung forciert entlassener Strafhäftlinge

Studie	Probanden	Time at Risk	Rückfalldelinquenz in %	
	Anzahl	Jahre	allgemein	Gewalt
Kozol et al., 1972	592	10		8,1
Entlassung nach Haft, als nicht gefährlich diagnostiziert	304			8,6
Per Urteil in Therapieeinrichtung, da als gefährlich diagnostiziert	226			9,7
Daraus entlassen mit positiver Prognose der Behandler	82			6,1
Daraus entlassen gegen der Empfehlung der Behandler	49			34,7
Alex, 2013	77		35,0	21,0
		Davon:	erneute Haft	16,0
		Davon:	Raub/Sexualdelikt	5,0

Anmerkungen zu Tabelle 12:

- Die Arbeit von Alex untersuchte bundesweit Haftentlassene, bei denen Staatsanwaltschaft und Vollzugsbehörde wegen weiterbestehender Gefährlichkeit eine nachträgliche Sicherungsverwahrung beantragten, diese aber vom Gericht abgelehnt wurde.

  Als Ergebnis seiner Arbeit hält Alex fest, dass «die Identifizierung gefährlicher Wiederholungstäter [...] nach wie vor nur auf Kosten einer großen Zahl von ungefährlichen Menschen, die fälschlicherweise für gefährlich gehalten werden», gelingt (s.a. Feltes & Alex, 2018).
- Das Untersuchungsdesign der Arbeit von Kozol et al. beruht auf einem interessanten Deal mit der Justiz. Die im Verlauf des Gerichtsverfahrens von den Untersuchern als nicht-gefährlich Diagnostizierten erhielten ihre tatangemessene zeitige Strafe und wurden nach ihrer Entlassung aus dem Gefängnis nachuntersucht. Die als gefährlich diagnostizierten erhielten eine unbestimmte Zeitstrafe, wurden in eine therapeutische Einrichtung zwecks Behandlung ihrer Gefährlichkeit eingewiesen und nach ihrer therapeutisch empfohlenen/bzw. nicht empfohlenen Entlassung nachuntersucht.

  In einer kritischen Würdigung der Ergebnisse dieser Studie kommt Monahan zu dem Schluss, dass «das Vertrauen in die Fähigkeit psychiatrischer Gutachter, gefährliches Verhalten vorherzusagen und zu therapieren, weitgehend unbegründet ist» (Monahan, 1973).

Fazit: Die Studien zur Legalbewährung und Gefährlichkeit forciert entlassener Strafhäftlinge oder forensisch Internierter zeigen die eindeutige Tendenz, dass individuelle Gefährlichkeitsprognosen in hohem Masse insuffizient sind (also nichts taugen).

An dieser Stelle halten wir einmal inne und schauen nach, was der Katechismus der Shutter Islands, die «Standards» (Müller & Saimeh et al., 2018), zu den Themen a) «Gutachterei» und b) «Orakelmaschinen» sagt.

Zu a): Sie sei ein ordentlich geregeltes Gebiet und es wird beschrieben, an welchen Punkten einer Insassenkarriere sie vorzukommen habe. Inhaltlich wird nichts weiter ausgeführt. Systemische Mängel der Gutachterei werden nicht benannt.

Zu b): Auf die Entwicklung und den Nutzen von Orakelmaschinen bei der Risikobeurteilung geht der Katechismus ausführlicher ein.

Zunächst wird deren inhaltliche Entwicklung nachvollzogen. Und dann wird eine Auswahl von fünf Instrumenten zur Anwendung empfohlen, wobei der HCR 20 (Historical Clinical Risk Scheme) dem/r interessierten LeserIn besonders ans Herz gelegt wird. Dass alle diese Instrumente für eine individuelle Risikobeurteilung nicht geeignet sind, wird – dank der Sancta Simplicitas und des Hl. Paraocchius – an keiner Stelle erwähnt. Das macht dann schon ein wenig misstrauisch. Deshalb kommen uns auch die oben erwähnten drei Musketiere wieder in den Sinn und mit ihnen die Frage, ob es eventuell eine Verbandelung zwischen Standardautoren und den Instrumenten gibt. Und siehe da:

Zwei Orakelmaschinen sind ins Deutsche übersetzt worden: das in den «Standards» besonders gelobte HCR 20 (Historical Clinical Risk Scheme) und das SVR 20 (Sexual Violence Risk Scheme). Letzterer ist nichts anderes als strukturierte Spökenkiekerei für Sexualstraftäter. Es gibt keine Angaben zur Reliabilität und Validität und es ist an keiner Stichprobe normiert.

Einer der Standardautoren ist an beiden Übersetzungen beteiligt und ein weiterer an der des HCR 20. Das kann man «Produktplatzierung» nennen. Zumal die beiden «Standard»-Mitautoren und -Übersetzer einen potenziellen Interessenskonflikt nicht angeben. Dazu würden unsere drei Musketiere wohl bemerken: «This [...] needs clarification» (Singh et al., 2013).

4.3 Das Geschäft und seine Tücken

Das Geschäft in Schwung bringt der (psychisch erkrankte) Straftäter. Mit seinem Verbrechen produziert er die Strafverfolgung, das Straf- und Vollzugsrecht und damit Berufsgruppen, die mit deren Umsetzung zu tun haben – von der Polizei bis zum Staatsanwalt, vom Richter bis zum Rechtsanwalt, vom Gerichtsdiener bis zum Bewährungshelfer. Er produziert dazu Wissenschaftler (Kriminologen, Mediziner, Psychologen, Soziologen etc.pp.), die gelehrte Abhandlungen und Bücher über ihn verfassen. Weil seine Taten beim Publikum moralische oder ästhetische Regungen erzeugen, produziert er Theologen, Ethiker und Philosophen, die sich gelehrte Gedanken über Ursprung und Sinn des Bösen machen, und Kunstschaffende, die das Publikum mit ihren Werken erbauen oder erbleichen lassen – s. z. B. den Roman «Shutter Island» von K. Lehane und seine Verfilmung durch Martin Scorsese mit Leonardo di Caprio in der Hauptrolle (Marx, K., 1973).

Der psychisch kranke Straftäter produziert darüber hinaus noch die heilenden und helfenden Berufe (vom Psychiater bis zur Stationshilfe) sowie die verwaltenden und instandhaltenden Professionen (vom Landesbeauftragten bis zum Hausmeister), die dazu noch aus-, fort- und weitergebildet werden wollen. Dazu kommen noch investive Ausgaben für An-, Um- und Neubauten. Eine neues «Psychogefängnis» für 80–100 Untergebrachte kostet um die 50 Millionen Euro. Das bringt so manchen Handwerker in Lohn und Brot.

Dass der Maßregelvollzug ein echtes Boomgeschäft ist, lassen folgende Zahlen erkennen: Im Flächenland Hessen (6,2 Mill. Einwohner) stiegen die jährlichen Ausgaben für den Maßregelvollzug von 47.330.000 Millionen Euro im Jahr 2000 auf 64.000.000 Euro im Jahr 2016. (Hessischer Landtag, Drucksache 19/3133, 2016). Im Stadtstaat Hamburg (1,7 Mill. Einwohner) vervierfachten sich im gleichen Zeitraum die Ausgaben von 8.553.000 Euro auf 34.647.000 Euro, obwohl die Anzahl der Insassen im Zeitraum von 2000–2014 nur um den Faktor 2,5 (von 109 auf 259) anstieg. Wenn Sie diese Zahlen (7,9 Mill. Einwohner) auf Deutschland (82 Mill. Einwohner) hochrechnen, stellen sie fest, dass der stationäre psychiatrische Maßregelvollzug jährlich mehr als 1 Milliarde Euro Umsatz generiert. Ob das Geld sinnvoll angelegt ist, interessiert dabei weniger. «Katamnestische Untersuchungen zu den aus der Hamburger Maßregelvollzugsseinrichtung entlassenen Patientinnen und Patienten liegen nicht vor», antwortete der Senat auf eine kleine Anfrage des Abgeordneten Deniz Celik (Bürgerschaft der Freien und Hansestadt Hamburg, Drucksache 21/9715, 2017). Mit anderen Worten: Die Asklepios AG als privater Betreiber dieser Hamburger Maßregelvollzugseinrichtung vervierfacht in 16 Jahren ihren Umsatz und keiner interessiert sich dafür, was dabei für die Insassen herumkommt.

In der Pflege und Therapie des stationären Maßregelvollzuges kommen im Jahr 2018 auf einen Belegungsfall durchschnittlich 1,08 Vollkräfte mit einer Spannweite von 0,7 in Berlin bis

1,61 in Mecklenburg-Vorpommern. Das macht insgesamt: Ein psychisch kranker Straftäter bringt, solange er stationär untergebracht ist, inklusive des indirekten Beschäftigungseffektes in anderen Branchen ca. 1,5 Menschen in Lohn und Brot (Jaschke & Oliva, 2020; Entorf, 2007; Stolz, 2007).

Das Ganze bewilligen unsere gewählten Volksvertreter, die in Ausschüssen und Parlamenten – vorzugsweise unter dem Motto: «Hauptsache beim MRV ist Ruhe im Karton» – ihr Sitzungsgeld ersitzen und mehr oder weniger Geld in dieses Geschäft fließen lassen, je nach politischer Großwetterlage. Die sieht zur Zeit so aus: Unsere staatstragenden Parteien sind gerade fleißig bemüht, das liberale Tatstrafrecht in ein reaktionäres Feind- oder Gefährderstrafrecht umzubauen (s. Kap. 7). Sie diskutieren die Umkehr der Beweislast, führen in den Polizeigesetzen der Länder die präventive Festsetzung potentieller «Gefährder» ein und haben mit dem Instrument der Sicherungsverwahrung (§66 StGB) die Möglichkeit, «Gefährder» über ihre schuldangemessene Strafzeit hinaus festzuhalten. Das wiederum befeuert das Geschäftsfeld «Psychiatrisierung und Gutachterei». Und wenn dann die Gutachter noch mit dafür sorgen, dass die Unterbringungsdauer stetig ansteigt, haben wir eine wunderbare systemische Win-win-Situation – alle sind`s zufrieden, nur der Insasse ist der Loser (Pfäfflin, 2014; Leygraf & Seifert, 2016).

Nach dieser kleinen politökonomischen Abschweifung werden wir jetzt konkreter und wollen wissen, a) welche Stellung Gutachter und Orakelmaschinenverkäufer auf dem Markt des psychiatrischen Sicherheitsbusiness einnehmen und b) was man mit Orakelmaschinen und Gutachten verdienen kann. Daraus erklären sich manche Probleme, die mit dieser Geschäftstätigkeit einhergehen.

Zu a) Orakelmaschinenverkäufer und Gutachter agieren auf diesem Markt als (teil-)selbstständige Unternehmer. Sie konkurrieren um finanzielle Ressourcen, die ihre Auftraggeber ausschütten. Wenn sie im Geschäft bleiben wollen, geraten sie damit, trotz propagierter Unabhängigkeit und Neutralität, in eine offene oder versteckte Abhängigkeit. Diese wird noch dadurch verstärkt, dass die Begutachtungsobjekte selbst weder die Bestellung aufgeben noch – außer im Strafverfahren – die Rechnung begleichen. Sie können weder die Qualität der Arbeit überprüfen, Mängel beanstanden noch Nachbesserungen verlangen.

Wer sich gegen diese Rollenzuschreibung wehrt, braucht entweder viel Geld (ein Klient von mir zahlte 20.000 Euro für ein letztlich nutzloses psychiatrisches Privatgutachten) oder einen sehr langen Atem sowie menschliche und fachlich-politische Unterstützung von außen – wie in den Fällen von Herrn G. Mollath oder Herrn M. Perez erfolgreich praktiziert. Aber das sind – noch zu seltene – Ausnahmen (Strate, 2016; Perez, 2017).

Zu b) «Money makes the world go round», und wir schauen jetzt nach, was der Betrieb von webbasierten oder altmodisch-papiernen Orakelmaschinen oder die Erstellung eines forensisch-psychiatrisch/psychologischen Gutachtens einbringt.

Wollen Sie z. B. mit der webbasierten Orakelmaschine Fotres arbeiten, kostet Sie das Handbuch 99,95 Euro und die einmalige Aufschaltung 550 Euro. Bevor Sie also den ersten Klienten bearbeiten, sind Sie schon mal 649,50 Euro los. Nach der Freischaltung zahlen Sie dann weitere 600,00 Euro als jährliche Nutzungsgebühr. Für System-Updates sind dann weitere Gebühren fällig (www.fotres.ch). Angenommen, Sie würden im ersten Jahr nach der Freischaltung 60 Probanden bearbeiten, kostete sie das 20,86 Euro pro Proband.

Als Beispiel für eine papierbasierte Orakelmaschine ziehen wir den häufig angewandten «Level of Service Inventory» (LSI-R) heran. Der kostet in der Erstausstattung mit Mappe, Manual, 10 Interviewheften, 10 Protokollbögen und 10 Profilblättern 120,00 Euro. Damit können Sie dann ihre ersten 10 Klienten bearbeiten. Für weitere 50 müssen Sie für Interviewhefte, Protokollbögen und Profilblätter 217,40 Euro hinblättern (www.testzentrale.de). Das machte dann für die ersten 60 Probanden 5,62 Euro pro Nase.

Um zu beurteilen, wie das Geschäft mit diesen Orakelmaschinen läuft, müsste man die Geschäftsberichte der herausgebenden Firmen kennen. Das zu recherchieren war dem Autor a) zu mühsam und b), Sie erinnern sich?, gibt es ja noch die kostenlosen und webbasierten Orakelmaschinen von OxRec (s. Kap. 4.1). Die warten immer noch auf eine Übersetzung ins Deutsche. Wer traut sich da mal ran?

Und was verdient so ein psychiatrisch-psychologischer Gutachter?

Auf dem Gutachtenmarkt im Rahmen der Maßregeln der Besserung und Sicherung (§§63, 64, 66 StGB) herrscht zwar Konkurrenz, aber eine geregelte. Kostenerstattung und notwendige Qualifikationsnachweise sind festgelegt. Letztere sind Voraussetzung, um auf einer Liste der Ärzte- oder Psychologenkammern geführt zu werden, aus denen die Auftraggeber ihre Gutachter auswählen können.

Deren Arbeitsaufwand wird nach dem JVEG (Justizvergütungs- und Entschädigungsgesetz) vergütet. Sie erhalten je nach Komplexität des Falles eine Stundenvergütung von 70–100 Euro und eine Erstattung ihrer Nebenkosten (Fahrtkosten, Schreibaufwand etc.). Als der Autor 2013 noch auf einer forensischen Station arbeitete, kostete das alle drei Jahre fällige externe Gutachten zur Frage der weiteren Unterbringung im Schnitt 3500 Euro.

Diesen Wert nehmen wir als Grundlage einer kleinen betriebswirtschaftlichen Betrachtung: Ein Gutachter, der es einigermaßen ruhig angehen lassen will, schafft in einer Woche 1,5 Gutachten. Weil er auch mal Urlaub braucht, krank werden kann und sich fortbilden muss, gehen wir davon aus, dass er im Jahr dafür 8 Wochen verwendet. Er kann dann 44 Wochen produktiv sein und schafft 66 Gutachten p.a. Von den 3500 Euro ziehen wir 500 Euro für die Nebenkosten ab, weil sie ein durchlaufender Posten sind. Macht also im Jahr einen Bruttoumsatz von 66 x 3000,- = 198.000 Euro. Davon muss der Selbstständige seine Lebensrisiken absichern und den Rest dann versteuern. Diese beiden Posten machen etwa 65 % = 128.700 aus. Bleiben also 69300 p.a oder 5750 p.m. netto *nach* Steuern übrig. Davon lässt sich eine Familie ernähren und wenn man ab und an eine Sonderschicht einlegt, ist auch noch Geld für andere Dinge drin.

Wie viel die Gutachterei die zuständigen Bundesländer insgesamt kostet, lässt sich mit einem für einen Autoren vertretbaren Aufwand (s.u.) nicht ermitteln. Die hessische Landesregierung beantwortete im Rahmen einer große Anfrage der Fraktion «Die Linke» zum Maßregelvollzug die Frage: «Welche Kosten sind dem Land Hessen [...] durch die Erstattung von externen Prognosegutachten im Sinne von §463 IV StPO [...] erstanden?» schlicht und ergreifend: «Die Beantwortung dieser Frage hätte einer äußerst umfangreichen Sichtung aller Patientenakten [...] bedurft, die mit einem vertretbaren Aufwand nicht realisierbar gewesen wäre. Auch liegen diesbezügliche Übersichten oder Statistiken nicht vor, sodass die Landesregierung über keine entsprechenden Erkenntnisse verfügt.» (Hessischer Landtag Drucksache 19/3133, 2016). Das ist schon merkwürdig. Für jeden Bleistift und für jede Büroklammer gibt es in der Buchhaltung eine Kostenstelle, aber für die teure Gutachtenerstellung offensichtlich nicht.

Zusammenfassend stellen wir fest: Im System Maßregelvollzug steckt viel Geld. Was mit ihm angestellt wird, unterliegt parlamentarischer Kontrolle. Die wird aber eher lax ausgeübt.

Um dieses Geld balgen sich mehrere Akteure, darunter auch die selbstständigen Gutachter. Aus dieser Position als Selbstständige und Konkurrenten ergeben sich Probleme, die wir jetzt untersuchen wollen. Das machen wir folgendermaßen: Wir haben eine Leithypothese, die sich so formulieren lässt: Im Maßregelvollzug haben Gerichte, Einrichtungen und ihre Gutachter zwei Arten von Aufträgen und Interessen:

1. Ihren offiziellen Auftrag, der durch Gesetze, Verordnungen und Verträge geregelt ist und den sie in ihren verschiedenen Rollen objektiv und unvoreingenommen wahrnehmen sollen.
2. Sie haben noch weitere Interessen, die sie nicht haben sollten, aber trotzdem geltend machen.

Das ist für unsere Untersuchung der interessantere Teil.

Mit dieser Leitidee im Kopf untersuchen wir jetzt die Beziehung der Gutachter zu den anderen Akteuren und Objekten im Maßregelvollzug.

a) Gutachterei und Gerichte

In Kap. 2.4 haben wir festgehalten, dass schon die Wahrscheinlichkeit eines richterlichen Begutachtungsauftrages von Kriterien mitgesteuert wird, die mit der individuellen Psychopathologie des Delinquenten nichts zu tun haben, sondern eher mit der Verfügbarkeit von Gutachtern am Standort des Gerichtes (Marneros et al., 1998; Ullrich, 1999).

Wenn dann der Gutachtenauftrag erteilt ist, soll der Gutachter zu zwei Fragen Stellung nehmen:

1. zur (eingeschränkten) Schuldfähigkeit (§§ 20, 21 StGB) des Angeklagten und
2. zu seiner zukünftigen erheblichen Gefährlichkeit (§ 63 StGB).

Frage 1) ist manchmal relativ einfach zu beantworten, wenn das Delikt unmittelbarer Ausdruck eines psychotischen Geschehens im Kopf des Angeklagten ist und der § 20 StGB zur Anwendung kommt. Schwieriger wird es mit der Anwendung des § 21 StGB (eingeschränkte Schuldfähigkeit), der meist bei Menschen mit einer so genannten Persönlichkeitsstörung zur Anwendung kommt. Hier scheint die Beantwortung relativ willkürlich zu sein. Das belegt eine vergleichende Studie. Sie fragte, ob sich hinsichtlich psychophathologischer Merkmale Strafgefangene von Maßregelvollzugsinsassen unterscheiden. Das Ergebnis: Beide Gruppen unterscheiden sich hinsichtlich dieser Untersuchungsmerkmale nicht (Ullrich, 1999).

Ist die Frage 1) schon manchmal schwer zu beantworten, so ist die Frage 2), wie wir wissen, seriös gar nicht zu beantworten. Da es aber den § 63 StGB gibt, tun alle so «als ob», und in diesem Rahmen hat der Gutachter eine prima Position. Denn wenn er die Schuldunfähigkeit nach § 20 StGB und die zukünftige erhebliche Gefährlichkeit nach § 63 StGB feststellt und das Gericht ihm folgt, hat der dann jahrelang Untergebrachte keine Chance, das Gutachten zu widerlegen. Der Gutachter braucht kaum befürchten, wegen einer Fehleinschätzung zur Verantwortung gezogen zu werden oder seine fachliche Reputation zu verlieren.

Wenn er aber die Schuldfähigkeit feststellt, spielt die Frage der zukünftigen Gefährlichkeit keine Rolle, weil der Angeklagte dann in den Strafvollzug überführt wird.

Dieses «Als-ob»-Spiel geht dann im Maßregelvollzug weiter. Hier hat der Gutachter zu Fragen des Therapiefortschritts und der erwartbaren individuellen Gefährlichkeit Stellung zu nehmen. Und das alles soll er natürlich unvoreingenommen und objektiv tun.

Deshalb widmen wir uns zunächst der Frage, welchen Gefährdungen die Unvoreingenommenheit und Objektivität des Gutachters ausgesetzt ist, z. B. ob das Urteil forensischer Experten davon beeinflusst wird, wer es bestellt hat.

Diese Frage wurde in einer US-amerikanischen Untersuchung experimentell überprüft. Die Versuchsanordnung sah so aus: 108 in der Anwendung der Prognoseinstrumente PCL-R und Static 99 ausgebildete forensische Psychologen und Psychiater bekamen die gleiche Akte eines Gewaltstraftäters vorgelegt und sollten sie gegen Bezahlung mit Hilfe dieser Instrumente beurteilen. Die eine Hälfte tat dies im (vorgeblichen) Auftrag der Verteidigung, die andere im (vorgeblichen) Auftrag der Anklage. Das Ergebnis: Die *risk scores* der beiden Gruppen unterschieden sich in statistisch bedeutsamer Weise, wobei die Gruppe, die meinte, im Auftrag der Anklage zu arbeiten, höhere Werte hatte (Murrie et al., 2013). Kurz gefasst: Die Stellung des Auftraggebers beeinflusst die Beurteilungstendenz.

Man könnte meinen, das könne im deutschen Rechtssystem nicht passieren, da hier das unparteiische Gericht den Gutachtenauftrag erteilt. Das setzt jedoch voraus, dass mit der Auftragserteilung keine Erwartungen oder Tendenzen übermittelt werden. Diese Frage untersuchte eine Studie zur «Begutachtungsmedizin in Deutschland am Beispiel Bayern» (Jordan, 2016). Das Ergebnis: Gerichte signalisieren den Sachverständigen bei der Auftragserstellung häufig Tendenzen (von 25 % der Befragten selbst erlebt; 33 % der Befragten gaben an, dies aus dem Kollegenkreis schon einmal gehört zu haben). Die Untersuchung sah in der Tendenzvorgabe in Verbindung mit der wirtschaftlichen Abhängigkeit der Sachverständigen eine Gefährdung der geforderten Neutralität.

Wer das öffentlich kritisiert, muss damit rechnen, von der Justiz wegen «Besorgnis der Befangenheit» keine Aufträge mehr zu bekommen. So hat es die psychiatrische Gerichtsgutachterin H. Ziegert, die ihre Kritik in einer Talk-Show öffentlich geäußert hatte, erlebt (Süddeutsche.de 5.9.2013). Das Fazit: Wenn man seiner Besorgnis Ausdruck erteilt, dass ein Gericht einem Gutachter eine Tendenz vorgibt und ihn damit befangen macht, kann es schon mal passieren, dass man «wegen Besorgnis der Befangenheit» vom Gericht kaltgestellt wird – ganz abgesehen von der Wirkung, die dieses Gerichtsverhalten auf andere Sachverständige haben mag.

Wie fatal sich ein Kurzschließen zwischen Gericht und Gutachter auf das Leben eines Untergebrachten auswirkt, zeigt folgende Fallgeschichte, wobei in diesem Fall nicht der Betroffene, sondern das erkennende Gericht und sein Gutachter der «Fall» sind:

In einer mittleren Großstadt lebte ein erwachsener junger Mann, der sich zum Ziel gesetzt hatte, ein Leben in möglichst großer Autonomie zu führen. Er hatte sich die Obdachlosigkeit als Lebensform ausgesucht, finanzierte sich vom Leergutsammeln und war stolz darauf, nie einen Antrag auf Hartz IV oder Wohngeld gestellt zu haben. Dieser Lebensstil brachte es mit sich, dass er mit Ordnungsbehörden in Konflikte geriet und psychiatrisiert wurde. Das Talent, seinen Unmut über Behörden und Krankenhausträger mit spektakulären Aktionen öffentlich zu machen, förderte dort seinen Bekanntheits-, nicht aber seinen Beliebtheitsgrad.

Seinen «Wohnsitz», der etwas verborgen hinter Gebüschen lag, hatte er sich mit Pappkarton und ähnlichen Materialien am Entlüftungsschacht eines größeren Gebäudekomplexes eingerichtet. Das hatte den Vorteil, dass er dort auch überwintern konnte.

Einer Gruppe von Jugendlichen blieb nicht verborgen, dass in ihrer Gegend ein interessanter Mensch wohnte. Man lernte sich kennen und im Laufe der Zeit entwickelte sich daraus eine gewalttätige Gruppendynamik, in der die Jugendlichen den Obdachlosen mit Gewaltandrohungen zwangen, vor ihnen zu masturbieren. Das filmten sie mit ihren Handys und verbreiteten es im Netz. In seiner Not und gegen seine Gewohnheit wandte er sich an die Polizei, bat um Schutz und man möge doch die Jugendlichen von ihrem nötigenden Verhalten abbringen. Was ist passiert? Den Vorwürfen gegen die Jugendlichen wird nicht nachgegangen – aber er wird verhaftet. Tatvorwurf: «sexuelle Handlungen vor Kindern» (§ 176(4)1 StGB), weil einige der jugendlichen Zuschauer noch keine 14 Jahre alt waren. Ein psychiatrischer Gutachter attestierte die Schuldunfähigkeit des Angeklagten wegen einer Schizophrenie. Damit war der Weg in den Maßregelvollzug frei. Hier lernte der Autor ihn kennen. Bei dieser Gelegenheit unterhielt man sich über seine Diagnose. Das mit der Schizophrenie sei Unsinn, meinte der Klient. Er habe mal interessehalber den ICD 10 studiert und wenn schon Diagnose, so würde am ehesten die schizoide Persönlichkeitstörung auf ihn zutreffen. Kurze Zeit später war das externe Prognosegutachten fällig. Der Gutachter kam zu dem Schluss, dass nach gründlichem Studium der Unterlagen und ausführlicher Anamnese des Klienten er sich des Eindrucks nicht erwehren könne, dass hier der Maßregelvollzug in Gang gesetzt worden sei, um einen unbequemen und manchmal lästigen Mitbürger für längere Zeit aus dem Verkehr zu ziehen. Die im Erkenntnisverfahren gestellte Diagnose sei falsch und zu ersetzen durch…» Richtig geraten, liebe Leserinnen und Leser – die Diagnose, die der Klient sich schon selbst gegeben hatte. Die

Strafvollstreckungskammer folgte jetzt dem Gutachten und der Klient war aus Gründen der Verhältnismäßigkeit zu entlassen.

Was lehrt uns das:

1. Ein schlechtes Gutachten trägt dazu bei, dass ein Mensch für Jahre in die Forensischen Psychiatrie gesteckt wird und
2. Tendenzvorgaben zum Geschäft dazugehören.

Zur Entspannung noch eine kleine Geschichte aus der Abteilung «Klatsch und Tratsch».

Jeder Gutachter hat in der Szene natürlich auch einen Ruf, der nicht nur davon abhängt, ob er fachgerecht, termintreu und nicht überteuert arbeitet, sondern der ihm auch eine Tendenz andichtet – unabhängig von der Frage, ob das berechtigt ist. Aber nicht jeder schafft es, einen neuen Begriff in die forensische Fachsprache einzuführen. Das gelang, wahrscheinlich ohne sein Wissen und Zutun, bisher nur unserem oben zitierten Gutachter, nennen wir ihn Prof. Dr. Meier. Wie das? Einige Zeit nach dem oben geschilderten Fall unterhielt sich der Autor mit der stationsleitenden Pflegekraft einer forensischen Einrichtung. Sie erzählte von einem Konflikt mit dem Oberarzt, der einen Insassen entlassen wollte, den sie noch als sehr gefährlich einschätzte. Um diese Frage zu klären, wurde unser Prof. Dr. M. als Gutachter bestellt. «Und damit», so der Stationsleiter immer noch leicht empört, «war klar, was der [der Oberarzt] wollte, der wollte den rausmeiern.» Auf meine Nachfrage versicherte er, dass der Begriff «Rausmeiern» in Kollegenkreisen durchaus gängig sei.

b. Gutachterei und forensische Einrichtung

Eine wichtige Einnahmequelle für forensisch-psychiatrisch/psychologische Gutachter sind die gesetzlich vorgeschriebenen, regelmäßig anfallenden externen Prognosegutachten. Hier geht es um die Frage einer Entlassungsperspektive für den Insassen. Deren Beantwortung hängt mit der Einschätzung von zwei miteinander verbundenen Faktoren ab: vom so genannten Therapiefortschritt und von der daraus abgeleiteten erheblichen oder auch nicht mehr erheblichen individuellen zukünftigen Gefährlichkeit des Insassen.

Zur Prognose der Letzteren ist das Notwendige gesagt, aber wie sieht es mit dem Therapieerfolg im stationären Maßregelvollzug aus?

- Folgt man den «Standards», dann weiß man es nicht so genau, weil seine Ermittlung schwierig ist (Müller et al., 2017).
- Seit 50 Jahren kann man wissen, dass Therapie in einer totalen Institution sinnlos ist (s. Kap. 5).
- Vom Verhalten eines individuellen Insassen in der Zwangsinstitution mit ihren Hospitalisierungseffekten auf sein zukünftiges Verhalten in Freiheit zu schließen, ist mehr als kühn und wird auch von manchen Gerichten als nicht zielführend angesehen (s. ebd.).

Im Prinzip hat auch hier der Gutachter zwei Fragen zu beantworten, die seriös nicht zu beantworten sind. Da sie aber gesetzlich vorgesehen sind, tun wieder alle so «als ob» und das Geschäft ist gerettet.

Und wie steht es mit Tendenzen» in diesem Zusammenhang? Die können an zwei Stellen des Verfahrens eine Rolle spielen.

Falls ein Gutachter zu dem Schluss kommt, dass ein Insasse entlassungsfähig ist, geht er hier ein größeres Risiko ein als im Erkenntnisverfahren. Seine Prognose wird bei Entlassung des Klienten überprüfbar. Falls dieser in Freiheit rückfällig wird, kann das der Reputation und dem Umsatz des Gutachters schaden – insofern kann man eine Tendenz zu Vorsicht nicht ausschließen. Dass es diese Tendenz gibt, lässt sich empirisch nachweisen (s.u. den Abschnitt «Gutachter und Öffentlichkeit»).

Aber auch die unterbringende Einrichtung kann Tendenzen haben. Die kann man auf zwei Wegen geltend machen. Man hält sich einen Haus- und Hofgutachter (Feltes, 2012) oder man macht es etwas geschmeidiger. Das müssen Sie sich etwa so vorstellen: Der Gutachter hat einen Termin auf der Station vereinbart. Wenn er diese betritt, steuert er natürlich nicht grußlos und direkt in den Raum mit den bereitgestellten Unterlagen und dem bereitgestellten Insassen. Man macht höflicherweise erst ein bisschen Small Talk mit den Mitarbeitern: Wie die Anfahrt war, was denn dieser oder jener gemeinsame Bekannte macht und bei der Gelegenheit lassen sich dann auch ein paar Sätze zur Lage der Station oder zum Patienten einflechten. Etwa in der Art, dass die Belegungslage prekär sei und die Direktion gerade überlege, Personal von der Station abzuziehen oder dass der Insasse sich in der letzten Zeit angepasst gezeigt habe, aber man nicht sicher sei, ob das nicht nur oberflächlich sei. Dann weiß der Gutachter Bescheid und kann sich überlegen, wie er damit umgeht. Ist dessen Auftragslage gerade auch etwas prekär, könnte es sein, dass eine mögliche Entlassungsempfehlung etwas weniger enthusiastisch ausfällt.

c) Der sachverständige Gutachter und sein Objekt

Nach dem Small Talk begibt sich der Gutachter zum Begutachtungsobjekt, um es hinsichtlich seiner Therapiefortschritte und seiner zukünftigen Gefährlichkeit zu beurteilen.

Das ist für uns der richtige Zeitpunkt, kritische Aspekte der Beziehung zwischen den beiden zu reflektieren.

Wir stellen uns einen ersten Kontakt zwischen Insasse und Gutachter vor. Letzterer klopft an und öffnet die Tür des Besprechungszimmers. Der Insasse in Jogginghose, T-Shirt und Adiletten (ca. 40 Euro) hat sich betont lässig, aber nicht gänzlich unangespannt auf seinem Stuhl niedergelassen. Der Gutachter, meist in Boss-Jeans, sommers im Leinenjackett, winters gerne auch in Tweed und in rahmengenähten Lederschuhen (ca. 800 Euro), kommt herein. Der Gutachter denkt: «Naja, schon wieder so ein Asi-Typ, da kann ich jetzt schon 50 % seiner Lebensgeschichte vorhersagen, ohne mit ihm zu sprechen oder seine Unterlagen gelesen zu haben.» Er grüßt den Insassen zurückhaltend freundlich und spricht ihn mit seinem Namen an. Der denkt: «Ach du Scheiße, schon wieder so`n hochnäsiger Studiertenarsch» und grüßt etwas verkrampft zurück – der «herrschaftsfreie Dialog auf Augenhöhe» ist eröffnet.

Diese Eingangssequenz macht klar: Hier prallen unterschiedliche Lebens- und Sozialisationserfahrungen, Überlebensstrategien, Machtteilhaben und Sprachen aufeinander, die Quellen von vielen Missverständnissen sein können. Die Kosten der Bekleidung geben in etwa das quantitative Maß der Differenz an.

Und natürlich ist der Begutachtungsprozess kein einseitiger. Auch der Sachverständige steht unter Beobachtung. Er hat kein reaktions- oder handlungsunfähiges Objekt zur Vermessung vor sich, sondern man begegnet sich. Nicht auf Augenhöhe, weil das System «Waffengleichheit» es nicht zulässt, sondern durchaus als Gegner. Ein Angehaltener fasste mir gegenüber seine Systemerfahrungen so zusammen: «Ihnen und den Gutachtern vertrauen, da müsste ich ganz schön blöd sein. Im Zweifel sind Sie immer gegen mich!»

Leser und Leserinnen, die wissen möchten, wie sich aus einer Psychose mit unerbittlicher Zwangsläufigkeit ein Tötungsdelikt entwickeln kann und wie der daraufhin Untergebrachte seine Gutachter und das forensisches System diagnostiziert, empfehle ich das autobiografische Buch «Ich oder Ich» (Illigen, 2011).

Diese Einleitung ist, so hoffe ich, erhellend, aber anekdotisch. Deshalb befragen wir jetzt die Wissenschaft zum Thema «Kognitive Verzerrungen und andere Fehlerquellen bei forensisch-psychiatrisch/psychologischen Gutachten».

Die Kognitionsforschung hat drei bias-fördernde Heuristiken (Heuristik: Die Wissenschaft, mit begrenztem Wissen oder unvollständigen Informationen zu wahrscheinlichen Aussagen über ein System zu kommen) herausgearbeitet:

a. Die *Heuristik der Repräsentativität*. Eine mentale Abkürzung, bei der die subjektive Wahrscheinlichkeit eines Ereignisses oder einer Stichprobe auf der Grundlage seiner Ähnlichkeit mit einer Klasse von Ereignissen oder einem typischen Exemplar geschätzt wird.

   Wenn X aussieht wie eine typische Darstellung von Y, kann sie leicht als eine typische Darstellung von Y wahrgenommen werden, auch wenn Y unwahrscheinlich ist.

b. Die *Verfügbarkeitsheuristik* bezieht sich auf die Leichtigkeit, mit der man andere Beispiele des fraglichen Ereignisses in Erinnerung rufen kann, was die Wahrscheinlichkeit für eine bestimmte Interpretation erhöht. Andere Faktoren, die die Verfügbarkeit eines Ereignisses erhöhen, sind seine Häufigkeit und Ausprägung.

c. Der *Verankerungseffekt* ist ein kognitives Phänomen, bei dem wir zu sehr von den ersten Informationen beeinflusst sind. Das Gewicht des ersten Eindrucks ist manchmal so stark, das nachfolgende Informationen keine Bedeutung mehr haben (Neal & Grisso, 2014).

Wie diese relativ abstrakten Variablen sich in der Praxis Geltung verschaffen können, zeigen zwei Studien aus unterschiedlichen Perspektiven.

Eine Studie befragte forensische Gutachter zu ihrer Wahrnehmung potenzieller kognitiver Verzerrungen. Das Ergebnis: «Das Bewusstsein für den eigenen Bias scheint auf einem Kontinuum zu liegen, das vom Abstreiten jeglicher Denkverzerrungen bis zur Überzeugung, dass ein Bias unvermeidbar ist, reicht.

Als spezifische Biases, die die Urteilsbildung beeinflussen könnten, nannten die Teilnehmer z. B. emotionale und kognitive Reaktionen des Gutachters auf den zu begutachtenden Probanden, wie das Empfinden von Abneigung oder Mitleid für den Probanden oder auch Ekel und Wut aufgrund der Tatumstände. Insbesondere wurde dies in Bezug auf Kindesmissbrauch beschrieben. Auch bereits existierende Einstellungen und Werte der Psychologen (z. B. Meinungen über das Justizsystem), Interessen von anderen oder finanzielle Interessen können laut den Teilnehmern Entscheidungsprozesse beeinflussen.» (Sieß, 2016)

Die Arbeit «Probleme der Kriminalprognose aus kriminologisch-psychologischer Sicht» untersuchte Prognosegutachten und konstatierte etliche Verzerrungsquellen:

- Die Überbewertung der Ergebnisse von Checklisten wie HCL, PCR oder SVR, die keine Aussagen zur Vorhersage *individueller* Gefährlichkeit machen können.
- Die unzulässige Übertragung durchschnittlicher Rückfallraten auf eine konkrete Person.
- Lang zurückliegende Ereignisse verdichten sich zu Aktenkarrieren, die mit den aktuellen Lebensumständen der Klienten wenig zu tun haben.
- Widersprüche zwischen früheren Begutachtungen und eigenen Wahrnehmungen des Gutachters werden nur vorsichtig angesprochen oder gänzlich relativiert.
- Der Anspruch nach «Deliktbearbeitung» durch den Klienten. Dieser ist unzulässig, da es keinen Zusammenhang zwischen Deliktbearbeitung und Rückfallwahrscheinlichkeit gibt.
- Bestimmten von der psychiatrischen Diagnostik als Persönlichkeitsstörung definierten Merkmalen (gerne: histrionisch, narzisstisch oder dissozial) wird ein Zusammenhang mit kriminellen Tendenzen angedichtet. Dabei wird übersehen, dass diese zunächst als Überlebensstrategien in für das Individuum schwer erträglichen Lebensumständen entwickelt wurden und sich im Übrigen durchaus als günstige Voraussetzung für Karrieren in Politik, Wirtschaft und Wissenschaften erwiesen haben.
- Die medizinisch-psychiatrische Diagnostik begünstigt die Tendenz, krankhafte/negative Merkmale hervorzuheben. Eigenschaften, die Resilienz, Widerstands- und Problemlösefähigkeit repräsentieren, werden in Gutachten fast nie be-

schrieben. Hierzu eine persönliche Beobachtung: Der Autor hatte in seiner 10-jährigen Tätigkeit etwa fünfzig Prognosegutachten zu seinen Bezugsklienten zu studieren. Nur in einem Gutachten reflektierte eine Gutachterin bei einem Sexualstraftäter eigene Übertragungsphämone. Üblich waren Aussagen wie «falls der soziale Empfangsraum gut vorbereitet ist». Aber in keinem der Gutachten waren deliktverhindernde Variablen beschrieben, die der Person des Begutachteten eigen gewesen wären.

«Die vermeintliche Objektivierung von Befunden durch neue Erkenntnisse und Instrumente hat die Qualität der Gutachten nicht verbessert» und Aussagen zu Probanden «über deren weitere Entwicklung» sind «von so viel Variablen abhängig, dass genaue Voraussagen gar nicht möglich sind» (Feltes & Alex, 2017).

Wer sich vertiefend mit dem Thema forensische Prognosen auseinandersetzen möchte, dem empfehle ich den Sammelband «Forensische Prognosen: Ein transdisziplinäres Praxismanual. Standards – Leitfäden – Kritik» (Kobbè, Hrsg., 2017).

4. Gutachter und Öffentlichkeit

Und über und zwischen alledem wabert «die Gesellschaft» in Form von Medien, öffentlicher und veröffentlichter Meinung, Lobbyverbänden und Internetforen, Parteien und Politikern. Da mit sinkenden Kriminalitätsraten kein Sicherheitsstaat zu machen ist, muss das Sicherheitsgefühl herhalten. Das bedienen u.a. die Forensische Psychiatrie und ihre Gutachter. Dafür gibt es empirische Belege.

Ab 2013 befinden sich im Maßregelvollzug erstmals mehr Menschen mit einer Vollzugsdauer von über fünf Jahren als im Strafvollzug (Heinz, 2014).

Im gleichen Jahr wird eine Studie vorgelegt, die schlussfolgert: «Die regelmäßige routinemäßige Bewertung des Risikos von (gewalttätigem) Rückfall von psychisch gestörten Straftätern führt zu einer Verlängerung der geschlossenen Unterbringung, ohne dass ein Nutzen für den Patienten oder die öffentliche Sicherheit nachweisbar ist.» Sie empfiehlt, die Unterbringungsdauer zu verkürzen «und einen Teil des damit eingesparten Geldes […] den Häftlingen als Startkapital für ein rückfallfreies Leben in Freiheit» zur Verfügung zu stellen (Pfäfflin, 2014). Dieser respektable Vorschlag wurde nie umgesetzt.

Seifert & Leygraf kennzeichnen die seit 2004 herrschende Phase der Entwicklung des Maßregelvollzuges als eine, in der der «Psychiatrische Maßregelvollzug als bevorzugtes Instrument der Sicherheit» dient. Seit dieser Zeit stieg bis 2014 die Anzahl der Untergebrachten nach § 63 StGB weiter an, obwohl die Anzahl der gerichtlichen Unterbringungsanordnungen seither gesunken war (Seifert & Leygraf, 2016). Das geht nur über die Verlängerung der durchschnittlichen Unterbringungsdauer. Und die lässt sich nur herstellen, wenn psychiatrische Vollstreckungsleitungen und Gutachter an einem Strang ziehen.

In den Aufbruchszeiten der Psychiatriereform vor fünfzig Jahren hätte man dies Einknicken der psychiatrisch Verantwortlichen vor der politischen Stimmung im Land ein «Befriedungsverbrechen» genannt (Basaglia, 2000). Heute freut man sich einvernehmlich über die Win-win-Situation: Man sichert sich im gegenseitigen Einvernehmen das Geschäft und bedient das irrationale Sicherheitsgefühl der Gesellschaft. In diesem Rahmen sind forensisch psychiatrische Gutachten «nichts anderes als eine moderne Ausprägung archaischer Stigmatisierungsbedürfnisse und unterscheiden sich nur marginal von den zu früheren Zeiten üblichen Schandmalen, auf deren Verwendung wir heute mit Abscheu herabblicken» (Strate, 2016).

Literatur Kapitel 4

Alex, Michael. *Nachträgliche Sicherungsverwahrung – ein rechtsstaatliches und kriminal-politisches Debakel*. 2., Aktualisierte und erw. Aufl. Bochumer Schriften zur Rechtsdogmatik und Kriminalpolitik 11. Holzkirchen/Obb: Felix, 2013.

Anders, Günther. *Die Antiquiertheit des Menschen – Über die Seele im Zeitalter der zweiten industriellen Revolution*. Die Antiquiertheit des Menschen, Günther Anders ; 1. München: Beck, 1994.

Bayes, Th. *Versuch zur Lösung eines Problems der Wahrscheinlikeitsrechnung*. Leipzig: Wilhelm Engelmann, 1908.

Bezzel, A. «Therapie im Maßregelvollzug – und dann? Eine Verlaufsuntersuchung an forensischen Patienten (§§ 63 und 64 StGB)». Dissertation, Regensburg Philosophische Fakultät II, 2008.

Blair, Pamela R., David K. Marcus, und Marcus T. Boccaccini. «Is There an Allegiance Effect for Assessment Instruments? Actuarial Risk Assessment as an Exemplar». *Clinical Psychology: Science and Practice* 15, Nr. 4 (2008): 346–60.

Brown, Richard, Richard Elwes, und Robert Fathauer. *Mathe in 30 Sekunden: die wichtigsten Erkenntnisse und Theorien aus der Welt der Mathematik*. Kerkdriel: Librero, 2016.

Buchanan, A., Binder, R., Norko, M., und Swartz, M. «Resource Document on Psychiatric Violence Risk Assessment». American Psychiatric Association, 2012.

Butz et al. «Ambulante Sicherungsnachsorge für Maßregelvollzugspatienten: Ergebnisse des zweiten bayerischen Modellprojekts». *Psychiatrische Praxis*, Nr. 40 (2013): 36–42.

Dath, Dietmar. *Niegeschichte: Science Fiction als Kunst- und Denkmaschine*, Mathes & Seitz, Berlin, 2019.

Doosti-Irani, Amin, Mohammad Ali Mansournia, und Gary Collins. «Use of G-Methods for Handling Time-Varying Confounding in Observational Research». *The Lancet Global Health* 7, Nr. 1 (Januar 2019): e35. https://doi.org/10.1016/S2214-109X(18)30471-6.

Entorf, H. «Evaluation des Maßregelvollzugs: Grundzüge einer Kosten-Nutzen-Analyse. Darmstadt Discussion Papers in Economics Nr. 183». Institut für Volkswirtschaftslehre Technische Universität Darmstadt, September 2007.

Fazel, Seena, Zheng Chang, Thomas Fanshawe, Niklas Långström, Paul Lichtenstein, Henrik Larsson, und Susan Mallett. «Prediction of Violent Reoffending on Release from Prison: Derivation and External Validation of a Scalable Tool». *The Lancet Psychiatry* 3, Nr. 6 (Juni 2016): 535–43. https://doi.org/10.1016/S2215-0366(16)00103-6.

Feltes, Th. «Wer gefährlich ist, muss weg. Wer hilft beim Unterbringen oder Verwahren angeblich gefährlicher Straftäter?» Power Point Vortrag gehalten auf der 27. Eickelborner Fachtagung zu Fragen der fornsischen Psychiatrie, Eickelborn, 6. März 2012.

Feltes, Th. & Alex, M. «Probleme der Kriminalprognose aus kriminologisch-psychologischer Sicht». In *Kobbè, U. (Hrsg.): Forensische Prognosen Ein transdisziplinäres Praxismanual*, 528. Lengerich: Pabst Science Publishers, 2018.

Fleminger, S. «Number Needed to Detain». *The British Journal of Psychiatry* 171, Nr. 3 (September 1997): 287–287. https://doi.org/10.1192/bjp.171.3.287a.

Gelman, Andrew, Hrsg. *Bayesian data analysis*. 2nd ed. Texts in statistical science. Boca Raton, Fla: Chapman & Hall/CRC, 2004.

Hartl, Ch. «Wie erfolgreich ist die Behandlung im Maßregelvollzug nach §§ 63 und 64 StGB? Eine Untersuchung anhand verschiedener Erfolgsmaße». Dissertation, Regensburg Philosophische Fakultät II, 2012.

Heinz, Wolfgang. «Entwicklung und Stand der freiheitsentziehenden Maßregeln der Besserung und Sicherung». Konstanzer Inventar Sanktionsforschung. Konstanz: Universität Konstanz, Januar 2014. www.ki.uni-konstanz.de/kis.

Illigen, Mathias. *Ich oder Ich: die wahre Geschichte eines Mannes, der seinen Vater getötet hat*. 1. Aufl. Wien: Ed. A, 2011.

Jaschke & Oliva. «Kerndatensatz im Maßregelvollzug Teil 1: Auswertungen 2018 V.2», 2020.

Jordan, Benedikt. «Begutachtungsmedizin in Deutschland am Beispiel Bayern». Text.PhDThesis, Ludwig-Maximilians-Universität München, 2016. https://edoc.ub.uni-muenchen.de/19622/.

Kobbé, Ulrich, Hrsg. *Forensische Prognosen: ein transdisziplinäres Praxismanual: Standards – Leitfäden – Kritik*. Lengerich: Pabst Science Publishers, 2017.

König, Andrej. «Der Nutzen standardisierter Risikoprognoseinstrumente für Einzelfallentscheidungen in der forensischen Praxis». *Recht & Psychiatrie* 28 (1. Januar 2010): 67–73.

Kozol, Harry L., Richard J. Boucher, und Ralph F. Garofalo. «The Diagnosis and Treatment of Dangerousness». *Crime & Delinquency* 18, Nr. 4 (1. Oktober 1972): 371–92. https://doi.org/10.1177/001112877201800407.

Kudlung, R. «Erneute Straffälligkeit nach Unterbringung im psychiatrischen Maßregelvollzug». *Bewährungshilfe*, Nr. 54 (1) (2007): 66–79.

Lehane, Dennis. *Shutter Island: Roman*. Übersetzt von Steffen Jacobs. Diogenes-Taschenbuch 24335. Zürich: Diogenes, 2015.

Lewe, Ulrich. «Lebensweg und Deliktrückfälligkeit schizophrener Patienten nach der Entlassung aus dem Maßregelvollzug (§ 63 StGB)». Empirische Untersuchung, Duisburg-Essen, 2016.

Mansournia, Mohammad Ali, Mahyar Etminan, Goodarz Danaei, Jay S. Kaufman, und Gary Collins. «Handling Time Varying Confounding in Observational Research». *BMJ*, 16. Oktober 2017, j4587. https://doi.org/10.1136/bmj.j4587.

Marneros, Andreas, Simone Ullrich, und Dieter Rössner. *Angeklagte Straftäter. Das Dilemma der Begutachtung*. 1. Aufl. Baden-Baden: Nomos, 2002.

Marx, K. «Abschweifung (über produktive Arbeit)». In *Marx Engels Werke*, 26.1:363–64. Berlin: Dietz Verlag, 1973.

McKinty, A. «Rain Dogs» Berlin: Suhrkamp, 2018

Monahan, John. «Dangerous Offenders: A Critique of Kozol et al. *Crime & Delinquency* 19, Nr. 3 (Juli 1973): 418–20. https://doi.org/10.1177/001112877301900317.

Müller, J. L., N. Saimeh, P. Briken, S. Eucker, K. Hoffmann, M. Koller, T. Wolf, u. a. «Standards für die Behandlung im Maßregelvollzug nach §§ 63 und 64 StGB: Interdisziplinäre Task-Force der DGPPN». *Forensische Psychiatrie, Psychologie, Kriminologie* 12, Nr. 2 (Mai 2018): 93–125. https://doi.org/10.1007/s11757-017-0445-0.

Murrie, Daniel C., Marcus T. Boccaccini, Lucy A. Guarnera, und Katrina A. Rufino. «Are Forensic Experts Biased by the Side That Retained Them?» *Psychological Science* 24, Nr. 10 (1. Oktober 2013): 1889–97. https://doi.org/10.1177/0956797613481812.

Neal, Tess M. S., Sarah L. Miller, und R. Clayton Shealy. «A Field Study of a Comprehensive Violence Risk Assessment Battery». *Criminal Justice and Behavior* 42, Nr. 9 (2015): 952–68.

Nilsson, Thomas, Märta Wallinius, Christina Gustavson, Henrik Anckarsäter, und Nóra Kerekes. «Violent Recidivism: A Long-Time Follow-Up Study of Mentally Disordered Offenders». Herausgegeben von James G. Scott. *PLoS ONE* 6, Nr. 10 (11. Oktober 2011): e25768. https://doi.org/10.1371/journal.pone.0025768.

Perez, Bianka. *Die Schwarze Liste: Nazi-Paragraf 63 StGB – weggesperrt und weggespritzt*. Hamburg: UnderDog, 2017.

Pfäfflin, «Prolonging the court-ordered detention of offenders: the contribution of forensic expert tedtimonies». Sexual Offender Treatment Pabst Science Publishers 2014 http://www.sexual-offender-treatment.org/index.php?id=129.

Rice, M.E., und Harris, G. «Psychopathy, Schizophrenia, Alcohol Abuse, and Violent Recidivism». *International Journal of Law and Psychiatry* 18, Nr. 3 (1. Juni 1995): 333–42. https://doi.org/10.1016/0160-2527(95)00015-A.

Rossegger, Astrid, Arja Laubacher, Konstantin Moskvitin, Thomas Villmar, George B. Palermo, und Jérôme Endrass. «Risk Assessment Instruments in Repeat Offending: The Usefulness of FOTRES». *International Journal of Offender Therapy and Comparative Criminology* 55, Nr. 5 (August 2011): 716–31. https://doi.org/10.1177/0306624X09360662.

Rudin, Cynthia, und Berk Ustun. «Optimized Scoring Systems: Toward Trust in Machine Learning for Healthcare and Criminal Justice». *Interfaces* 48, Nr. 5 (o. J.): 449–66.

Rusche, Stefan. *In Freiheit gefährlich ? Eine Untersuchung zu Häufigkeit und Gründen falscher Kriminalprognosen bei psychisch kranken Gewaltverbrechern*. 1. Aufl. Theorie und Forschung Psychologie, 244 = 804 [d. Gesamtw.]. Regensburg: Roderer, 2004.

Schmidt-Quernheim, F., und D. Seifert. «Evaluation der ambulanten Nachsorge forensischer Patienten (§ 63 StGB) in Nordrhein-Westfalen». *Der Nervenarzt* 85, Nr. 9 (September 2014): 1133–43. https://doi.org/10.1007/s00115-013-3932-3.

Seifert, D. *Gefährlichkeitsprognosen: Eine Empirische Untersuchung Über Patienten Des Psychiatrischen Maßregelvollzugs*. Monographien Aus Dem Gesamtgebiete Der Psychiatrie. Steinkopff-Verlag Heidelberg, 2007. //www.springer.com/de/book/9783798517561.

Seifert, D. «Zur Gefährlichkeit ehemaliger Patienten des Maßregelvollzuges (§ 63 StGB). Aktuelle Daten der Essener prospektiven Prognosestudie». *Forensische Psychiatrie, Psychologie, Kriminologie*, Nr. (4)1 (2010): 60–69.

Seifert, D., Klink, M., und Landwehr, S. «Rückfalldaten behandelter Patienten im Maßregelvollzug nach § 63 StGB». springermedizin.de, 2018. https://www.springermedizin.de/rueckfalldaten-behandelter-patienten-im-Maßregelvollzug-nach-63/15571008.

Seifert, Dieter, und Norbert Leygraf. «Entwicklung und Stand des psychiatrischen Maßregelvollzugs (§ 63 StGB)». *Forensische Psychiatrie, Psychologie, Kriminologie* 10, Nr. 4 (November 2016): 233–42. https://doi.org/10.1007/s11757-016-0386-z.

Sieß, Julia. «Psychiatrischer Beitrag: Kognitive Verzerrungen bei forensisch-psychologischen Gutachten». *Forensische Psychiatrie, Psychologie, Kriminologie* 10, Nr. 4 (November 2016): 297–99. https://doi.org/10.1007/s11757-016-0394-z.

Singh, Jay P., Martin Grann, und Seena Fazel. «Authorship Bias in Violence Risk Assessment? A Systematic Review and Meta-Analysis». Herausgegeben von Neil R. Smalheiser. *PLoS ONE* 8, Nr. 9 (2. September 2013): e72484.
https://doi.org/10.1371/journal.pone.0072484.

Somers, Julian M., Stefanie N. Rezansoff, Akm Moniruzzaman, Anita Palepu, und Michelle Patterson. «Housing First Reduces Re-Offending among Formerly Homeless Adults with Mental Disorders: Results of a Randomized Controlled Trial». Herausgegeben von Michel Botbol. *PLoS ONE* 8, Nr. 9 (4. September 2013): e72946. https://doi.org/10.1371/journal.pone.0072946.

Steadman, Henry J., und Joseph J. Cocozza. *Careers of the criminally insane: excessive social control of deviance*. Lexington, Mass: Lexington Books, 1974.

Stolz, M. (Hrsg.i.A der GMK der Länder)2007. «Psychiatrie in Deutschland – Strukturen. Leistungen, Perspektiven Arbeitsgruppe Psychiatrie der Obersten Landesgesundheitsbehörden im Auftrag der Gesundheitsministerkonferenz (76. Sitzung)» 2007.

Strate, Gerhard. *Der Fall Mollath: vom Versagen der Justiz und Psychiatrie*. 2. Auflage. Zürich: Orell Füssli Verlag, 2016.

Szmukler, G. «Violence risk prediction in practice». *British Journal of Psychiatry* 178 (2001): 84–85.

Thornberry, Terence P., und Joseph E. Jacoby. *The criminally insane: a community follow-up of mentally ill offenders*. Studies in crime and justice. Chicago: University of Chicago Press, 1979.

Ullrich, S. «Die Persönlichkeit von Straftätern. Psychopathologische und normalpsychologische Akzentuierungen». Martin Luther Universität Halle Wittenberg, 1999. http://sundoc.bibliothek.uni.halle.de/diss-online/99/99H178/index.htm.

Volckart, B. «Zur Bedeutung der Basisrate in der Kriminalprognose – Was zum Teufel ist eine Basisrate?» *Recht & Psychiatrie*, Nr. 2/2002 (2002): 105–14.

5. Des Kaisers neue Kleider – oder die Frage, ob im Psychoknast gut Therapieren ist

Über den dritten Glaubensgrundsatz der forensischen Psychiatrie

In der Einleitung zum Kapitel «Psychisch gestörte Straftäter, psychische Gesundheit und Kriminalität» des Oxford Handbook of Criminology steht ein Satz, den man der forensischen Psychiatrie in Deutschland gerne ins Stammbuch schreiben möchte: «Wenn psychisch gestörte Straftäter aus Gründen der Wohltätigkeit als spezielle Gruppe behandelt werden, setzt sie das in einer Zeit, in der der Wechsel zu risikobasierter Aburteilung die Politik dominiert, einer härteren Behandlung aus.» (Peay, 2007)

Und dass man Menschen in der Abschottung einer totalen Institution schädigt und nicht «heilen», «gesundmachen», «rehabilitieren» oder «therapieren» kann, gehört seit über fünfzig Jahren zum Standardwissen von Psychiatrie und Strafvollzug (Goffmann, 2016; Galli, 2020). Man nennt den Befund «Hospitalisierung» oder «Prisonisierung».

In der forensischen Psychiatrie ist das noch nicht angekommen. Mit Hilfe ihrer Hausheiligen, Hl. Simplicitas und Hl. Paraocchius (Scheuklappe), hält sie sich dieses Thema vom Leibe. In den «Standards» wird es simpel totgeschwiegen und unverdrossen die Behauptung aufgestellt, dass man eigentlich doch sehr erfolgreich zum Wohle der Insassen und der Bevölkerung tätig ist (Müller & Saimeh et al., 2018). Mit der Folge, dass dieses System ständig mehr Menschen (Internierte und Mitarbeiter) verbraucht und ungeprüft Steuergelder versenkt.

Das wird jetzt empirisch nachgewiesen und erklärt.

5.1 Das große Mysterium

Hohe Fallkosten – magere Ergebnisse, aber der Rubel, der rollt

Das große Mysterium des stationären Maßregelvollzuges in Deutschland besteht darin, dass es trotz hoher Fallkosten (durchschnittlicher Tagespflegesatz aktuell 306 Euro) keine evidenzbasierten Nachweise einer besonderen therapeutischen oder legalprognostischen Wirksamkeit gibt – und das interessiert auch niemanden wirklich. Auf eine Anfrage der «Linken» nach der legalprognostischen Wirksamkeit des Hamburger stationären Maßregelvollzuges antwortete die Senatsverwaltung schlicht und ergreifend: «Katamnestische Untersuchungen zu den aus der Hamburger Maßregelvollzugseinrichtung entlassenen Patientinnen und Patienten liegen nicht vor.» (Celik, 2017). Das heißt: Der Stadtstaat Hamburg, der das steuerfinanzierte Geschäft mit der Forensik einer privaten Aktiengesellschaft übertragen hat, deren Umsatz auf diesem Geschäftsgebiet sich in den letzten 16 Jahren mehr als vervierfacht hat, hat null Interesse daran, zu erfahren, wie hoch der Nutzen ist.

Und was sagen die «Standards» dazu? Sie geben nur an, dass vier Jahre nach der Entlassung etwa jeder sechste Patient wieder delinquent, also irgendwie juristisch auffällig, wird. Ob er das mit Beförderungserschleichung oder mit Gewaltdelikten wird und ob das im Vergleich mit den Rückfalldaten des Strafvollzuges viel oder wenig ist, bleibt im Dunkeln. Aber man könnte ja mal bei Gelegenheit die Ergebnisqualität der Anstalten anhand bekannter Kriterien untersuchen. Das war es dann zu diesem Thema.

Uns aber interessiert es brennend. Nach dem Motto: «Wenn man nicht alles selber macht», machen wir uns auf die Suche und recherchieren, durchforsten Datenbanken, stellen selber Hypothesen auf sowie Berechnungen an und kommen dabei zu interessanten Ergebnissen.

Als erstes beschäftigen wir uns mit einer Lieblingserzählung von (forensischen) Psychiater/-innen. Und die geht so: Bei den als schizophren Etikettierten sei – deren guter Wille vorausgesetzt – die Sache relativ einfach. Wenn sie ihre antipsychotische Medikation brav einnähmen, gehe die Krankheit und mit ihr auch die Gefährlichkeit des Kandidaten weg. Und deshalb sei ohne Pilleneinnahme eine Entlassung leider, leider nicht möglich. So weit, so apodiktisch, denn wir haben ja schon in Kapitel 3.2 gelernt, dass diese Pillen bei weitem nicht bei allen Menschen positiv anschlagen und dazu erhebliche lebensverkürzende Nebenwirkungen haben (Aderholt, 2011). Deshalb fragen wir nach, ob diese Lieblingserzählung eigentlich empirisch begründbar ist. Dazu schauen wir uns die Ergebnisse von zwei empirischen Untersuchungen an, die sich mit diesem Thema beschäftigt haben.

Tabelle 13: Untersuchungen zum Thema Neuroleptika und Gewaltdelinquenz bei schizophren etikettierten Menschen

	Gewaltdelikt		Kein Gewaltdelikt	
1) N = 96 (Seifert, 2007; Lewe, 2016)	N	%	N	%
Rate Gewaltdelikte zu Beginn der Erfassung	89	92,7	7	7,3
Rückfall mit Gewaltdelikt im Untersuchungszeitraum (7,5 Jahre)	11	11,5	85	88,5
Davon:				
Regelmäßige Neuroleptikamedikation N = 81				
Rückfall Gewaltdelikt	5	6,2	76	93,8
Keine regelmäßige Medikation N = 15				
Rückfall Gewaltdelikt	6	40,0	9	60,0
2) N = 1445 (Swanson & Swartz et al., 2008)				
Rate Gewaltdelikte zu Beginn der Erfassung	276	19,1	1169	80,9
Rückfall mit Gewaltdelikt im Untersuchungszeitraum (6 Monate)	202	14,0	1243	86
Davon:				
Regelmäßige Neuroleptikaeinnahme N = 653				
Rate Gewaltdelikte zu Beginn der Erfassung	106	16,2	547	83,8
Rückfall mit Gewaltdelikt im Untersuchungszeitraum	61	9,3	592	90,7
Keine regelmäßige Medikation N = 792				
Rate Gewaltdelikte zu Beginn der Erfassung	170	21,5	622	78,5
Rückfall mit Gewaltdelikt im Untersuchungszeitraum	141	17,8	651	82,2

Die erste Untersuchung erfasst im Rahmen einer prospektiven Studie die Rückfallqote mit Gewaltdelinquenz bei Menschen einer repräsentativen Stichprobe, die nach § 63 StGB untergebracht waren und bei denen eine schizophrene Erkrankung diagnostiziert war. Nach der bedingten Entlassung und in einem Untersuchungszeitraum von 7,5 Jahren waren 15 von 93 der Untersuchten nicht von einer regelmäßigen Neuroleptikamedikation zu überzeugen. 6 von ihnen hatten einen gewalttätigen Rückfall und 9 blieben ohne Gewaltdelinquenz. D.h.: 1. eine deutliche Mehrheit der forensischen Pillenablehner beging kein Gewaltdelikt – es gibt also keinen engen Zusammenhang zwischen Neuroleptikaablehnung und Gewaltdelinquenz – und 2. säßen die 15 noch in der Forensik ein, würde diese billigend in Kauf nehmen, 9 von ihnen ohne Grund interniert zu haben, und 3. maßt sich die Forensische Psychiatrie an, Menschen, die nicht auf Neuroleptika ansprechen (ca. 30 % bis 50 % der schizophren Etikettierten) allein aus diesem Grunde jahrzehntelang zu internieren.

Die 2. Untersuchung stammt aus den USA. Sie erhob bei einer Stichprobe von 1445 allgemeinpsychiatrischen Patienten deren Rate von Gewaltdelinquenz bei Beginn einer stationären Behandlung und nach einer Zeit von durchschnittlich sechs Monaten nach dem Ende der Behandlung. Beim Vergleich ist zu beachten, dass in den USA die Basisrate für Gewaltdelinquenz etwa zehnmal höher ist als in Deutschland.

In einem Untersuchungszeitraum von 6 Monaten sinkt die Rate der Gewaltdelinquenz sowohl bei den Neuroleptikakonsumenten als auch bei den über 54,8 % Ablehnern. Bei Letzteren ist die Reduktion der beobachteten Gewaltdelinquenz mit einer Differenz von 8,5 % etwas schwächer ausgeprägt.

Fazit: Die Apodiktik der «Standards»: «Keine Medikamentencompliance = keine Entlassung» ist nicht zu rechtfertigen – zumal wir seit Kapitel 4 wissen, dass die meisten forensischen Gefährlichkeitsprognosen falsch sind.

Wie aber steht es im Allgemeinen um die therapeutische Effizienz der stationären Behandlung in der Forensik? Die vergleichen wir jetzt mit den Ergebnissen stationärer Behandlung in der Allgemeinpsychiatrie. Da gab es z. B. schon vor Erscheinen der «Standards» die «Regensburger Katamnesestudie». Sie untersucht die therapeutische Wirksamkeit einer stationären forensischen Behandlung. Nach durchschnittlich 4-jähriger Behandlungszeit wurde die Entwicklung des Gesundheitszustandes von §63-StGB-Patienten durch das behandelnde Team eingeschätzt. Demnach gab es bei 20,0 % der Patienten keine, bei 33,8 % eine mäßige und bei 46,2 % eine deutliche Besserung des psychiatrischen Krankheitsbildes (Bezzel, 2008). In einer weiteren Untersuchung wurden der GAF-Wert (global assessment of functioning) dieser Katamnesegruppe im Übergang von der stationären zur ambulanten Weiterbehandlung ermittelt, er betrug 58,5 Punkte. Im Durchschnitt hatte diese Patientengruppe also noch mäßig ausgeprägte Krankheitssymptome oder mäßig ausgeprägte Schwierigkeiten bezüglich ihrer sozialen, beruflichen oder schulischen Leistungsfähigkeit (Butz et al., 2013). Meines Wissens wurden zum ersten Mal in der psychiatrischen Forensik darüber hinaus auch Patienten befragt, wie sie die einzelnen Therapieangebote bewerten, welche Kritik am und welche Verbesserungsvorschläge sie zum Behandlungssetting haben. Etwa die Hälfte der Patienten beschrieb das therapeutische Angebot als gut bis sehr gut, etwa 40 % als befriedigend und nur 10 % als ausreichend bis mangelhaft (Bezzel, 2008). Um diese Ergebnisse einordnen zu können, bietet es sich an, die Behandlungsergebnisse mit denen einer allgemeinpsychiatrischen Klinik zu vergleichen. Eine westfälische allgemeinpsychiatrische Klinik mit Pflichtversorgung z. B. ermittelte mittels des CGI (Clinical Global Impression – ein ähnliches Beurteilungsinstrument wie das GAF) den Erfolg der stationären Behandlung. Da der Autor in dieser Klinik einst «Qualitätsassessor» war, weiß er noch, dass im Jahr 2011 49 % der Patienten die Klinik in einem viel bis sehr viel besserem Zustand verließen, 27 % wenig gebessert waren und bei 10 % keine wesentliche Verbesserung erzielt werden konnte. Zum Rest der Patienten waren keine Angaben erhältlich. Eine schriftliche Nachbefragung der Patientinnen und Patienten zu verschiedenen Variablen der Behandlung ergab, dass 80 % zufrieden waren und bei erneuter Erkrankung sich wieder dort behandeln lassen mochten.

Da erkennt man doch eine verblüffende Übereinstimmung bei den Ergebnis-Variablen Therapieerfolg und Patientenzufriedenheit. So erfreulich es ist, dass hier erstmals auch forensische Patienten durch ihre Befragung als Subjekte im Behandlungsprozess ernst genommen werden, die Daten besagen aber auch, dass in der stationären Maßregel nach durchschnittlich 4-jähriger Behandlungsdauer Ergebnisse erzielt werden, für die

die Allgemeinpsychiatrie 24 Tage braucht. Daraus lässt sich folgern: Entweder braucht die stationäre Forensische Psychiatrie 60,83-mal (1460 Tage : 24) länger für den gleichen Behandlungserfolg oder von den 1460 Tagen sind 24 Tage Behandlungszeit und 1436 Tage sinnlose Verschlusszeit, wenn man von der Theorie ausgeht, dass mit der Besserung der Erkrankung auch die vermutete Gefährlichkeit des Angehaltenen erledigt ist.

Nun könnte sich ja trotz des eher bescheidenen, dafür aber teuren therapeutischen Ergebnisses die langjährige Aufenthaltsdauer durch eine verbesserte Legalprognose der forensischen Patienten rechtfertigen lassen. Zur Beantwortung dieser Frage bräuchte man idealerweise einen Vergleich zwischen einer behandelten und nicht-behandelten Kontroll- und Vergleichsgruppe, was aber aus ethischen und juristischen Gründen nicht machbar ist. Es gibt aber unter den vielen Studien zur Legalbewährung psychisch kranker Rechtsbrecher einige, die unter quasi experimentellen Bedingungen die Legalbewährung der Angehaltenen ermitteln konnten. Das ging in den Fällen, in denen sie aus juristischen Gründen entlassen werden mussten, obwohl ihre Behandler und die Gutachter sie als gefährlich einschätzten (Steadmann & Cocozza, 1974; Thornberry & Jacoby, 1979; Rusche, 2004). Die Ergebnisse dieser Untersuchungen sind in Tabelle 11 (s. Kap 3.3) dargestellt. Das zusammengefasst: Die gewalttätige Rückfalldelinquenz der Gruppe der forciert Entlassenen war im Heimbereich höher als im ambulanten Setting. Sie unterscheidet sich insgesamt aber *nicht* von derjenigen der regulär Entlassenen.

Man darf also Zweifel an der legalprognostischen Wirksamkeit der stationären Behandlung im Maßregelvollzug haben.

Vielleicht werden diese Zweifel aufgelöst, wenn man statt eines systemimmanenten einen externen Vergleichsmaßstabs zu Rate zieht. Hier bietet sich der Vergleich mit der Legalbewährung im Strafvollzug an. Die kriminologische Zentralstelle Wiesbaden untersuchte aus sanktionsrechtlicher und kriminologischer Sicht die Legalbewährung dreier Tätergruppen nach einer langen Nachbeobachtungszeit anhand des Kriteriums «erneuter Freiheitsentzug nach Entlassung». Die Ergebnisse sind in Tabelle 14 dargestellt:

Tabelle 14: Legalbewährung unterschiedlicher Tätergruppen

Tätergruppe	Time at risk	% Freiheitsentziehungen
Sicherungsverwahrte § 66 StGB (SV)	8,7 Jahre	31 %
Kontrollgruppe (gleiche Deliktvorbelastung, aber ohne SV)	8,7 Jahre	59 %
Bedingt entlassene forensische Patienten § 63 StGB	7,5 Jahre	17 %

(Dessecker, 2012)

Sie schließt aus diesen Ergebnissen, dass die Gefährlichkeit bedingt entlassener forensischer Patienten (§ 63 StGB) und Sicherungsverwahrter (§ 66 StGB) häufig überschätzt wird (Dessecker, 2012).

Aus dem Kriterium «erneuter Freiheitsentzug» lässt sich aber immer noch nicht erschließen, ob und welchen Einfluss die Behandlung auf die Legalbewährung bei unterschiedlichen Deliktgruppen und Diagnosen hat. Um diese Frage zu beantworten, wäre die *einschlägige* Rückfalldelinquenz unterschiedlicher Täter- und Diagnosegruppen zu vergleichen. Einschlägig bedeutet, ob z. B. ein Eierdieb wieder mit Eierdiebstahl oder ein Mensch mit einem Körperverletzungssdelikt wieder mit einem Gewaltdelikt rückfällig wird.

Im psychiatrischen Maßregelvollzug sind Gewaltdelikte mit einem Anteil von 80 % die häufigsten Anlässe für eine Unterbringungsanordnung (Seifert, 2007; Jaschke & Oliva, 2020). Man könnte also für diese Deliktarten die *einschlägige* Rückfalldelinquenz forensischer Patienten mit der *einschlägigen* Rückfalldelinquenz von Strafhäftlingen vergleichen und bekäme so einen Eindruck von der legalprognostischen Wirksamkeit unterschiedlicher Sanktionssysteme. Und das machen wir jetzt:

Für den Strafvollzug liegt eine entsprechende Untersuchung vor. Sie ermittelt nach einer *time at risk* (Zeit in Freiheit) von neun Jahren die einschlägige Rückfalldelinquenz für verschiedene Deliktgruppen (Jehle et al., 2016). Aus der repräsentativen Stichprobe der Essener prospektiven Prognoseuntersuchung (Seifert, 2007) lassen sich die entsprechenden Daten für schizophren erkrankte forensische Patienten nach einer *time at risk* von 7,5 Jahren extrahieren (Lewe, 2016). Die Ergebnisse sind in Tabelle 15 dargestellt.

Tabelle 15: Vergleich einschlägige Rückfalldelinquenz Gewaltdelikte UAO § 63 StGB / Strafvollzug

Deliktgruppe	UAO § 63 StGB schizophren Etikettierte Unterbringungsdelikt	einschlägiges Rückfalldelikt Time at risk 7,5 Jahre		Strafverfahren Bezugsentscheidung	Rückfalldelikt schwere Gewaltdelikte Strafhäftlinge Time at risk 9 Jahre	
	N	N	%	N	N	%
Körperverletzung	41	8	19,5	101019	16422	16,3
Tötungsdelikt	52	1	1,9	893	1	0,1
Summe	93	9	9,7	101912	16423	16,1

Jetzt können wir folgende Hypothesen überprüfen:

a) «Die einschlägige Rückfalldelinquenz an Schizophrenie erkrankter und nach § 63 StGB untergebrachter Menschen für Körperverletzungsdelikte unterscheidet sich in statistisch bedeutsamer Weise von der einschlägigen Rückfalldelinquenz von Strafhäftlingen.»
Ergebnis: chi² = 0,18. Somit ist diese Hypothese zu verwerfen.

b) «Dito nur für Tötungsdelikte»
Berechnung nicht möglich, da zwei Zellenwerte kleiner als 5

c) «Dito für Körperverletzungs- und Tötungsdelikte zusammengefasst»
Ergebnis: chi² = 2,18. Auch diese Hypothese ist zu verwerfen.

Fazit: Der stationäre psychiatrische Maßregelvollzug erzielt bei Gewaltdelikten als schizophren etikettierer Angehaltener keine besseren legalprognostischen Ergebnisse als der Strafvollzug.

Im Vergleich zu seinen Geschwistern Allgemeinpsychiatrie und Strafvollzug zeichnet sich der stationäre psychiatrische Maßregelvollzug also nicht durch besondere legalprognostische oder therapeutische Qualitäten aus.

Es könnte aber sein, dass er sich quasi hausintern in eine positive Richtung entwickelt und seine Verwandtschaft irgendwann einholt oder übertreffen wird. Indem er z. B. im Laufe der Zeit mehr therapeutisches Personal bekam und sich deshalb seine therapeutischen Kennzahlen positiv entwickelten. Da die «Standards» diese Frage offensichtlich nicht so interessant finden, müssen wir uns wieder selber auf die Suche machen.

Und tatsächlich, es gibt einen gepflegten und gut sortierten Datengarten, in dem sich manche Frucht der Erkenntnis ernten lässt (Jaschke & Oliva, 2020). Den besuchen wir jetzt. Die Früchte unserer Ernte finden Sie in den Tabellen 16 und 17 übersichtlich präsentiert.

Als erstes interessiert uns die Frage, ob die Anzahl der pro Patient zur Verfügung stehenden therapeutisch-pflegerischen Fachkräfte (Pflege, Psychologie, Ergo- und andere Therapien, Medizin) einen Einfluss auf bestimmte Ergebnisvariablen hat. Dahinter steht die Hypothese, dass mehr Fachpersonal auch bessere Ergebnisse zeitigt.

Die Ergebnisse des Jahres 2018 sind für die genannten Bundesländer in Tabelle 16 (s. u.) festgehalten. (Die Länder Bayern und Baden-Württemberg fehlen, da sie an der Erhebung zum Kerndatensatz nicht teilnehmen.)

Für das Jahr 2018 gilt:

- Zwischen den Bundesländern zeigt sich bei allen Variablen eine große Varianz. So ist z. B. die Unterbringungsdauer am Stichtag in den forensischen Kliniken Brandenburgs 1,41-mal länger als in Berlin, obwohl sie doppelt so viel Personal haben wie die Berliner. Diese wiederum beurlauben ihre Patienten 5,5-mal häufiger als die Sachsen, die auch fast doppelt so viel Fachpersonal haben.
- Diese starke Varianz bedeutet, dass die Behandlungschancen der Angehaltenen in Deutschland stark von der Zufälligkeit der Ländergrenzen abhängen (s.a. Kap. 2.4).
- Die schwach positive Korrelation (0,2209) zwischen Personal und Unterbringungsdauer am Stichtag weist darauf hin, dass mehr Fachpersonal die Unterbringungsdauer insgesamt eher verlängert.
- Die schwach negative Korrelation (-0,1325) ist ein Hinweis darauf, dass bei besserer Personalausstattung die Unterbringungsdauer bei Beendigung der Maßregel eher etwas kürzer ist.

- Zwischen der Anzahl der Beurlaubungen und der Personalausstattung gibt es keinen Zusammenhang (-0,0220).
- Zwischen Personalausstattung und Anzahl der bedingten Entlassungen gibt es einen moderat positiven Zusammenhang (0,3093).
- Zwischen Personalausstattung und Lockerungen lässt sich allenfalls ein schwacher bzw. kein Zusammenhang erkennen (0,1104; 0,0883).

Dass eine bessere Ausstattung mit Fachpersonal deutlich bessere Ergebnisse bei den abhängigen Ergebnisvariablen zeitigt, lässt sich mit diesen Daten nicht bestätigen. So weit die Datenernte des Jahres 2018.

Da unsere Datengärtner die Ergebnisse ihrer Ernten dankenswerterweise ab 2010 verzeichnet haben, können wir uns jetzt an eine Längsschnittuntersuchung der Variablen machen. Wir vergleichen jetzt nicht mehr die einzelnen Bundesländer im Querschnitt eines Jahres, sondern die bundesweiten (ohne Bayern und Baden-Württemberg) Gesamtergebnisse pro Jahr von 2010–2018.

Die Ergebnisse sind in Tabelle 17 zu sehen.

- Im zeitlichen Längsschnitt der Jahre 2010–2018 ist die Varianz der Untersuchungsvariablen nicht so stark ausgeprägt wie im Querschnitt des Ländervergleichs.
- Deutlicher wird, dass mehr Fachpersonal die Aufenthaltsdauer der Angehaltenen eher verlängert.
- Umgekehrt ist der Effekt bei Beurlaubungen und bedingten Entlassungen: Ihre Anzahl sinkt bei mehr Fachpersonal deutlich ab.
- Bei Lockerungen lässt sich kein einheitlicher Trend feststellen.

Ein paar Anmerkungen zur Interpretation:

- In Kapitel 3.1 haben wir gelernt, dass eine Korrelation einen Zusammenhang abbildet. Ob er zeitlich oder kausal ist, lässt sich aus dem Wert selbst nicht schließen.
- Auf den Zusammenhang zwischen verlängerter Unterbringungsdauer und Personalstärke bezogen, bedeutet dies, dass eine andere Kausalität für dieses Ergebnis ausschlaggebend sein kann. Einen Hinweis hierzu finden wir im Datengarten selbst. Denn siehe: 2018 fällt die Anzahl der Beurlaubungen und bedingten Entlassungen unvermittelt auf den niedrigsten Wert der Zeitreihe. Dies ist wahrscheinlich

Bundesland	Therapeutische oder pflegerische Vollkraft / Fall	Unterbringungsdauer am Stichtag in Tagen	Unterbringungsdauer bei Beendigung	Beurlaubung / 100 Fälle	Bedingte Entlassung / 100 Fälle	Lockerung mit Begleitung	Lockerung ohne Begleitung
Berlin	0,70	2500	2915	37,4*	29,2*	19,9	34,2
Saarland	0,84	2869	4652	18,9	37,8*	60,0	38,3
Thüringen	0,88	2425	4007	25,0	58,0	24,4	32,3
NRW	0,95	3291	3222	17,1	38,6	29,0	33,0
Hamburg	1,13	2418	2544	12,7	56,6	23,6	36,8
Niedersachsen	1,17	2712	3965	15,8	34,1	52,9	41,3
Schl.-Holstein	1,17	2881	3944	7,4	38,7	51,8	23,0
Sa.-Anhalt	1,20	2652	3642	6,7	36,6	37,6	27,5
Hessen	1,22	2221	2666	8,4	61,1	38,3	36,3

Tabelle 16: Ländervergleich 2018: Effekt Therapeutischer Vollkräfte pro Belegungsfall auf die Ergebnisvariablen Unterbringungsdauer, Beurlaubung, bedingte Entlassung und Lockerung im Jahr 2018

Rhld.-Pfalz	1,23	2905	4067	13,4	25,5	27,7	40,1
Sachsen	1,30	2529	3066	18,6	58,4	51,6	31,1
Bremen	1,38	2633	2615	31,3	57,9	27,2	51,1
Brandenbgurg	1,50	3520	3622	19,0	44,2	29,4	27,3
Meckl.-Vor.	1,61	3296	3738	19,2	64	39,4	40,6
Ergebnisse:							
Mittelwert	1,08	2849	3681	15,3	37,8	34,4	34,8
Streuung	0,70-1,61	2221–3520	2544–4067	76,7–37,4	25,5–64,0	19,9 – 60.0	23,0–51,1
S-Faktor	2,34	1,58	1,59	5,58	2,51	3,02	2,22
Korrelation (Kendalls τ)		0,2209	-0,1325	-0,0220	0,3093	0,1104	0,0883
Effekt:		schwach	schwach	keiner	mittel	schwach	keiner

* Zahlen aus 2017

	Therap. Pfleger. Vollkraft / Fall	Unterbringungs-dauer am Stichtag in Tagen	Unterbringungs-dauer bei Be-endig	Beurlau-bungen	Bedingte Entlas-sung	Lockerung mit Begleitung	Lockerung ohne Begleitung
Jahr							
2010	0,92	2473	2700	926	389	1963	1910
2011	0,92	2699	2847	1403	415	1982	2056
2012	0,87	2738	3110	1114	478	1841	2121
2013	0,89	2807	3353*	1066*	492*	1903	2212
2014	0,89	2902	353*	1066*	505	1894*	2186*
2015	0,92	2960	3596	1018	510	1884	2160
2016	0,92	2934	3341	1004	446	1797	2250
2017	0,92	2925	3449	1041	471	1817	2049
2018	0,97	2849	3681	761	377	1831	1843
Ergebnisse:							
Mittelwert		2810	3270	1039	454	1885	208V
Streuung	0,87 – 0,97	2473 – 2960	2700 – 3681	761 – 1403	377 – 510	1797–1963	1843 – 2250
S-Faktor	1,11	1,20	1,36	1,84	1,35	1,09	1,22
Korrelation (Kendallsτ)		0,1666	0,3002	-0,6423	-0,5000	0,1000	0,4333
Effekt:		klein	mittel	groß	mittel	keiner	mittel

*Schätzwert

Tabelle 17: Zeitreihe 2010–2018: Effekt therapeutisch-pflegerische Vollkräfte / Belegungsfall auf die Ergebnisvariablen Unterbringungsdauer, Beurlaubung, bedingte Entlassung und Lockerung

eine Reaktion der Träger und Vollzugsleitungen der Psychiatriegefängnisse auf die Verschärfung der Verhältnismäßigkeitskriterien, die 2016 im § 67 d (6) StGB eingeführt wurde. Der erwünschte Effekt der Verkürzung der Unterbringungsdauern wird von ihnen dadurch konterkariert, dass sie weniger Angehaltene bedingt entlassen oder beurlauben. Kürzer ausgedrückt: Von der Rechtsprechung lassen wir uns unser Geschäft doch nicht vermasseln.

- Das bedeutet für Mitarbeitende eine Entwertung ihrer Arbeit und für Insassen eine Missachtung ihrer Person. Beide sind – in unterschiedlichem Ausmaß – Gefangene einer totalen Institution, deren Macht auf Willkür und Beliebigkeit von Entlasskriterien gegründet ist.

Fazit: Unter dem Regime des § 63 StGB wurden in den letzten zwei Jahrzehnten zunehmend mehr Menschen mit einer psychischen Erkrankung einer juristisch zweifelhaften, legalprognostisch und therapeutisch unwirksamen und teuren Internierung zugeführt – die Eingangsthese aus dem Oxford Handbook of Criminology bestätigt sich damit auch für Deutschland.

5.2 In der Strafkolonie
Über Therapie und Kolonisierung

In den letzten fünfzig Jahren setzte in allen eher reichen Ländern ein umfassender Prozess der Deinstitutionalisierung (Auflösung der alten psychiatrischen Anstalten) ein. Etwas zeitversetzt und zunächst relativ unbeachtet entwickelt sich in Deutschland im Zusammenspiel von Justiz und Psychiatrie ein gegenläufiger Prozess: Die Wieder-Exkludierung psychisch Kranker unter dem Etikett der Forensik. Seinen Höhepunkt findet er in der Errichtung von sogenannten Long-stay-Einrichtungen oder Sekundärstationen, in die die als unheilbar Deklarierten (nachhaltig Hospitalisierungsgeschädigten) kostengünstig abgeschoben werden. Man kann es auch so ausdrücken: Das Feld der Softcore-Kontrolle und fürsorglichen Belagerung wurde ausgeweitet und das Feld der Hard-core-Disziplinierung etwas zeitversetzt intensiviert. M. Foucault, wenn er denn noch lebte, hätte diese Entwicklung wahrscheinlich so kommentiert: Aus der Perspektive der staatlichen Bio-Macht betrachtet, entspricht die eine

Entwicklung eher dem Pol der Bio-Regulierung (Lebens-/Gesundheitsförderung) durch den Staat und die andere eher der Organo-Regulierung (Absonderung/Ausschluss/Tötung) durch Zwangsinstitutionen. Dabei betont der Staat mal die eine, mal die andere Seite und beide sind miteinander verschränkt in einer Art Homöostase-Verbindung (Foucault, 1976).

Aus der Entstehungsgeschichte sozial kontrollierender Unternehmungen wie der Psychiatrie lässt sich auch ihr eigentlicher Zweck erschließen. Die enorme Entwicklung der Produktivkräfte im Rahmen des kapitalistischen Industrialisierungsprozesses im 19. Jahrhundert setzt erhebliche Destruktivkräfte in Gang, die man auf drei Ebenen beschreiben kann und die immer noch wirksam sind: a) die Kolonisierung der Natur – sprich, deren selbstzerstörerische Ausbeutung, b) die äußere Kolonisierung der nicht-industrialisierten Welt – sprich, deren mörderische Ausbeutung von Menschen und die räuberische Aneignung von Rohstoffen, c) die innere Kolonisierung, um den gesellschaftlich nicht-funktionalen, störenden Teil der Bevölkerung aus dem Verkehr zu ziehen. Dabei entstand dann u. a. ein neuer Wirtschafts- und Wissenschaftszweig, die (forensische) Psychiatrie, die zur Erreichung ihrer Zwecke ein reichhaltiges Methodenarsenal entwickelte, dessen Pole einerseits die Veredelung (Therapie) der inneren Wilden – entsprechend der Veredelung der äußeren Wilden (durch religiöse Missionierung) – bildete, und andererseits ihre physische Vernichtung (Ermordung der inneren, Völkermord der äußeren Wilden) – eben Bio- (Lebens-) Regulierung und Organo- (Zwangs-)regulierung. Diese beiden Pole sind auch in der Biopolitik des deutschen Faschismus präsent, denn neben der Ermordung der «Volksschädlinge» hielt er für die «Therapierbaren» durchaus modern klingende sozialpsychiatrische Programme für die Nachkriegszeit bereit (Dörner, 1996; Jantzen, 2017).

Das Ganze war vaterländisch garniert und lief ideologisch unter dem Etikett «Zivilisierung durch Bekehrung».

Die Forensische Psychiatrie ist immer ein Teil dieser Formierungs- und Repressiongeschichte gewesen und mit der Vernaturwissenschaftlichung der Psychiatrie zum Ende des 19. Jahrhunderts entstanden (Blasius, 2006).

Ein Architekt brachte den Autor auf die Idee, dass dieses Erbe nachwirkt. Bei der Eröffnung einer neuen forensischen Klinik 2006 im Ruhrgebiet erzählte dieser, dass er sich bei der

Planung der Einrichtung vom Modell der Wagenburg habe inspirieren lassen. Wagenburg? Da war doch was: Die Wagenburg war eine Verteidigungsmethode der landraubenden Buren in Südafrika und ihrer Pendanten, den weißen Siedlern in Nordamerika im 19. Jahrhundert. Wenn sie nämlich von den unzivilisierten Wilden attackiert wurden, die nicht einsehen wollten, dass soeben der zivilisatorische Fortschritt anrollt, stellten sie zur Verteidigung ihre Trecking-Waggons in einem möglichst engen Kreis auf und nannten das Wagenburg. Ist es Zufall, dass der Architekt zur Beschreibung seiner architektonischen Grundidee eine eindeutig kolonialistische Metapher benutzt? Logisch ist sie etwas schräg, da sich bei einer Siedler-Wagenburg «Die-Da-Drinnen» vor den gefährlichen «Die-Da-Draußen» schützen, bei seiner Wagenburgklinik aber die Zivilisierten «da draussen» ihre Nicht-Angepassten in ein Gefängnis-Drinnen einpferchen. Ihre Gemeinsamkeit: Beide glauben sich von Unzivilisierten attackiert, die sie abwehren und unter Kontrolle bringen müssen.

Was die trockenen Daten und Fakten aus Kapitel 5.1 für die Insassen der neuen Wagenburg bedeuten und was diese mit den neuen «Wilden» anstellt, wird jetzt erzählt.

Zum Aufwärmen eine Geschichte: Es war einmal eine kleine Laienspielschar, die sich 2018 zusammenfand. Sie bestand aus akuten und ehemaligen Insassen einer der neuen Wagenburgen und dem Autor. Unter Anleitung einer pfiffigen und kundigen Theaterpädagogin vom örtlichen Stadttheater wollten sie ein Stück erarbeiten und aufführen, das von ihren Erfahrungen im Maßregelvollzug erzählen und – man war schließlich beim Theater – das Publikum auch beeindrucken sollte.

Bei Kaffee, Tee und Keksen saß man im Probenraum zusammen, unterhielt sich über dieses und jenes und wie man sein Anliegen wohl am besten in Szene setzen könnte. Man verabredete, sich beim nächsten Treffen darüber auszutauschen, was die Internierung im Maßregelvollzug mit den Mitspielern macht/gemacht hat. Dem Autor fiel bei diesem Anlass die «Wagenburggeschichte» ein und er bot an, zum Einstieg in das Thema einen kurzen Text mitzubringen. Das wurde gutgeheißen und zu Beginn des nächsten Treffens las er ihn vor:

- Der *Patient* ist ein eingepferchtes Wesen. Als Erstes lernt er, auf seinem Platz zu bleiben, die Grenzen nicht zu überschreiten. Deshalb sind seine Träume Muskelträume, Aktionsträume, aggressive Träume etc.

- Gegenüber der *Anstaltsordnung* befindet sich der *Patient* in einem Zustand permanenter Spannung.
- Der *Patient* ist immer auf der Hut, weil er die vielfältigen Zeichen der *Anstaltswelt* nur schwer entziffern kann.
- In der von Psychiatern eingerichteten Welt gilt der *Patient* von vornherein als der Schuldige.
- Mit Hilfe mythologischer Wahnvorstellungen gelingt es dem *Patienten*, den Anstaltszwang zu vergessen.
- Der Fatalismus entlastet den *Patienten* von jeder Initiative. Er gelangt durch eine Art innerer Wiederherstellung des Gleichgewichts zu steinerner Gelassenheit.

(Textmontage aus: Fanon, 2005; S. 43 ff.)

Als der Vorleser geendet hatte, schaute ihn die Leiterin der Laienspielschar erschrocken an und fragte nach, ob das nicht alles etwas krass ausgedrückt gewesen war und sie könne sich eigentlich nicht vorstellen, dass es in der Forensik so zugeht. Das löste sofort lebhaften Widerspruch der Noch- und Ex-Forensik-Insassen aus. Jeder von ihnen konnte das gerade Gehörte mit Beispielen aus eigenem Erleben und eigenen Erfahrungen illustrieren. Nach dieser lebhaften Probeneröffnung brachten die Regisseurin und ihre forensische Laienspielschar vor zahlreichem Publikum zweimal eine inspirierte und wahrscheinlich etwas eigenwillige Aufführung von Kafkas «Der Prozess» auf die Bühne – aber das ist eine andere Geschichte.

Therapie als Dekolonisierung, Aufhebung sozialer Isolation und gegenseitige Anerkennung:

Erinnern wir uns: Bevor der nach den §§ 20/63 StGB Untergebrachte in die vorbeugende Anhaltung eingesetzt wird, hat er schon einen Prozess öffentlicher Degradierung und Entpersönlichung durchgemacht (Garfinkel, 1956). Richter und Gutachter haben ihn mit dem Etikett versehen: «Ein besonders Gefährlicher, der einer Strafe nicht wert ist. Auf unbestimmte Zeit aus dem sozialen Verkehr zu entfernen und mit dem Status einer juristischen Minderexistenz zu versehen.»

Letzteres ist die logische Konsequenz des § 20 StGB, der auf den ersten Blick eher harmlos daherkommt: *«Ohne Schuld handelt, wer bei Begehung der Tat wegen einer krankhaften seelischen Störung, wegen einer tiefgreifenden Bewußtseinsstörung oder wegen einer Intelligenzminderung oder einer schwe-*

ren anderen seelischen Störung unfähig ist, das Unrecht der Tat einzusehen oder nach dieser Einsicht zu handeln.»

Das Üble an diesem Paragrafen sind die Folgen des Konstruktes «Schuldunfähigkeit». Was gern als Fortschritt des bürgerlichen Strafrechts verkauft wird, erweist sich in der Anwendung als absurd und perfide. Denn mit dem Testat der Schuldunfähigkeit wird dem Angehaltenen die Fähigkeit abgesprochen, die Verantwortung für seine Tat zu übernehmen – er ist nicht nur schuldunfähig, sondern auch strafunwürdig gemacht, was nebenher die Verarbeitung der Tat durch den Täter eher erschwert als erleichtert. Damit ist der Angehaltene für Jahre/Jahrzehnte juristisch quasi auf «Kind» zurückgesetzt.

Allen Angehaltenen wird meist schon kurz nach der Tat ohne therapeutische Nachhilfe klar, dass sie Unrecht getan haben. Damit sind sie in der Lage, Verantwortung zu übernehmen und wären im juristischen Sinne schuldfähig. Ich erinnere mich an einen Menschen, der unter dem Einfluss psychotischer Wahnvorstellungen ein sehr schweres Gewaltdelikt beging. Zwei Tage nach der Tat, noch vor seiner Verhaftung und vor irgendeiner therapeutischen Intervention, versucht er, sich umzubringen. Ihm war in einem quälenden Selbsterkenntnisprozess klar geworden war, was er getan hatte. Mit diesem Suizidversuch wies er nach, dass er in der Lage war, das Unrecht seiner Tat einzusehen und die Verantwortung für sie zu übernehmen.

Mit der Schuldunfähigkeitserklärung nach § 20 StGB tut die Rechtssprechung aber so, als ob er dazu nicht in der Lage ist. Er kann aber gleichzeitig auch wieder schuldfähig (Erwachsenenstatus) sein, wenn er während der Unterbringung eine Straftat im Zustand der Schulfähigkeit begeht und die Wahlberechtigung wie ein Erwachsener hat er auch. Aus der juristischen Laiensicht des Autors passt das alles nicht so richtig zusammen.

Und was ist mit den Tätern, die ihre Tat verdrängen und leugnen? Die gibt es ab und an, sowohl im Straf- als auch im Maßregelvollzug. Sie tun das meistens nicht aus dem Unwillen, sich mit der Tat auseinanderzusetzen, sondern aus Gründen des psychologischen Selbst- und Überlebensschutzes. Beim Strafhäftling hat diese Haltung keinen Einfluss auf die Haftdauer. Der Angehaltene aber sitzt in einer Falle: Entweder er gibt einen für ihn überlebenswichtigen inneren Schutz auf oder seine Internierung wird – nicht selten auf lebenslänglich – verlängert.

Dem Prozess der öffentlichen juristischen Degradierung folgt als zweiter Akt kolonialer Gewaltanwendung die soziale Isolierung. Mit der Verbringung in die totale Institution wird der Angehaltene in ein soziales Koma versetzt. Seine Reaktionen auf diesen Zustand (Hospitalisierung/Prisonisierung) werden durch die psychiatrische Diagnose zu einer körperlich bedingten Erkrankung gemacht. Eine soziale Reaktion auf unmenschliche Zustände wird damit naturalisiert/medizinisiert. Das erzwingt ein Primat körperlicher «Therapien» (Neuroleptika/Elektroschock), die in dieser asozialen, von offener und struktureller Gewalt geprägten Umgebung noch fragwürdiger sind als im «Draußen». Die verschiedenen kolonialen Möglichkeiten sozialräumlicher Isolation (Heim, WfB, geschlossene Allgemein- und forensische Psychiatrie) gehören zu diesem System. Sie produzieren, was sie vorgeben zu bekämpfen, sie schließen aus unter dem Vorwand von Hilfe und Unterstützung und verfestigen so die Selbst- und Fremdwahrnehmung von Behinderung.

Das geht nicht nur in separierten Anstalten, sondern Isolation geht auch mitten in der Stadt. Ein Beispiel: Wenn der Autor von seinem Schreibtisch aus dem Fenster schaut, blickt er auf der gegenüber liegenden Straßenseite auf ein Haus. Hier wohnen Menschen mit psychischer Behinderung/Erkrankung. Einige werden morgens von einem Behindertenbulli in die Werkstatt für Behinderte gebracht, wo sie wahrscheinlich in der Abteilung für psychisch Behinderte tätig sind. Nach Feierabend geht es dann zurück ins Behindertenhaus. Die Mülltonnen werden von einem privaten Hausmeisterdienst an die Strasse gestellt, der im Winter auch den Schnee wegschippt und im Sommer den Rasen mäht und die Hecke schneidet. Verschiedene Betreuungsdienste fahren tagsüber mit dem Auto vor, sprechen im Haus mit den Bewohnern oder bringen sie zum Einkaufen oder anderen Aktivitäten hin und zurück. Begegnungsmöglichkeiten mit der Nachbarschaft: nahe Null. Nicht, dass sie mich missverstehen, ich gönne jedem Menschen Komfort und Bequemlichkeit, aber ein Effekt dieser Art von fürsorglichen Belagerung ist soziale Isolation. Die hat zwei Seiten: In der Außenwahrnehmung verstärkt sie auf diffuse Weise ein Bild von psychischer Behinderung, die etwas sehr Besonderes sein muss. Und zudem schwächt sie das Selbstbild der Bewohnerinnen und Bewohner als Nachbarn, weil sie und ich kaum die Möglichkeit haben, uns wie nebenbei auf nachbarschaftlichem Weg kennenzulernen.

Die psychischen Auswirkungen der Hard-core-Isolierung in der forensischen Psychiatrie

«Erst wirst du hoffnungslos, dann wirst du faul», so fasste mal ein forensischer Patient seine Erfahrungen zusammen und brachte damit die Wirkungen totaler Institutionen wie Gefängnis oder stationärer Maßregelvollzug kurz und knapp auf den Punkt. Unter den Bedingungen sensorischer und sozialer Deprivation, unter dem Zwang, 24 Stunden am Tag beobachtet und ständig therapiert zu werden und das über Jahre und mit nicht absehbarem Ende, dazu noch im Unklaren darüber gelassen, nach welchen Kriterien man eigentlich beurteilt wird, fügt dieses Regiment allen Beteiligten mehr (Patienten) oder weniger (Mitarbeiter) Hospitalisierungsschäden zu.

Der Text von F. Fanon (s.o.) zeigt auf, dass viele Reaktionsweisen, die von der Normalpsychiatrie als Krankheitszeichen gedeutet werden, ebenso als Überlebentechniken und Reaktionen auf die institutionalisierte Gewaltherrschaft der Kolonialmacht beschreibbar sind. Diese schreibt sich nicht nur in die Seele, sondern auch in den Körper ein – Klaus Theweleit hat diesen Ansatz, wie sich die Institution in den Körper einschreibt, in seinem Epochenwerk «Männerphantasien» weiterentwickelt (Theweleit, 2020). Der Erfahrungsaustausch in der Laienspielschar (s.o.) zeigt, dass diese Reaktionsweisen auf koloniale Gewalterfahrungen den Unterdrückten gemeinsam sind.

Und so ist für einen als schizophren erkrankt Etikettierten ein stationärer Aufenthalt, der die Dauer seiner akuten Krise überschreitet, Gift. Denn die beste weitere «Therapie» bestünde darin, mit ihm und weiteren ihm Wohlgesonnenen einen Platz im Leben zu suchen, der seiner je individuellen Stressbelastbarkeit und Vulnerabilität angemessen und für ihn gut lebbar ist – das kann nach freiwilliger Absprache auch eine Medikation mit Neuroleptika einschließen. Das macht aber nur Sinn im richtigen und nicht im simulierten Leben. Im simulierten Leben der geschlossenen Forensik entwickeln sich Wahnvorstellungen als Flucht aus einer unerträglichen Situation und/oder aus Langeweile. Mir sagte mal ein forensischer Patient: «Was versuchen sie, mir andauernd Neuroleptika aufzuschwatzen, meine Psychose ist viel schöner als dies scheiß öde Stationsleben hier.» Oder der Angehaltene zieht sich total zurück, weil er nicht die richtige Dosis Lebensanreiz bekommt. Das wird ihm dann als

«Minussymptomatik» ausgelegt. Damit hat er sich dann als nicht-therapierbar disqualifiziert und wenn er nach einer Weile mit dieser institutionsbedingten Überlebensweise die Geduld der Mitarbeiter überstrapaziert, wird er unter dem Motto «Schuld ist immer der Patient» als «unheilbar» diagnostiziert und in eine Long-stay-Einrichtung expediert.

Auf etwas andere Weise gilt dies auch für Menschen, denen man das Etikett «Persönlichkeitsstörung» angehängt hat. Weil wir uns mit dieser Diagnose bisher noch nicht beschäftigt haben, hierzu eine kurze Einführung: Unter den vielen Persönlichkeitsstörungen liebt die Forensische Psychiatrie am meisten die dissoziale oder emotional instabile. Das hört sich so bedeutungsvoll-schwerwiegend an und wer sich mit diesen beschäftigt, ist allein schon dadurch aus der Masse der 08/15-Therapeuten herausgehoben. Sie werden auch gerne Hochrisikopatienten genannt. Sie sollen sich durch folgende Merkmale auszeichnen: «Gefühlskälte; rücksichtslose und egoistische Interessendurchsetzung; ein Talent, andere Menschen zu manipulieren und für eigene Interessen einzusetzen; das unvorhersehbare plötzliche Umschlagen auf einen hohen Aggressivitätslevel» usw. usf. – schauen Sie mal in den ICD 10 F.60 oder den DSM 4 Stichwort «Psychopathy».

Das Interessante an dieser Diagnose: Ob einer «Psychopath» ist, bestimmen nicht die Diagnosemerkmale, sondern die Klassenzugehörigkeit. In der Upper Class gehören sie zur notwendigen Psychoausstattung, zum anerzogenen Habitus, um sich im *rat race* des kapitalistischen Konkurrenzkampfs durchzusetzen und die Auszubeutenden bedenkenlos niederzutreten. Maggie Thatcher selig ist ein bekanntes Beispiel für diesen Typus. Sie hat bewusst die britische Arbeiterbewegung zerschlagen und neben verbrannter sozialer Erde auch kaltgestellte Seelen zurückgelassen – ein Zusammenhang, für den die naturalisierende und individualisierende Mainstreampsychiatrie/-psychologie blind ist (Fisher, 2020; Eisenberg, 2016).

Stammt man aus der Lower Class, werden ähnliche Verhaltensweisen von der psychiatrischen Diagnostik individualisiert und pathologisiert und mit einer Diagnosenummer versehen.

Aber anders als in der Upper Class sind sie hier nicht Ergebnis eines anerkannten Erziehungsstils, sondern individuelle Rettungs- und Überlebensreaktionen auf psychisch und/oder körperlich (lebens-)bedrohende Situationen im engeren familiären oder sozialen Umfeld. Diese Überlebenstechniken, die das Kind oder der/die Jugendliche entwickelt haben, sind aufgezwungen und im Körper eingebrannt.

Bei Einlieferung in die Forensische Psychiatrie werden diese Überlebenstechniken reaktiviert, meist nicht als bewusste Reaktion, sondern als automatische, weil die Zustände hier in vielen Merkmalen dem früheren Erfahrungsumfeld ähnlich sind.

Die soziale Isolierung durch die Unterbringung, der Nachteinschluss, der extreme Zwang zur Unterordnung, die körperliche Überwältigung, die Fesselung, die Isolierung im Bunker, die psychosozialen Erniedrigungen lösen genau die Schemata aus, die der Angehaltene in Kindheit und Jugend als Überlebensstrategie entwickelt hat. Und damit sitzt der Internierte in der Falle, denn jetzt wird ihm als krankhaft vorgeworfen, was früher sein Überleben gesichert hat. Oder er reagiert mit Fatalismus und steinerner Gelassenheit, die sich auch in von außen gesehen abrupten und unverständlichen Aggressionsausbrüchen ein Ventil suchen können. Wie mir einmal ein Ex-Angehaltener beschrieb: Wenn er drohte, an der Situation auf der geschlossenen Abteilung zu ersticken, was auch daran lag, dass ein Mitarbeiter ihn regelmäßig mobbte, inszenierte er eine Gewaltaktion. Praktisch ging das so: Bei Mit-Angehaltenen, die als «Zinker» bekannt waren, streute er das Gerücht, das irgendetwas von irgendwem geplant sei. Darauf sei relativ schnell eine nervöse Angespanntheit im Team zu bemerken gewesen. Es häuften sich die Zimmerdurchsuchungen und mit Lockerungen wurde wesentlich zurückhaltender umgegangen. In einer zweiten Eskalationsstufe lenkte er den Verdacht auf seine Person und benahm sich zunehmend undurchsichtiger. Das steigerte die Anspannung weiter. Im dritten Akt streute er dann die Information, dass er eine selbstgebastelte Waffe bei sich trage und mit der etwas anstellen wolle. Diese Info streute er in der Schicht, in der der mobbende Mitarbeiter Dienst tat, weil er wusste, dass dieser Gewaltaktionen gegen Patienten liebte und immer vorneweg dabei war. Zweck seiner Inszenierung war, «genau diesem Chefmobber eine zu verplätten, der gab nämlich immer den Anführer». Und das war ihm ein paar Tage Bunker wert. Psychische Selbstregulation im Rahmen einer schrägen Veranstaltung.

Das Dilemma aller therapeutischen Mitarbeiter lautet dann: Therapiere ich hier eine Erkrankung oder bekämpfe ich die

Überlebensstrategie eines eingesperrten Subjektes? Das komplementäre Dilemma für den Patienten lautet: Wenn ich meine Überlebensstrategien aktiviere, komm ich hier nicht raus.

Das spezielle Strukturdilemma der forensischen Psychiatrie folgt aus der Doppelfunktion des forensischen Mitarbeiters als Schließer und Therapeut.

Was das für die Therapie und den Therapeuten bedeutet, dazu ein Interview mit dem bekannten Therapeuten Dr. S. F.:

Herr Dr. F., wie stehen sie zu der Frage, ob ein Therapeut gleichzeitig die Interessen des Staates und die Interessen des Patienten wahrnehmen kann?
Dr. F.: *«Der Arzt soll in erster Linie der Anwalt der Kranken sein, nicht der eines anderen.»*
Er kann also nicht zwei Herren dienen?
Dr. F.: *«Wie der Arzt in den Dienst eines anderen tritt, ist seine Funktion gestört, und in dem Moment, wie der Auftrag käme, die Leute möglichst bald* für Anforderungen des Staates *tüchtig zu machen, muss sich ein Konflikt ergeben.»*
Wäre dieser Konflikt zu lösen?
Dr. F.: «Meiner Meinung ist er nicht lösbar, denn *zwischen der Unterordnung unter die Humanität und* staatlichen Ansprüchen *lässt sich ein Kompromiss nicht* herstellen»
(Textmontage, Kursiv: Zitate von Sigmund Freud, zit. nach Seidel, 2014.)

Dieses Dilemma tritt schon in der Allgemeinpsychiatrie auf: «Das Szenario einer geschlossenen Station rückt – schon allein durch den Türschluss – den ordnungspolitischen Auftrag der Psychiatrie in den Vordergrund. […] . Der mit dem Türschluss besiegelte Entzug der Freiheit für den Patienten und der mit dem Türschluss besiegelte Sicherungsauftrag an die Mitarbeiter prägt die Beziehungen – mit folgenreichen Konsequenzen.» (Beine, 2016)

Und was durch den Türschluss der allgemeinpsychiatrischen Station zeitweilig in den Vordergrund gerückt wird, ist in der forensischen Psychiatrie das beherrschende Strukturmerkmal. Damit ist die Grundvoraussetzung jeder gelingenden Therapie, der Aufbau einer vertrauensvollen Beziehung, strukturell und dauerhaft gestört.

Durch die Doppelfunktion der Forensikmitarbeiter ist jede Beziehung regelhaft von gegenseitigem Misstrauen und ständiger Beobachtung und Kontrolle geprägt. Ein Angehaltener drückte es mir gegenüber so aus: «Ihnen vertrauen? Da müsste ich ganz schön blöd sein, im Zweifel sind sie immer gegen mich.» Therapie wird unter diesen Bedingungen zu einem ständigen Misstrauens- und Spionagetanz, der Beziehungen nachhaltig stört, den stationären Aufenthalt insgesamt prägt und seine therapeutische Effektlosigkeit erklärt.

Dieses Dilemma gilt auch für Gutachter und deren Neutralitäts- oder Unabhängigkeitsillusion. Eine Untersuchung kommt zu dem Schluss, «dass die regelmäßig stattfindende Bewertung des Rückfallrisikos psychisch kranker Straftäter zu immer länger andauernden Aufenthalten in geschlossenen Einrichtungen führt, ohne jede Evidenz dafür, dass der eingeschlossene Patient oder die Öffentlichkeit einen Zugewinn an Sicherheit bekämen. Allerdings, «von den Gutachten profitieren die Gutachter und Krankenhäuser, nicht aber die Patienten oder die öffentliche Sicherheit» (Pfäfflin, 2014; Übersetzung: der Verf.) – so viel zum Thema Geschäft und Nutzlosigkeit.

In diesem Misstrauens- und Spionageklima entsteht dann ein weiteres Problem: Das System konfrontiert den Patienten mit ständig wechselnden, durchaus widersprüchlichen personenabhängigen und/oder gesellschaftlich vermittelten offenen oder unterschwelligen Ansprüchen. Dies lässt den Aufenthalt für den Patienten zu einem anstrengend nebulösen und undurchschaubaren Akt werden. Jeder Arzt- und Therapeutenwechsel, jeder Wechsel einer Bezugspflegekraft konfrontiert den Patienten mit anderen ausgesprochenen und nichtausgesprochenen Erwartungen und Beurteilungen, womit die Misstrauensspirale ständig neu befeuert wird. Das gilt für das Stationsleben und die Psychotherapie im engeren Sinne. Verstärkt wird diese Tendenz noch durch den Fakt, dass jede Station einen offiziellen (das Stationskonzept) und einen inoffiziellen (unterschiedliche Einstellungen der Mitarbeiter) Lehrplan hat. Diese stimmen selten überein, nötigen dem Patienten nicht vereinbare Handlungsalternativen ab oder nötigen ihn zum Lügen (wenn z. B. seine analytisch orientierte Therapeutin von ihm Einsicht in Deliktbearbeitung fordert und der leygrafgeschulte Oberarzt ihm vermittelt, das sei bezüglich seiner Entlassung kein Thema – plastisch hierzu das 2011 erschienene Buch «Ich oder Ich» von Mathias Illigen, in dem er seine Psychose, sein Delikt und seine widersprüchlichen Patientenerfahrungen in der Forensik beschreibt). In diesem Wirrwarr aus wechselnden und undurchschaubaren Erwartungen, ständiger gegenseitiger Beobachtung und Misstrauen nicht krank zu werden und den Kopf oben zu behalten, würde schon psychisch Gesunden eine enorme Kraftanspannung abnötigen. Und: Dieses Milieu entzieht damit einer wesentlichen Voraussetzung für eine gelingende Therapie die Grundlage: der Bereitstellung eines «sicheren/ konsistenten symbolischen Gesetzes, in dessen Rahmen menschliche Interaktion gelingen kann» (de Ganck & Vanheulen, 2015; Übers. d. Verf.).

Das setzte natürlich voraus, dass die Institution auf Maßnahmen verzichtet, die dem Arsenal der Schwarzen Pädagogik und Folter entstammen.

Einige deutschsprachige Arbeiten haben sich, wenn auch eher kursorisch und unsystematisch, mit diesem Thema befasst. Das Wenige, das man zu diesem Thema im Maßregelvollzug weiß, ist in den folgenden Forschungsarbeiten/parlamentarischen Anfragen beschrieben. Es lässt den Schluss zu, dass von einem sicheren/konsistenten Raum für die Klienten nicht die Rede sein kann.

Hier die Arbeiten zum Thema:

1. «Der Nachteinschluss – Eine Methode des modernen Maßregelvollzuges?» (Bulla, J. & Hoffman, K. (2012) Forensische Psychiatrie und Psychotherapie – Werkstattschriften, (19) S. 204–216.

   Nachteinschluss bedeutet, dass die Patienten während der Nachtschichten des Personals im Zeitraum von 21:00–6:30 Uhr in ihren Zellen eingeschlossen werden. Diese Einschlusspraxis wird in etwa der Hälfte der deutschen MRV-Kliniken praktiziert, im größten Bundesland Nordrhein-Westfalen flächendeckend. Nach Einschätzung der Autoren «reduziert diese Maßnahme in der forensischen Psychiatrie die Behandlungsmöglichkeiten und widerspricht dem Selbstbild des therapeutischen Personals». Zusätzlich machen sie «ethische und juristische Bedenken geltend».

2. «Zwangsmaßnahmen in der forensischen Psychiatrie». (Jakovljevic, A.K. & Wiesemann, C. (2016) Der Nervenarzt (87) S. 780–786.

   Eine Befragung von Chefärzten forensischer Kliniken im Jahr 2013 ergab: «Von allen im Jahr 2012 in Maßregelvollzugseinrichtungen behandelten Patienten waren durchschnittlich 13 % mindestens einmal von einer Isolierung, etwa 3 % mindestens einmal von einer Fixierung und 2,2 % mindestens einmal von einer medikamentösen Zwangsbehandlung betroffen.»

3. «Die Zwangsbehandlung nach der Reform des Maßregelvollzugsrechts in Baden-Württemberg am Beispiel der Betroffenen zweier forensischer Zentren.» (Horvath, J. (2018) Dissertation Medizinischen Fakultät der Universität Ulm. https://dx.doi.org/10.18725/OPARU-5495)

   An zwei forensischen Kliniken wurde bei einer Stichprobe von 56 Patienten mit einer Erkrankung aus dem schizophrenen Spektrum (ICD 10 F. 20–29) die Häufigkeit von Zwangsmaßnahmen erhoben. Das Ergebnis: «In den ersten vier Wochen der Unterbringung in der forensischen Klinik waren bei 25 Befragten (45 %) Zwangsmaßnahmen angewendet worden, in den letzten vier Wochen vor der Befragung bei 2 (4 %). Während des gesamten Zeitraums der forensischen Unterbringung waren bei 39 (70 %) Zwangsmaßnahmen angewendet worden.

4. «Strukturmerkmale und Anwendungshäufigkeit von Zwangsmaßnahmen in deutschen Maßregelvollzug». Reinwald et al. (2022) Psychiatrische Praxis 49, 22–28)

   Auf einer größeren Datenbasis (Umfrage an allen deutschen Maßregelvollzugskliniken) kommt diese Arbeit zu nahezu identischen Ergebnissen wie Horvath, J. (2018) s.o. Bemängelt wird, «dass hinsichtlich der Verfügbarkeit grundlegender Struktur- und Prozessdaten des Massregelvollzugs in Deutschland ein erhebliches Defizit besteht».

5. Eine Stichtagserhebung

   Der Landschaftsverband Westfalen-Lippe ist (mit einer Ausnahme) der Träger forensischer Kliniken (§ 126a StPO; §§ 63/64 StGB) in diesem Landesteil von Nordrhein-Westfalen mit einem Einzugsgebiet von acht Millionen Einwohnern. In Beantwortung einer Anfrage der SPD-Fraktion in der Landschaftsversammlung zu Absonderungen in seinen forensischen Kliniken teilte die LWL-Maßregelvollzugsabteilung die Ergebnisse einer Stichtagserhebung mit: Am Stichtag 1.7.2019 waren 75 seiner Internierten länger als sieben Tage in einer Isolierzelle abgesondert, mehr als die Hälfte davon (41) länger als drei Monate und 28 länger als ein Jahr (Berichtsvorlage Gesundheits- und Krankenhausausschuss des LWL vom 26.8.2019; Drucksache 14/2088).

Unter der Annahme, dass diese Zahlen einigermaßen repräsentativ für den Maßregelvollzug in Deutschland (82 Millionen Einwohner) sind, hockten an diesem Tag etwa 750 Menschen für sieben Tage und länger in einer Isolierzelle, 410 von ihnen länger als drei Monate und 280 länger als ein Jahr. Das wären dann 6,2 % der 12119 im Jahr 2018 nach den §§ 126a StPO, 63 und 64 StGB im Maßregelvollzug Untergebrachten. Tägliche soziale und sensorische Deprivation in der Größenordnung eines Großgefängnisses.

Aber es gibt Fragen, die in den Arbeiten nicht gestellt werden:

- Aus den Arbeiten 2 bis 4 geht nicht hervor, ob auch der «Nachteinschluss» (s. Arbeit Nr. 1) als sozusagen anlasslose Dauer-Zwangsisolierung mitgezählt wurde. Wenn nicht, kann man daraus schließen, dass diese freiheitsberaubende Zwangsmaßnahme mittlerweile zu einer «Standardbehandlung» mutiert ist.
- Apropos Prügel im Maßregelvollzug: Es hat sich bisher noch niemand getraut, dieser Frage nachzugehen. Wahrscheinlich ist, dass es im Maßregelvollzug nicht anders gelaufen ist als in der Heiminternierung bis in die 1970er-/1980er-Jahre des letzten Jahrhunderts und in Strafanstalten bis in neuere Zeiten. Ein Kollege hat dem Autoren berichtet, dass es in seiner Ausbildungszeit in den 1970er-Jahren üblich war, dass pflegerische Rollkommandos nachts im «festen Haus» der Maßregelvollzugseinrichtung vorzugsweise Sexualdelinquenten verprügelten. Wann ist diese Folter-Praxis eingestellt worden, kommt sie auch heute noch vor?
- Auch die Frage nach Todesfällen oder schweren körperlichen Schädigungen im Zusammenhang mit Zwangsmaßnahmen wird in den Arbeiten nicht gestellt.

Schaut man sich dieses Zwangs- und Folterarsenal der Kolonialherren der Shutter Islands aus einer geschichtlichen Perspektive an, entdeckt man: Es stammt komplett aus dem Baukasten der Kinderdressur unserer faschistischen und nachfaschistischen Jahre. Ältere Leserinnen und Leser erinnern sich an Haus- und Stubenarrest; im Schlafsack nachts an die Bettpfosten gebunden werden, damit man nicht aufstehen konnte; in den dunklen Kohlenkeller eingesperrt werden; unter Zwang und Drohungen das Essen reingewürgt zu bekommen; Prügel von Lehrern und vielen Vätern. Mit anderen Worten: Der Maßregelvollzug infantilisiert nicht nur die Patienten juristisch mit Gesetzen aus dem Fundus des Faschismus (s. Kap. 2.3), sondern regrediert bei Gelegenheit in der Wahl seiner Mittel auf das gleiche Niveau.

Was bedeutet in diesem Rahmen Dekolonisierung?

- Um die Stimme des Anderen/Ausgeschlossenen zu hören, ist es an erster Stelle notwendig, atheistisch gegenüber dem System zu sein (Dussel 1989 zit n. Jantzen, 2017).
- notwendig ist ein radikaler Bruch mit jeglicher Reduktion von Behinderung / psychischer Erkrankung auf sogenannte «Natur».
- Es geht um dialogische reziproke Anerkennung, die auf jegliche Gewaltanwendung verzichtet (Jantzen, 2009/2017).
- «... soziale Isolation [...] der entscheidende Ausgangspunkt [...] von dem man all jene Seltsamkeiten und unverständlichen Dinge entschlüsseln [kann,] die bis dahin einem organischen Substrat von Behinderung zugeschrieben wurden» (Jantzen, 2009).
- Aufhebung der sozialen Isolation gelingt durch den Weg der Rehistorisierung der bisher unverstandenen Verhaltensweisen, d.h. man erforscht und versteht zusammen mit dem Klienten den Sinn seiner Verhaltensweisen im Zusammenhang seiner Lebensgeschichte. Im nächsten Kapitel finden Sie ein Beispiel wie dieser Weg einigermaßen gelingen kann.

Wie aber ist das Mysterium zu erklären, dass die Gesellschaft widerspruchslos so viel Geld für ein therapeutisch nutzloses System ausgibt? Dazu befragte ich den bekannten Wirtschafts- und Gesellschaftswissenschaftler Dr. K.M., der sich intensiv mit diesem Thema auseinandergesetzt hat:

Hr. M., können Sie uns den Widerspruch erklären, wieso der Staat so viel Geld für ein therapeutisch und legalprognostisch wirkungsloses System ausgibt?

M.: «Die Frage intendiert, dass ein System unnütz ist, wenn es seine propagierten Zwecke nicht erreicht. *Betrachtet man aber den Zusammenhang dieses* Systems *mit dem Ganzen der Gesellschaft, so wird man von vielen Vorurteilen zurückkommen*».

Was meinen Sie damit?

M.: «Der psychisch kranke Straftäter *produziert ja nicht nur Verbrechen, sondern auch das Kriminalrecht [...,] die ganze Polizei und Kriminaljustiz, Richter, Geschworene,* forensische Psychiater, Psychologen, Gutachter, Sozialarbeiter, Pflegekräfte und viele andere Spezialisten. *Und all diese verschiedenen Gewerbszweige […] entwickeln verschiedene Fähigkeiten des menschlichen Geistes, schaffen neue Bedürfnisse und neue Weisen ihrer Befriedigung.»*

Sie behaupten auch, dass das Verbrechen allgemein einen positiven Einfluss auf den Arbeitsmarkt hat?

M.: «Durchaus, denn *während das Verbrechen einen Teil der überzähligen Bevölkerung dem Arbeitsmarkt entzieht und damit die Konkurrenz unter den Arbeitern vermindert, […] absorbiert der Kampf gegen das Verbrechen einen anderen Teil derselben Bevölkerung.»*

Welche Einflüsse anderer Art auf die Gesellschaft sehen sie noch?

M.: Der Straftäter, auch der psychisch Erkrankte, *produziert einen Eindruck […] und leistet so der Bewegung der moralischen und ästhetischen Gefühle des Publikums einen «Dienst». […] Er unterbricht die Monotonie und Alltagssicherheit des bürgerlichen Lebens […] und bewahrt es damit vor Stagnation und ruft jene unruhige Spannung und Beweglichkeit hervor, ohne die selbst der Stachel der Konkurrenz abstumpfen würde.»*

Welches Resümee würden sie dann abschließend ziehen?

M.: Zusammenfassend lässt sich sagen, dass *das Verbrechen durch die stets neuen Mittel des Angriffs stets neue Verteidigungsmittel ins Leben ruft und damit […] produktiv wirkt wie* Sie neuerdings am Beispiel von Computerviren sehen können, deren Abwehr die Entwicklung von Antivirensoftware erfordert, womit wieder Tausende gutbezahlter Arbeitsplätze geschaffen worden sind. Eine ähnliche Entwicklung ist auch für die forensische Psychiatrie nachweisbar.

Also seien sie nicht allzu gram, dass das von Ihnen angesprochene System der Maßregel seine proklamierten Zwecke nicht erreicht, seine nicht proklamierten können sich doch auch sehen lassen.»

(Textmontage aus Marx, K. 1973 Abschweifung – über produktive Arbeit).

Und was ist mit dem Kaiser?

«Aber er hat ja gar nichts an», sagte endlich ein kleines Kind. «Hört die Stimme der Unschuld», sagte der Vater und der eine

zischelte dem anderen zu, was das Kind gesagt hatte. «Aber er hat ja gar nichts an», rief zuletzt das ganze Volk. Das ergriff den Kaiser, denn das Volk schien ihm recht zu haben, aber er dachte bei sich: «Nun muss ich aushalten.» Und die Kammerherren gingen und trugen die Schleppe, die gar nicht da war. (Andersen, H. C.).

Literatur Kapitel 5

Aderholt, V. «Psychosoziale Zerstörung aus klinischer Perspektive». In *Mechanismen psychosozialer Zerstörung*, 97–116. Hamburg: VSA, 2011.

Beine, Karl. «Öffnen wir die Türen …». *Psychiatrische Praxis* 43, Nr. 02 (8. März 2016): 69–70. https://doi.org/10.1055/s-0042-102279.

Bezzel, A. «Therapie im Maßregelvollzug – und dann? Eine Verlaufsuntersuchung an forensischen Patienten (§§ 63 und 64 StGB)». Dissertation, Regensburg Philosophische Fakultät II, 2008.

Blasius, D. «Der gebändigte Kranke – Zur Geschichte der Psychiatrie im 19. Jahrhundert». *Sozialpsychiatrische Informationen*, Nr. 04/2006 (2006): 9–12.

Butz et al. «Ambulante Sicherungsnachsorge für Maßregelvollzugspatienten: Ergebnisse des zweiten bayerischen Modellprojekts». *Psychiatrische Praxis*, Nr. 40 (2013): 36–42.

Celik, Deniz. «Schriftliche kleine Anfrage Bürgerschaft der Freien und Hansestadt Hamburg Drucksache 21/9715 Maßregelvollzug», 4. Juli 2017.

De Ganck, Julie, und Stijn Vanheule. «‹Bad Boys Don't Cry›: A Thematic Analysis of Interpersonal Dynamics in Interview Narratives of Young Offenders with Psychopathic Traits». *FRONTIERS IN PSYCHOLOGY* 6 (2015). https://doi.org/10.3389/fpsyg.2015.00960.

Dessecker, A. «Gefährlichkeit aus sanktionsrechtlicher und kriminologischer Sicht». *Forensische Psychiatrie und Psychotherapie* 19, Nr. 2 (2012): 109–21.

Dörner, Klaus, und Martin Wollschläger. *Kieselsteine: ausgewählte Schriften*. Gütersloh: Verl. Jakob van Hoddis im Förderkreis Wohnen – Arbeit – Freizeit, 1996.

Eisenberg, Götz. *Zwischen Amok und Alzheimer: zur Sozialpsychologie des entfesselten Kapitalismus*. 2. Auflage. Frankfurt am Main: Brandes & Apsel, 2015.

Fanon, Frantz, und Jean-Paul Sartre. *Die Verdammten dieser Erde*. Übersetzt von Traugott König. 16. Auflage. Suhrkamp-Taschenbuch 668. Frankfurt am Main: Suhrkamp, 2017.

Fisher, M. *k-punk*. Edition Tiamat. Berlin: Verlag Klaus Bittermann, 2020.

Galli, Thomas. *Weggesperrt. Warum Gefängnisse niemandem nützen*, 2020.

Garfinkel, Harold. «Conditions of Successful Degradation Ceremonies». *American Journal of Sociology* 61, Nr. 5 (1956): 420–24.

Goffman, Erving. *Asyle: über die soziale Situation psychiatrischer Patienten und anderer Insassen*. 20. Auflage 2016. Edition Suhrkamp 678. Frankfurt am Main: Suhrkamp, 2016.

«http://www.momo-berlin.de/Foucault_Vorlesung_17_03_76.html», o. J., 23.

Illigen, Mathias. *Ich oder Ich: die wahre Geschichte eines Mannes, der seinen Vater getötet hat*. 1. Aufl. Wien: Ed. A, 2011.

Jantzen, W. «Kolonialität der Behinderung und Dekolonisierung». 2017. basaglia.de.

Jantzen, W. «Rehistorisierung unverstandener Verhaltensweisen und Veränderungen im Feld». Vortrag gehalten auf der 1. Fachtagung Rehistorisierung. Verhalten erklären – Menschen verstehen – Entwicklung begleiten, Bremen, 2009.

Jaschke & Oliva. «Kerndatensatz im Maßregelvollzug Teil 1: Auswertungen 2018 V.2», 2020.

Jehle, Jörg-Martin, Hans-Jörg Albrecht, Sabine Hohmann-Fricke, und Carina Tetal. *Legalbewährung nach strafrechtlichen Sanktionen: eine bundesweite Rückfalluntersuchung 2010 bis 2013 und 2004 bis 2013*. 1. Auflage. Recht. Mönchengladbach: Forum Verlag Godesberg GmbH, 2016.

Lewe, Ulrich. «Lebensweg und Deliktrückfälligkeit schizophrener Patienten nach der Entlassung aus dem Maßregelvollzug (§ 63 StGB)». Empirische Untersuchung, Duisburg-Essen, 2016.

Marx, K. «Abschweifung (über produktive Arbeit)». In *Marx Engels Werke*, 26.1:363–64. Berlin: Dietz Verlag, 1973.

Müller, Jürgen,; Saimeh, Nahlah (Hrsg.) *Standards für die Behandlung im Maßregelvollzug nach §§ 63 und 64 StGB: interdisziplinäre Task-Force der DGPPN*. Berlin: Medizinisch Wissenschaftliche Verlagsgesellschaft, 2018.

Peay, J. «Mentally Disordered Offenders, Mental Health, and Crime». In *The Oxford Handbook of Criminology*, 497–527, 2007.

Pfäfflin, «Prolonging the court-ordered detention of offenders: the contribution of forensic expert testimonies». http://www.sexual-offender-treatment.org/index.php?id=129.

Rusche, Stefan. *In Freiheit gefährlich ? Eine Untersuchung zu Häufigkeit und Gründen falscher Kriminalprognosen bei psychisch kranken Gewaltverbrechern*. 1. Aufl. Theorie und Forschung Psychologie, 244 = 804 [d. Gesamtw.]. Regensburg: Roderer, 2004.

Seidel, R. «Wahnsinn, Krieg, Moderne». *Sozialpsychiatrische Informationen* 04, Nr. 2014 (2014): 4–7.

Seifert, D. *Gefährlichkeitsprognosen: Eine Empirische Untersuchung über Patienten des Psychiatrischen Maßregelvollzugs*. Monographien aus dem Gesamtgebiete der Psychiatrie. Steinkopff-Verlag Heidelberg, 2007.

Steadman, Henry J., und Joseph J. Cocozza. *Careers of the criminally insane: excessive social control of deviance*. Lexington, Mass: Lexington Books, 1974.

Swanson, Jeffrey W., Marvin S. Swartz, Richard A. Van Dorn, Jan Volavka, John Monahan, T. Scott Stroup, Joseph P. McEvoy, H. Ryan Wagner, Eric B. Elbogen, und Jeffrey A. Lieberman. «Comparison of antipsychotic medication effects on reducing violence in people with schizophrenia». *The British Journal of Psychiatry* 193, Nr. 1 (Juli 2008): 37–43. https://doi.org/10.1192/bjp.bp.107.042630.

Theweleit, Klaus. *Männerphantasien*. Überarbeitete Ausgabe, revidierte Ausgabe. Matthes & Seitz Berlin, 2019.

Thornberry, Terence P., und Joseph E. Jacoby. *The criminally insane: a community follow-up of mentally ill offenders*. Studies in crime and justice. Chicago: University of Chicago Press, 1979.

6. Das Rinderknecht-Rhizom

Die Frage, ob die Psychiatrie in Deutschland faschismusresistent ist

Umleitung: Nach der abstrakten Zahlen- und Faktenhuberei der Kapitel 3 bis 5 brauchen wir jetzt eine Entgiftung von dieser Tätigkeit, die immer in der Gefahr steht, den individuellen Menschen aus den Augen zu verlieren. Es folgt ein Versuch, sie mit in ihrer Verstrickung ins Psychiatriesystem und in ihrer individuellen, historischen und sozialen Gewordenheit wieder sichtbar zu machen.

1999: In der Zeitschrift «Soziale Psychiatrie» erscheint der Beitrag «Zero Tolerance – Forensische Psychiatrie im politischen Alltag». Der Autor analysiert politische Entwicklungen, die Rolle und das Agieren von (forensischen) Psychiatern und den Kurzschluss zwischen medialer Sensationsberichterstattung und Angstproduktion in der Bevölkerung. Sein Fazit: «Während soziale Benachteiligung, Ungleichheit und Entfremdung zunehmen, während materielle Entsolidarisierung und Individualisierung als politische Ziele der neuen Sozialdemokratie die bisherige gesellschaftliche Balance aushebeln, verlangt der Zeitgeist statt nach wirklichen Lösungen nach symbolischen Akten in Form therapeutischer Modelle und verschärfter Sanktionen. Für psychisch Kranke ist das allemal ein ungesundes Klima.» (Leidinger, F., 1999)

2021: Die neue Sozialdemokratie sieht alt aus. Dank Hartz-IV und Riester-Rente sind ihr die Wähler in Scharen davongelaufen. Der NSU hat eine Blutspur durch Deutschland gezogen. Bundeswehr und Polizei sind von rechten Netzwerken infiltriert. Die nationalkonservativ-faschistoide AfD sitzt mit starken Fraktionen in allen Parlamenten. In der Psychiatrie hat ein Diskurswechsel stattgefunden. Die «Minderwertigen und Schmarotzer am Volkskörper» sind abgelöst worden vom «Gefährder». Der ist zu einer allgemein verbreiteten Diskursfigur aufgestiegen, die von den staatstragenden Parteien der Mitte instrumentalisiert wird, um das liberal-demokratische Tatstrafrecht umzubauen. «Der Ausnahmezustand im modernen Präventivstaat, wie er sich hierzulande längst entwickelt hat, tendiert dazu, auch nach erfolgter Krisenbewältigung zum rechtlichen Normalzustand zu werden; dies kann zu einer gefährlichen Beschleunigung des längst eingeschlagenen Kurses führen.» (Gössner, 2020)

Sowohl die Allgemeinpsychiatrie (über den § 1906 BGB und die Psychisch-Kranken-Gesetze der Länder) als auch die Forensische Psychiatrie (über die §§ 7 JGG; 126a StPO; 20/63 StGB) haben das staatliche Gewaltmonopol durchzusetzen. Wie dies geschieht, hängt von den rechtlichen und politischen Umständen ab. Angesichts der aktuellen Rechtsentwicklung stellt sich die Frage: «Wie resistent ist die aktuelle Psychiatrie gegen diesen Trend?»

Gewiss, man hat historisch aufgearbeitet und Erinnerungsstätten eingerichtet, es gibt verdienstvolle Literatur zum Thema, man versammelt sich alljährlich betroffenen Gemüts zu Gedenkveranstaltungen und versichert sich eines «Nie wieder». Aber ist das mehr als formalisiertes Pflichtgedenken und konsequenzloses Räsonieren?

Die folgende Geschichte vom «Rinderknecht Rhizom» führt uns in das Thema ein (Rhizom/Rhizomatik: Methodik, zum Aufspüren verborgener Entwicklungen, Beziehungsgeflechte und Wissenstransfers, die irgendwann – zufällig oder nicht – wieder an der Oberfläche auftauchen; Deleuze & Guattari, 1977).

1920 erscheinen zwei Arbeiten, deren Verfasser und Verfasserin sich wahrscheinlich nicht kannten, deren Inhalte aber vom damals gängigen Sound der Selektion und Vernichtung geprägt sind: das mords-epochemachende Werk «Die Freigabe der Vernichtung lebensunwerten Lebens» (Binding & Hoche, 1920) und die eher in psychiatrischen Fachkreisen rezipierte Arbeit «Über kriminelle Heboide» (Rinderknecht, 1920). «Heboide» sollten eine Unterform der jugendlichen Schizophrenie darstellen, deren erste Anzeichen im Kindesalter zu entdecken seien und die unentrinnbar in die Kriminalität führe. Den Zweck ihrer Entdeckung beschreibt die Autorin so: «Die rechtzeitige Erkennung dieser Art von Schizophrenen ist wichtig, um die Korrektionsanstalten für Jugendliche und auch die eigentlichen Strafanstalten von ihrem schlechten Einflusse zu entlasten.»

Fast einhundert Jahre später erleben wir eine Wiedergeburt. Zwei Psychiater greifen tief in die Mottenkiste der biologistischen Degenerationslehre und packen diese eigenwillige Typenkonstruktion – denn eine richtige Diagnose sei das ganze eher nicht und im ICD 10 oder DSM V stehe sie auch nicht drin – ohne eine historische Kontextualisierung wieder aus und preisen sie zur erneuten Anwendung an (Lau & Kröber, 2017; s.a Müller & Saimeh et al. 2018). Diesmal natürlich nicht mit dem Ziel frühestmöglicher Selektion, sondern frühestmöglicher Behandlung, die vorzugsweise eine pharmokologische zu sein habe. Damit dehnen sie die pharmakologische Kampfzone auf Jugendliche aus, ohne einen Gedanken an die fatalen Nebenwirkungen und Spätfolgen zu verschwenden, und verdrängen, dass diese «Diagnose» aus dem Theoriearsenal von Vordenkern der Vernichtung stammt.

Zu ihnen gehört der damalige Chef von Frau Rinderknecht, Eugen Bleuler, einer der bekanntesten Psychiater seiner Zeit. Er und sein nicht minder bekannter Kollege Emil Kraepelin entwickelten auf der Grundlage der Morel-/Griesinger`schen Degenerationslehre das noch heute die Psychiatrie dominierende Diagnose- und Krankheitsverständnis psychischer Erkrankungen (Wetzel, 2000). Ihr theoretischer Ansatz eröffnete die Möglichkeit, «einen biologischen Zusammenhang einzuführen, auch wo er nicht nachweisbar ist, und eine spekulative Theorie zu benutzen, wo Tatsachen fehlten, ohne dass deswegen das naturwissenschaftliche Vokabular verlassen werden musste» (Herzog, 1984). Daran hat sich bis heute nichts geändert, wie in dem Buch «Die Vermessung der Psychiatrie» nachgewiesen wird (Weinmann, 2019). Zu ihrem Wissenschafts- und Weltverständnis gehörte, dass sie zur Endlösung der sozialen Frage die Freigabe der Vernichtung des in ihren Augen lebensunwerten Lebens befürworteten. Dabei waren beide ziemlich unterschiedliche Charaktere. Kraepelin war ein nationalistischer Rassist und Antisemit sowie Mentor einiger der prominentesten psychiatrischen Nazi-Mord-Planer und -Durchführer (Klee, 2003; Schwartz et al., 2017). Bleuler ein eher liberaler Mensch, der einen offenen Gedankenaustausch auch mit Vertretern anderer Schulen pflegte. Was diese so unterschiedlichen Vordenker der Vernichtung verband: Sie waren so etwas wie «Faustische Phantomjäger», die ihre ganze Arbeitskraft der Suche nach dem biologischen Substrat psychischer Erkrankungen widmeten. Und das mit wenig Erfolg, wie E. Bleuler selbst in seiner Abschiedsvorlesung 1927 eher resignativ feststellte (Apelt-Riel, 2009).

In dieser Gedankenwelt ist die aktuelle Mainstreampsychiatrie nach wie vor verwurzelt. Eine ernsthafte Auseinandersetzung, geschweige denn einen Bruch mit deren Menschen- und Krankheitsverständnis gibt es nicht. U.a. deshalb hat jüngst die renommierte Medizinzeitschrift «The Lancet» eine Kommission ins Leben gerufen, die das Thema «Medizin und der Holocaust, historische Evidenz, Implikationen für die Gegenwart und Lernen für die Zukunft» wieder aufgreifen und bearbeiten wird (Roelcke et al., 2021).

Fazit: Aus der theoretischen Grundausrichtung der Mainstreampsychiatrie ist keine ernsthafte Resistenz gegenüber undemokratischen und autoritären Entwicklungen abzuleiten. Denn zu «fragen, nicht wie jene Patienten mit Krankheiten, die sich nicht so recht als Krankheiten fassen lassen, anders zu behandeln seien, sondern wie mit ihnen zu sprechen ist, wie sie leben könnten», davon ist sie weit entfernt (Herzog, 1984).

Dass die biologistische Mainstreampsychiatrie nichts dazugelernt hat, zeigen die folgenden Episoden aus der Lebensgeschichte eines Mannes, dessen Vater hat Auschwitz überlebt.

Nennen wir ihn Hr. N. Als ich ihn kennen lernte, war er 35 Jahre alt und nach § 126a (dem forensischen Pendant zur Untersuchungshaft) eingewiesen worden. Ich stellte mich ihm als sein zukünftiger Bezugstherapeut vor und er gab mir ziemlich barsch zu verstehen, dass er mit mir nichts zu tun haben wollte. Erstens brauche er als Untersuchungshäftling keine Therapie zu machen und zweitens würde ihm das ganze Psychiatriegehabe schon lange auf die Nerven fallen.

Wir blieben auf Distanz, ich grüßte ab und an. Vorsichtige Annäherungsversuche meinerseits wurden kurz und bündig abgewiesen. Nach sechs Monaten wurde seine vorläufige in eine endgültige Unterbringung nach § 63 StGB umgewandelt.

Er hatte unter dem Einfluss einer wahnhaften Psychose ihm völlig fremde, meist ältere Menschen angeschrien und geschlagen. Aus seinen Unterlagen ging hervor, dass er seit seinem 24. Lebensjahr mehr als 20-mal stationär akut-psychiatrisch behandelt worden war. Ich ließ mir alle Entlassberichte kommen. Außer einer Diagnose, kurzen Beschreibungen der (Zwangs-)Einweisungsgründe, Verlauf der stationären Behandlung und medikamentösen Behandlungsempfehlungen fand sich in diesen Berichten: nichts. Zehn Jahre Schema F, kein anderer Zugang zu Hr. N. als der medizinische. Das lief so lange, bis das System die Faxen dicke hatte und die Forensikkarte zog. Ein typischer Weg. Und Schuld ist immer der compliance-unwillige Patient.

Nach etwa zwölf Monaten distanzierten Umgangs, zu dem auch gehörte, dass Hr. N. mich beobachten und andere Patienten nach mir befragen konnte, kam es eher zufällig zu einem ersten Gespräch. Mir war aufgefallen, dass Hr. N. Wörter benutzte, die ich aus einem sehr speziellen Dialekt meiner Heimatstadt M. kannte, «Masematte» genannt. Er ist eine Mix aus Rotwelsch und Jiddisch und wurde früher nur in einem bestimmten «Kleine-Leute-Viertel» der Stadt gesprochen. Ich fragte also Hr. N.:
«Sagen Sie mal, kommen Sie eigentlich aus M.?»
«Wie kommen Sie denn darauf?»
«Mir ist aufgefallen, dass Sie Wörter aus einem Dialekt gebrauchen – den gibt es nur in M.»
«Kenne ich nicht. Ich bin ich noch nie in M. gewesen, ich kenne da keinen Menschen.»
Aber dann, nach einer kurzen Bedenkpause:
«Ja, dann will ich es Ihnen mal sagen, das kommt, weil – ich bin ein Sinto.»

Damit hatte er einen Bann gebrochen und nach und nach erlaubte er mir einen Zugang zu seiner Lebensgeschichte.

Wir besuchten zusammen seine erkrankte Mutter. Irgendwann im Verlauf des Krankenbesuches sagte Hr. N. zu seiner Mutter: «Du kannst Hr. L. ruhig alles erzählen.» Und so erfuhr ich: Die ganze Familie des Vaters wurde 1943 nach Auschwitz deportiert. Der Vater war damals sechs Jahre alt. Nur seine Schwester und er überlebten den Todesmarsch von dort zum KZ Bergen-Belsen.

Der Vater trug zum Überleben der Geschwister bei, indem er nachts unter Todesgefahr unter dem Zaun des KZ Bergen-Belsen nach draußen kroch und die umliegenden Felder nach Essbarem durchsuchte. Üblich waren dort Quälereien von Kindern durch sadistische KZ-Aufseher, die sich einen Spaß daraus machten, sie vor den Augen der Erwachsenen zu foltern.

Nach der Befreiung durch britische Truppen und der Rückkehr in die alte Heimat musste ihr Mann bald feststellen, dass alle, die an der Mordmaschinerie beteiligt gewesen waren, weiterhin in Amt und Würden waren. Und er hat auch erzählt, dass die Bevölkerung Bescheid wusste. Manche haben ihre Sonntagspaziergänge zum Zaun des KZ Bergen-Belsen gemacht, wo sie die Häftlinge wie Tiere im Zoo angafften und «Späße» mit ihnen trieben.

«Und die Schikanen gegen uns wurden ja nach Kriegsende nicht eingestellt. Es gab diese speziellen «Landfahrerkarteien», die die Polizei von den Nazis übernommen hat. Ein im Amt gebliebener Richter war bekannt dafür, dass er unseren Leuten immer und sofort die Höchststrafe verpasste.» Das alles habe ihr Vertrauen in den Rechtsstaat nicht gerade befördert.

Als Eltern hätten sie ihren Kindern zwar von der Verfolgungsgeschichte ihrer Leute erzählt, hätten sie aber mit Erzählungen von persönlich erlittenen Quälereien, Folterungen und der ständigen Todesangst nicht belasten wollen.

Später zog ihr Mann einen florierenden Antiquitätenhandel auf. Er wurde auf den ausgedehnten Geschäftsreisen von Hr. N. begleitet, der dabei als sein Nachfolger eingearbeitet werden sollte.

Nach dem Besuch erzählte mir Hr. N., dass das eine gute Zeit gewesen sei. Er verdiente gutes Geld, hatte Verlobungs- und Hochzeitspläne. Er habe aber auch mitbekommen, dass sein Vater ein spezielles Radar für alte Nazis hatte. Er sagte immer, dass er die riechen konnte.

Seine psychische Erkrankung machte seine Lebensplanung zunichte. Er konnte nicht mehr arbeiten, die Beziehung wurde beendet und auch seine finanzielle Lage wurde prekär. Er hatte herausgefunden, dass Cannabis entspannend wirkte und seine innere Unruhe und Angespanntheit dämpfen konnte. Er versuchte sich als Cannabis-Dealer, um seinen eigenen Konsum zu finanzieren. Das ging nicht lange gut. Mitte der neunziger Jahre landete er wegen Drogenhandels im Gefängnis. Weil er hier nicht so spurte, wie erwartet, wurde er mitten in der Nacht von vier JVA-Beamten aus der Zelle geholt und verprügelt. Ein Mitpatient, der mit ihm zur gleichen Zeit dort einsaß, bestätigte mir die Geschichte. Während der Haft verstarb sein Vater. Weil man ihn nur gefesselt zu der Beerdigung ausführen wollte, verzichtete Hr. N. auf seine Teilnahme.

Nach dem Gespräch bei der Mutter zog es Hr. N. an das Grab seines Vaters, das er vorher erst einmal besucht hatte.

Wir fuhren zum Friedhof, der in einer anderen Stadt lag. Das Grab des Vaters lag in einem Abschnitt, der sich durch seine etwas größeren und liebevoll gestalteten Grabsteine auszeichnete.

Unweit des väterlichen Grabes hatten sich zwei alte Männer eine Bank an ein neues Grab gestellt. Sie saßen dort und unterhielten sich leise. Als sie uns bemerkten, kam einer zu uns herüber. Er kannte Hr. N. Sie unterhielten sich über den verstorbenen Vater und tauschten sich über gemeinsame Bekannte aus. Später gesellte sich auch der andere alte Herr zu uns. Nach einer Weile fragte er mich, ob ich wüsste, was mit seinen Leuten passiert sei. Als ich bejahte und Hr. N. das bestätigte, zeigte er auf das Gräberfeld und sagte: «Sehen sie, hier liegen die, die Auschwitz übriggelassen hat – mein Freund und ich gehören auch dazu.»

Und dann fingen die alten Herren an, lebhaft zu diskutieren: Ob man nicht besser ausgewandert wäre oder ob man nicht einen eigenen Staat hätte gründen sollen wie die Juden, ob man vor den «Zigeunerhassern» lieber in Deckung gehen oder besser dagegenhalten soll ... – Fragen, die ihr Leben begleitet hatten.

Später wollte Hr. N. Genaueres zu den Lebens- und Leidensumständen seines Vaters in den Nazi-Konzentrationslagern wissen. Deshalb besuchten wir die Gedenkstätte Bergen-Belsen. Wir fuhren mit dem Auto los, je näher wir kamen, umso knapper wurde unsere Unterhaltung. Vor Ort war sie verstummt.

Und dann haben wir tief Luft geholt und die Gedenkstätte betreten. Es waren nicht viele Besucher anwesend. In der Eingangshalle lag das große Buch mit den Namen der Opfer des KZ Bergen-Belsen. Hr. N. blätterte darin und fand die Namen seiner Verwandten. «Hier, mein Vater ... und das ist meine Tante, die lebt noch ... das war eine Cousine vom Vater...»

Dann trennten wir uns und erkundeten jeder für sich die Ausstellung. Fotos zeigten wohlgenährte und gut gelaunte Ausflügler in Sonntagsskluft und mit Kind und Kegel, die am Zaun des Konzentrationslagers für das Familienalbum posierten.

Auf der Rückfahrt blieben wir lange stumm. Hr. N. saß in sich gesunken neben mir, atmete ab und an tief durch und sagte dann eher zu sich selbst: «Das ist aber harter Stoff, mein Gott.»

Und was hat das jetzt alles mit Psychiatrie und Psychosen zu tun?

Zehn Jahre biologistische 08/15-Psychiatrie, die meint, psychische Erkrankung auf ein chemisch-physiologisches Reaktionsbündel zurückführen zu können, hatte aus Hr. N. den für sie dann typischen behandlungsresistenten, therapieunwilligen, aggressiven Psychotiker gemacht. Und die aus dieser Denkweise abgeleitete Arbeitsstruktur mit den stationären tages-getakteten DRGS und ambulanten minutengetakteten Kurzgesprächen lässt keine andere Umgangsweise zu. Irgendwann schlug sie aus uneingestandener Hilflosigkeit in Aggression um und endete in der für Hr. N. traumatisierenden Verschiebung in die Forensik.

Den Weg, der Hr. N. hier herausführte, hätte man schon Jahre vorher gehen können, dafür braucht man keine geschlossenen Psychiatrieveranstaltungen. Was braucht es für diesen Weg?

- Eine vertrauensvolle Beziehung: Der Mensch muss sicher sein, dass die Menschen ihm nichts Böses wollen.
- Dies Vertrauen muss erworben werden und zwar nicht vom Klienten, sondern von jemandem, der sein Vertrauensmensch sein will.
- Der Klient hat aus Erfahrung meist keinen Grund, seinen «Therapeuten» zu vertrauen. Deshalb hat er das Recht, sie ausführlich zu testen.
- Vertrauen entsteht nicht durch einen irgendwie gearteten Therapieanspruch, sondern durch ein vorsichtiges Interesse am Gegenüber.
- Die beste Therapie ist die, die sich aus der Entwicklungsgeschichte der Beziehung wie von selbst ergibt.
- Dabei muss man immer wieder mal innehalten und schauen, ob der eingeschlagene Weg einvernehmlich ist.
- Ein Fixpunkt dieses Weges ist, bisher unverständliche/unverstandene Verhaltensweisen durch eine rehistorisierende Erforschung/Neuaneignung der Biografie sowohl dem Menschen als auch seinen Vertrauensmännern/Vertrauensfrauen verständlich zu machen.
- Letztere sollten sich darauf einstellen, dass auch sie auf diesem Weg nicht immer ungeschoren davonkommen – positiv ausgedrückt: Sie können auch dazulernen.
- Das alles braucht Zeit, die man weder takten noch vorausberechnen kann.

Jetzt können wir die Fragen stellen und beantworten, die die 08/15-Psychiatrie bei Hr. N. weder gestellt hat noch beantworten konnte.

1. Warum war er so hartnäckig misstrauisch gegenüber Beziehungsangeboten von institutionellen Mitarbeitern?

Für Menschen, die die Erfahrung gemacht haben, dass Agenten des staatlichen Gewaltmonopols ungestraft verfolgen, morden und diskriminieren dürfen, sind Misstrauen und Vorsicht notwendige Elemente ihrer Überlebensstrategie.

2. Und wie kann man sich einen biografischen Reim auf das machen, was die Psychiater als «paranoide Psychose» etikettierten?

Was Hr. N. und ich zu diesem Thema entdeckt haben, lässt sich so zusammenfassen:

Diese Zustände entwickelten sich allmählich. Er wurde mit der Zeit innerlich unruhig, angespannt und getrieben. Das war verbunden mit zunehmenden Bedrohungs- und Angstgefühlen. Markante Gebäude wie der Dom oder das Landgericht strahlten eine starke Bedrohung aus. Er wurde immer ängstlicher und hilfloser. Wenn diese Zustände ein hohes Level erreichten, schlug seine Angst in Aggression und Menschenverkennung um. Er hielt dann ihm vollkommen unbekannte, meist ältere Menschen für Nazis, die ihn bedrohten. Und die habe er dann angebrüllt und geschlagen. Wenn seine Angst und Verwirrung nachließ, war ihm klar, dass sein Anbrüllen und die Schläge Unrecht waren. Nur in der zugespitzten Phase habe er sich in seiner Not nicht anders verhalten können.

Diese Ängste hatten ihre Quelle in der schweren, aber nicht besprechbaren Traumatisierung seines Vaters und in der real erfahrenen Diskriminierung. Neue Nahrung erhielten sie durch die Zunahme rechtsradikaler und rassistischer Gewalttaten, die Hr. N. aufmerksam registrierte und auf die er anders reagierte als der Autor. Was der als politische Fehlentwicklung wahrnahm, war für Hr. N. eine persönliche und ängstigende Bedrohung.

Als wir das alles auseinanderklamüsert hatten, sahen alle Beteiligten klarer. Und weil sich Hr. N. in dieser gemeinsamen Arbeit überzeugt hatte, dass die Oberärztin und die anderen Mitarbeiter ihn nicht niederspritzen und kujonieren wollten, ließ er sich nach einer Weile auch auf ein medikamentöses Therapieangebot ein, das folgendermaßen lautete:

Wir können und wollen Ihnen mit diesen Pillen die Ängste nicht vollständig wegmachen, aber sie könnten helfen sie vielleicht so zu dämpfen, dass sie erträglicher werden und nicht mehr in diese heftige Aggression und Verkennung umschlagen. Nach einer Bedenkzeit stimmte Hr. N. zu. Er stellte fest, dass die Medikation ihm half, etwas leichter durchs Leben zu kommen. Irgendwann war ihm die tägliche Pilleneinnahme lästig und er ließ sich auf eine Depotspritze ein.

Wir suchten einen Platz, an dem sich Hr. N. sicher fühlen konnte. Das war eine Wohneinrichtung in einer alten Klosteranlage, die wie eine Oase mitten in der Stadt lag. Deren Mitarbeiter konnten Hr. N. ein Gefühl von Geborgenheit und Sicherheit geben, sie belästigten ihn nicht mit überzogenen Therapieansprüchen und tolerierten seine gelegentliche Selbstmedikation.

Als er schwer erkrankte, pflegten sie ihn bis kurz vor seinem Tod. Auf seiner Beerdigung waren viele von seinen Leuten.

Was die Biografie von Hr. N. exemplarisch verdeutlicht, kann auch empirisch belegt werden. Die Trends der letzten dreißig Jahre zum Thema «Psychiatrie und Gewalt» lassen sich so zusammenfassen: «Von fürsorglicher Belagerung bis Folter – Ik bün all hier.»

Zur fürsorglichen Belagerung:

- Verheimung/Verheimlichung: Heime, in denen hilfsbedürftige Menschen zusammengezwungen werden, sind auch immer Orte der Verheimlichung. Sie entziehen Menschen der öffentlichen Wahrnehmung und machen sie dadurch unheimlich, d.h. sie sind in der Regel aktive Stigmaproduzenten. Und zu Zeiten aktiver Epi- und Pandemien stirbt man hier schneller als an anderen Orten. In Deutschland ist der Verheimungsgrad im Vergleich zu anderen europäischen Länden extrem ausgeprägt. In den meisten Ländern liegt er relativ konstant bei 80 und weniger Plätzen pro 100.000 Einwohner. Hierzulande ist er seit 1998 exponentiell von 100 auf 230 Plätze pro 100.000 Einwohner angestiegen (Chow & Priebe, 2016).
- Staatliches Gewaltmonopol I (Zwangseinweisungen in die Allgemeinpsychiatrie nach Betreuungsrecht und den Psychisch-Kranken-Gesetzen der Länder): Sie steigen seit Jahren kontinuierlich an. Nach Betreuungsrecht von 40557 in 2006 auf 55292 im Jahr 2015. Die Anzahl der Zwangseingewiesenen nach den Länder-Psych-KGs ist statistisch nicht ganz eindeutig erfassbar, da die Statistiken der Amtsgerichte die Anzahl der anhängigen plus der durchgeführten Verfahren pro Jahr verzeichnen. Aber die Tendenz ist eindeutig: Sie sind von 62410 in 2006 auf 84677 in 2016 angestiegen (Drucksache 10/11619 Deutscher Bundestag 18. Wahlperiode; https://www.patverfü.de/media/handbuch.pdf; zul. gepr. am 15.3.21). Im internationalen Vergleich stehen die beiden

Ex-Hitler-Länder Deutschland und Österreich, die ihre psychiatrischen (Schreibtisch-)Mörder und Zwangssterilisierer nach seinem Abgang unbehelligt weiterpraktizieren, lehren und begutachten ließen, mit 282 (A) und 173 (D) Zwangseinweisungen auf 100.000 Einwohner/Jahr einsam an der Spitze. Italien, wo die Grundlagen der Psychiatriereform aus Erfahrungen des anti-faschistischen Widerstandskampfes entwickelt wurden und wo der Bau psychiatrischer Krankenhäuser gesetzlich verboten wurde, hat mit einer Quote von 14,4 pro 100.000 Einwohner/Jahr die niedrigste Zwangseinweisungsrate aller untersuchten Länder (Rains & Zanina et al., 2019).

- Staatliches Gewaltmonopol II: In der Forensischen Psychiatrie hat sich von 1999 bis heute die Anzahl der nach § 63 StGB Untergebrachten von 2500 auf ca. 7000 fast verdreifacht. Die durchschnittliche Dauer der Unterbringung stieg von 6 auf 10 Jahre an. Vergleichende Untersuchungen belegen, dass Deutschland bei diesen Kennzahlen Europameister ist (Lewe, 2020). Seit 2014 sitzen hier mehr Menschen 5 Jahre und länger ein als im Strafvollzug. Für als schizophren Etikettierte ist damit die Wahrscheinlichkeit, länger als 5 Jahre interniert zu werden, 116-mal höher als für der Rest der strafmündigen Bevölkerung. Aber wer ist für diese Entwicklung verantwortlich? Erste Antwort: die Rechtsprechung ist es nicht, denn die Anzahl der Unterbringungsanordnungen nach § 63 StGB ist seit 2007 von jährlich 694 auf 612 in 2016 gesunken (Destatis 2007–2016, Fachserie 10 Reihe 3). Zweite Antwort: Wenn die jährliche Inzidenz sinkt, kann man die Prävalenz der Unterbringungen nur steigern, indem man die Internierten länger festhält. Dieser Prozess ist seit 2004 nachweisbar und er liegt in einer Phase, in der «[d]er psychiatrische Maßregelvollzug als bevorzugtes Instrument der Sicherheit» agiert (Seifert & Leygraf, 2016). Die extrem langen Unterbringungsdauern in Deutschland liegen also nicht daran, dass es mehr oder gewalttätigere psychisch kranke Rechtsbrecher gibt, sondern daran, dass die forensischen Vollzugsleiter im Zusammenspiel mit den forensischen Gutachtern ein verändertes gesellschaftliches und rechtspolitisches Umfeld bedienen, ohne dass ihnen jemand einen Auftrag dazu gegeben hätte. So gehen psychiatrische Befriedungsverbrechen. (Basaglia & Basaglia-Ongaro, 1980)

- «Ik bün all hier»: Juristische Grundlage dieses Treibens sind die §§ 20/63 StGB, legitime Abkömmlinge des faschistischen «Gewohnheitsverbrechergesetzes» vom 1.1.1934. (Kammeier, 2020).
- Wenn heute in den neuen Polizeigesetzen der Länder «Gefährder» (keine überführten Straftäter!) ohne richterlichen Beschluss festgesetzt werden können, sagt die Forensische Psychiatrie «Ik bün all hier», wir haben den Gefährder erfunden, das ist unsere Geschäftsgrundlage.
- Wenn heute der Innenminister des Landes NRW, Heribert Reul, die Beweislastumkehr (der Täter muss seine Unschuld, nicht der Richter seine Schuld beweisen) im Strafrecht in die Debatte bringt, ruft die ForPs: «Ik bün all hier», bei uns muss der Internierte seine Ungefährlichkeit beweisen, nicht wir ihm seine Gefährlichkeit.
- Und wenn aktuell über den Gefährderdiskurs versucht wird, das Tat- in ein Täterstrafrecht umzuwandeln und den «Gefährder» über den tat- und schuldangemessenen Strafzeitraum hinaus festzuhalten, winkt die ForPs lässig ab, «Ik bün all hier», das machen wir seit 1934, auch wenn die UN-Behindertenrechtskonvention das seit 2009 verbietet.
- Und wenn 2007 ein schwarz-brauner Staatsrechtler aus dem ideologischen Umfeld der «Konservativen Revolution» à la Carl Schmitt darüber räsoniert, dass man doch bitte die «Frage nach einer – natürlich rechtsstaatlich domestizierten – Folter» diskutieren möge (Depenheuer, 2007; zit. n. Salomon, 2008), sagt die ForPs «Ik bün all hier», wir diskutieren nicht, wir praktizieren das.

Damit sind wir beim «Folter-Rhizom» angekommen:

1943–1945: Im Konzentrationslager Auschwitz-Monowitz experimemtiert Dr. Horst Fischer, ob man mit Hilfe des Elektroschocks aus den geschundenen Häftlingen noch mehr Arbeitsleistung herauspressen kann. Im angeschlossenen Österreich ermordet sein Kollege Emil Gelny hunderte Patienten mit Hilfe eines von ihm modifizierten E-Schock Apparates (Rezesnitzek & Lang, 2017).

1963: Das CIA-Folterhandbuch «Kubark» ist fertiggestellt. Es reflektiert den Stand der Wissenschaften (Medizin, Psychologie, Soziologie) zu der Frage, mit welchen Mitteln man Menschen in eine Persönlichkeitsregression und persönliche Abhängigkeit zum Folterer treiben kann, damit sie ihren Widerstand aufgeben und eine Aussage als Erlösung empfinden. Es ist unter Mitarbeit eines deutschen Fascho-Folter-Doktors entstanden und im Ton eines wissenschaftlich wertneutralem Handbuches geschrieben (Jelpke, 2007; Klee, 2003). Die Androhung von und Traktierung mit Elektroschocks wird dort als eine unter mehreren «Behandlungsvarianten» empfohlen.

1963: Die Sterberate der Insassen der deutschen Anstaltspsychiatrie, die auch noch nach 1945 wesentlich höher war als in der Allgemeinbevölkerung, hat sich einigermaßen auf Normalniveau eingependelt (Faulstich, 1998). Unruhestiftende Reformideen aus England (Therapeutische Gemeinschaft), Frankreich (Psychotherapie Institutionelle, Sektorpsychiatrie) oder Italien (Demokratische Psychiatrie) sind in Deutschland noch nicht angekommen. Die Nachkriegsanstalten dümpeln vor sich hin und tun, als ob nichts gewesen wäre. Nur ab und an wird ihre Routine unterbrochen: wenn sich ein Anstaltsinsasse renitent benimmt. Dann eilen ein Trupp kräftiger Pfleger und ein Arzt auf die Station und nach getaner Arbeit findet sich in seiner Krankenakte der Eintrag: «E-Schock-Serie, wieder stationssoziabel».

1998: Auf die Frage nach der E-Schock-Praxis in Deutschland antwortet der Psychiatriekritiker René Talbot: «Ja, gerade in Berlin war die FU-Psychiatrie sozusagen das führende Institut dafür. Anläßlich des Foucault-Tribunals haben wir dort einen Besuch gemacht und Prof. Helmchen hat klar zugegeben, dass er mit Gewalt und unter Zwang schockt.» (Talbot, R., 2002)

2021: Die Renaissance des E-Schocks läuft auf vollen Touren. Zum Weltkongress der World Psychiatric Association 2017 in Berlin erscheint eine Buchempfehlung, die seine Anwendung bei Kindern und Jugendlichen propagiert (Ghaziuddin & Walter, 2014). In der S3-Leitlinie «Unipolare Depression» ist die Elektrokrampftherapie (EKT) als wirksame Behandlung schwerer Verläufe anerkannt, ebenso in der S3-Leitlinie «Schizophrenie», wo sie als Ultima ratio bei scheinbar unbehandelbaren Krankheitsverläufen angepriesen wird. Dabei folgen die Leitlinien einem altbekannten Muster: Je hilfloser der Psychiater, desto aggressiver seine Behandlungsmethode (Lehmann & Aderholt et al., 2017).

Und der E-Schock als Foltermethode? Ist in Arbeit.

02/2017: Der deutsche Ethikrat veranstaltet zum Thema «Zwang in der Psychiatrie» eine Anhörung. Befürworter und

Gegner des «therapeutisch wohltätigen Zwanges» kommen hier zu Wort.

09/2017: Ein Krampfpraktiker und ein Krampfethiker nehmen diese Vorlage auf und veröffentlichen im Fachblatt «Psychiatrische Praxis» eine positive Stellungnahme zur Anwendung des E-Schocks unter Zwang (Gather & Vollmann, 2017).

11/2018: Der Deutsche Ethikrat veröffentlicht seine Stellungnahme «Hilfe durch Zwang?». Das Fragezeichen ist rhetorisch. Denn er kommt zu dem Ergebnis, dass dieser, falls wohltätig, durchaus zu vertreten sei. Damit wischt er die begründeten Einwände vom Tisch, die in der Anhörung 02/2017 aus klinischer (Zinkler, M.), Betroffenen- (Daszkowski, J.) und rechtlicher (Osterfeld, M.) Sicht geltend gemacht wurden.

Und wie läuft es mit dem Zwangs-E-Schock in der Praxis? Das zeigt die Chronologie einer Auseinandersetzung, die ein psychisch erkrankter junger Mann und seine Mutter führten. Nach mehreren Zwangseinweisungen und relativ erfolgloser Neuroleptikamedikation holte sich das zuständige Amtsgericht die Zustimmung seines Betreuers zu einer Elektro-Schock-«Behandlung» (Auslösung eines generalisierten Krampfanfalles) unter Zwang. Die behandelnde Klinik lehnt diese aus ethischen und medizinischen Gründen ab. Was macht ein Gericht in so einem Fall? Es holt sich einen sachverständigen Gutachter, der den Zwangs-E-Schock aus ethischen und medizinischen Gründen befürwortet. Das Amtsgericht genehmigt daraufhin «die Durchführung einer Elektrokonvulsionstherapie in Form der elektrischen Auslösung von sechs großen zerebralen Anfällen mithilfe von uni- oder alternativ bilateral angelegten Elektroden innerhalb von zwei Wochen, außerdem die Einleitung einer Narkose durch Anästhesisten unter Verwendung eines regel-gerechten Anästhetikums und – wenn der Betroffene von den ärztlichen Maßnahmen nicht überzeugt werden kann – die Anwendung von Gewalt (Festhalten, 3- bis 5-Punkt Fixierung).» (Aus dem BGH-Beschluss XII ZB 381/19 vom 15.1.2020)

Der Betroffene möchte nur ungern mit Gewalt sechs große zerebrale Anfälle innerhalb von vierzehn Tagen erleben und legt mit seiner Mutter beim zuständigen Landgericht Rechtsbeschwerde gegen diesen Beschluss ein. Dieses weist die Beschwerde zurück und wir halten als Zwischenergebnis fest: Zwei Gerichtsinstanzen befürworten eine Zwangs-EKT, obwohl der Betroffene sie ablehnt und es gegensätzliche ärztliche Stellungnahmen gibt.

Der junge Mann und seine Mutter geben nicht auf. Sie legen Rechtsbeschwerde gegen die Beschlüsse des Amts- und Landgerichtes beim Bundesgerichtshof ein. Dieser kassiert die Beschlüsse und gibt den Beschwerdeführern Recht (Beschluss vom 15.1. 2020 – XII ZB 381/19). Man kann auf der Webseite des BGH den Beschluss samt Begründung nachlesen. Er liest sich spannend wie ein Krimi. Man sollte aber auch davon ausgehen, dass die Fraktion der Zwangsschocker von diesem Beschluss des BGH nur kurz geschockt ist und weiter an der Ausweitung ihrer Kampfzone arbeiten wird.

Informationen zu Risiken und Nebenwirkungen finden Interessierte in dem Exkurs «Wiederkehr des Elektroschocks» (Lehmann, 2017).

1963: Im CIA-Folter-Handbuch Kubark wird die soziale und sensorische Deprivation als gängiges Mittel empfohlen.

2021: Gängig ist sie in verschiedenen Härtegraden auch in der Forensischen Psychiatrie: Man nennt sie hier nur anders: z. B. «Nachteinschluss». Wird in ca. der Hälfte der forensischen «Kliniken» in Deutschland praktiziert. Er bedeutet, dass alle Internierten in der Zeit von 21:00 bis 6:30 Uhr in ihren Zellen eingesperrt werden. Menschlich-therapeutisch gesehen ist das entwürdigender Humbug (Bulla & Hoffmann, 2012).

Eine weitere Deprivationsmethode ist z. B. «Absonderung im Kriseninterventionsraum» oder «Einschluss im Intensivbetreuungsraum». Wie so ein Raum aussieht, wird im Jahresbericht 2019 der «Nationalen Stelle zur Verhütung von Folter» beschrieben: «Die besichtigten Krisenräume […] waren […] lediglich mit einem Bett und einer offen im Raum stehenden Toilette ausgestattet. Eine Sitzgelegenheit fehlte. Der Tageslichtzugang wurde teilweise aufgrund eines Milchglasfensters gemindert.» Intensiv betreut wird der Abgesonderte in diesen Nacktzellen nur von einer Überwachungskamera, deren kaltes Auge ihn Tag und Nacht anglotzt. Rechte hat der Abgesonderte hier auch, z. B. auf eine Stunde Aufenthalt in einem Gitterkäfig unter freiem Himmel. Und hoffen darf er auch, z. B. auf die Gnade, mal für einige Zeit vor die Zellentür gelassen zu werden.

Dauer und Häufigkeit dieser Isolationspraxis werden nicht bundeseinheitlich erfasst, auch nicht im Kerndatensatz Maßregelvollzug. Es gibt aber Schätzungen. Eine Befragung von Chefärzten forensischer Kliniken ergab, dass 13 % der Internierten mindestens einmal mit einer Zwangsisolierung traktiert wurden (Jacovljevic & Wiesemann, 2015). In zwei forensischen Kliniken in Baden-Württemberg wurde die Häufigkeit von Zwangsmaßnahmen detaillierter untersucht. In den ersten vier Wochen der Unterbringung wurden dort 37,5 % der Insassen zwangsabgesondert. Für die gesamte Dauer der Unterbringung lag die Quote der Zwangsmaßnahmen (Isolierung, Fesselung an das Bett, Zwangsmedikation) bei 70 % (Horvath, 2017). Die Stichtageserhebung eines großen Trägers forensischer Kliniken mit einem Einzugsgebiet von 8 Millionen Einwohnern hatte zum Ergebnis, dass am 1.7.2019 in dessen Einrichtungen 75 Internierte (§§ 63/64 StGB/126a StPO) länger als sieben Tage in einer Isolierzelle abgesondert waren, mehr als die Hälfte davon (N=41) länger als drei Monate und 28 länger als ein Jahr (LWL, 2019). Angenommen, diese Zahlen sind einigermaßen repräsentativ für Deutschland (82 Millionen Einwohner), dann hockten an diesem Tag etwa 750 Menschen sieben Tage und länger in einer Isolierzelle. Davon 410 länger als drei Monate und 280 von ihnen länger als ein Jahr. Soziale und sensorische Deprivation als Regeltraktierung von Isolationsgefangenen.

Fazit: Die «Repressionsindizes» belegen, dass die Psychiatrie in Deutschland – von respektablen Ausnahmen abgesehen – aktiver Teil dieser autoritären und restaurativen Rechtsentwicklung ist. Für psychisch Kranke ist das Klima allemal noch ungesunder geworden. «Es ist grotesk und tragisch, dass Intellektuelle, indem sie sich an die Institutionen der Macht anbinden, unter dem Schein der Hilfeleistung die Opfer der Macht vollends entwaffnen: In der Pose des Samariters geben sie ihnen den tödlichen Kuss.» (Basaglia & Basaglia-Ongaro, 1980)

Literatur Kapitel 6

Apelt-Riel, S. «Der Briefwechsel zwischen Ludwig Binswanger und Eugen Bleuler von 1907–1936 9im Spannungsfeld von Psychoanalyse und Psychiatrie in der ersten Hälfte des 20. Jahrhunderts». Dissertation, Eberhard-Karls-Universität, 2009.

Basaglia, Franco; Franca Basaglia-Ongaro, und Basaglia-Foucault-Castel, Hrsg. *Befriedungsverbrechen: über die Dienstbarkeit der Intellektuellen*. Frankfurt am Main: Europäische Verlags-Anstalt, 1980.

Binding, K. und Hoche, A. *Die Freigabe der Vernichtung lebensunwerten Lebens*. Leipzig: Meinertz, 1920.

Bulla, J. und Hoffmann, K. «Der Nachteinschluss – Eine Methode des modernen Maßregelvollzuges?» *Forensische Psychiatrie und Psychotherapie* 19, Nr. 2 (2012): 204–16.

Chow, Winnie S., und Stefan Priebe. «How Has the Extent of Institutional Mental Healthcare Changed in Western Europe? Analysis of Data since 1990». *BMJ Open* 6, Nr. 4 (29. April 2016): e010188. https://doi.org/10.1136/bmjopen-2015-010188.

Deleuze, Gilles, Félix Guattari, und Dagmar Berger. *Rhizom*. Internationale marxistische Diskussion 67. Berlin: Merve-Verlag, 1977.

Faulstich, Heinz. *Hungersterben in der Psychiatrie 1914–1949: Mit einer Topographie der NS-Psychiatrie*. Freiburg im Breisgau: Lambertus, 1998.

Gather, Jakov, und Jochen Vollmann. «Elektrokonvulsionstherapie unter Zwang? – Pro». *Psychiatrische Praxis* 44, Nr. 6 (September 2017): 313–14. https://doi.org/10.1055/s-0043-116921.

Ghaziuddin, Neera, und Garry Walter, Hrsg. *Electroconvulsive therapy in children and adolescents*. New York: Oxford University Press, 2014.

Gössner, R. «Neue Normalität». *Junge Welt*. 13. Oktober 2020.

Herzog, Gunter. «Gründerjahre der Psychiatrie». In *Fortschritte der Psychiatrie im Umgang mit Menschen: Wert und Verwertung des Menschen im 20. Jahrhundert*, 64–76. 36. Gütersloher Fortbildungswoche. Bad Rehburg: Psychiatrie Verlag, 1984.

Horvath, J. «Die Zwangsbehandlung nach der Reform des MRV-Rechts in Baden-Würtemberg». Ulm Medizinische Fakultät, 2017.

Hollweg, T. ; Berichterstatter LWL Maßregelvollzugsabteilung. «Berichtsvorlage an den Gesundheits- und Krankenhausausschuss des Landschaftsverbandes Westfalen-Lippe Drucksache Nr. 14/2088», 26. August 2019. 73.pdf.

Jakovljevic, Anna, und Claudia Wiesemann. «Zwangsmaßnahmen in der forensischen Psychiatrie. Aktuelle Behandlungspraxis im Maßregelvollzug aus medizinethischer Perspektive». *Der Nervenarzt* DOI 10.1007/s00115-015-4437-z (20. Oktober 2015). https://doi.org/10.1007/s00115-015-4437-z.

Jelpke, U. «Pressemitteilung: CIA-Folter mit braunen Wurzeln – Ulla Jelpke ließ KUBARK-Handbuch auf deutsch übersetzen». *Ulla Jelpke* (blog), 11. September 2007. https://www.ulla-jelpke.de/2007/09/pressemitteilung-cia-folter-mit-braunen-wurzeln-ulla-jelpke-liess-kubark-handbuch-auf-deutsch-uebersetzen/.

Kammeier, Heinz. «Die psychiatrische Maßregel nach § 63 StGB im Spannungsfeld von Sicherungsauftrag und Freiheitsanspruch». *Zeitschrift für die gesamte Strafrechtswissenschaft* 132, Nr. 1 (4. Juni 2020): 133–94. https://doi.org/10.1515/zstw-2020-0006.

Klee, Ernst. *Das Personenlexikon zum Dritten Reich: wer war was vor und nach 1945?* Frankfurt am Main; Wien; Zürich: Büchergilde Gutenberg, 2003.

Lau, Steffen, und Hans-Ludwig Kröber. «Störung des Sozialverhaltens als Vorlauf schizophrenen Erkrankens: Erinnerung an die ‹kriminellen Heboide›». *Forensische Psychiatrie, Psychologie, Kriminologie*, 14. März 2017. https://doi.org/10.1007/s11757-017-0413-8.

Lehmann, Peter, Volkmar Aderhold, Marc Rufer, Josef Zehentbauer, Peter Ansari, Sabine Ansari, Andreas Heinz, und Marina Langfeldt. *Neue Antidepressiva, atypische Neuroleptika: Risiken, Placebo-Effekte, Niedrigdosierung und Alternativen: mit einem Exkurs zur Wiederkehr des Elektroschocks*. Berlin Shrewsbury: Peter Lehmann Publishing, 2017.

Leidinger, F. «Zero Tolerance Forensische Psychiatrie im politischen Alltg». *Soziale Psychiatrie*, März 1999.

Lewe, U. «Die psychiatrische Maßregel (§63 StGB) in Deutschland im Spiegel der vergleichenden Sanktionsforschung». In: *Offene Formen der Forensik – Ein deutsch-italienischer Erfahrungsaustausch*, 22–31. Lengerich: Pabst Science Publishers, 2021.

Müller, Jürgen, Saimeh, Nahlah (Hrsg.) *Standards für die Behandlung im Maßregelvollzug nach §§ 63 und 64 StGB: interdisziplinäre Task-Force der DGPPN*. Berlin: Medizinisch Wissenschaftliche Verlagsgesellschaft, 2018.

Rains & Zanina et al., Luke Sheridan. «Variations in patterns of involuntary hospitalisation and in legal frameworks: an international comparative study». *Lancet Psychiatrie* 6 (2019).

Rezesnitzek, L. & Lang, S. (2017). «Electroshock Therapy in the Third Reich». Medical History (61)1: 6 –68

Rinderknecht, Gertrud. «Über kriminelle Heboide». *Zeitschrift für die gesamte Neurologie und Psychiatrie* 57, Nr. 1 (1. Dezember 1920): S. 35–70. https://doi.org/10.1007/BF02866083.

Roelcke, Volker, Sabine Hildebrandt, und Shmuel Reis. «Announcing the Lancet Commission on Medicine and the Holocaust: Historical Evidence, Implications for Today, Teaching for Tomorrow». *The Lancet* Band 327, Nr. 10277 (26. Januar 2021). https://doi.org/10.1016/S0140-6736(21)00157-4.

Salomon, David. «Carl Schmitt reloaded – Otto Depenheuer und der ‹Rechtsstaat›». *Prokla-Zeitschrift für kritische Sotialwissenschaft* 152, Nr. 2008 (März 2008): 429–42.

Schwartz, M., Moscalewicz, M., und Wiggins, O. «Karl Jaspers: The Icon of Modern Psychiatrie». *Israel Journal of Psychiatry and related Sciences* 54, Nr. 2 (2017): 4–8.

Talbot, R. Interview in der Zeitschrift: ätzettera Nr. 35, Mai 2002.

Weinmann, Stefan. *Die Vermessung der Psychiatrie: Täuschung und Selbsttäuschung eines Fachgebiets*. 1. Auflage. Zur Sache: Psychiatrie. Köln: Psychiatrie Verlag, 2019.

Wetzell, Richard F. *Inventing the criminal: a history of German criminology, 1880–1945*. Studies in legal history. Chapel Hill: University of North Carolina Press, 2000.

7. Dekolonisierung I
Die Kraft der Schwachen

«... die Stimme des Angeklagten ist nicht vertreten; sein sozialer, historischer und politischer Kontext wird als nicht relevant angesehen. ... . Wir bekommen keinen Blick in die Asyle. Die Stimmen der Patienten werden von den diskursiven Praktiken, der disziplinären Hegemonie oder den dominanten Wahrheitsregimen der Psychiatrie ausgeschlossen. So entsteht ein für Kritik undurchlässiges System, in dem Gewalt weiterhin vorherrscht.»
Joseph, 2013

Wir werfen jetzt einen Blick in die Asyle und lassen in Erfahrungsberichten, Rezensionen und einem Aufruf Betroffene zu Wort kommen. Sie stellen aus ihrer Perspektive und mit ihren Aktivitäten das Informations- und Machtmonopol der totalen Institution in Frage.

7.1 Zwei starke Frauen und ein Aufruf

Ein Bild inhumaner Machtdemonstration und letztlich auch von Hilflosigkeit des Asyls und der Kraft der vermeintlich Schwachen zeichnet die Autorin Bianca Perez in ihrem eindrucksvollen Buch «Die schwarze Liste». Der Autor hat es rezensiert:

Rezension
*Bianca Perez «Die schwarze Liste: Naziparagraf 63 StGB – weggesperrt und weggespritzt»**

Die deutsche Psychiatrie kommt in ihrem forensischen Zweig nach § 63 StGB am kenntlichsten zu sich selbst und ihren historischen Wurzeln als Repressions- und Selektionssystem. Er ist wesentlich punitiver (strafstrenger, straflustiger) als der Strafvollzug.

* Verlag underDog Hamburg 2017, ISBN 3-981425-70-7

Das kann man – von außen betrachtet – mit Zahlen belegen:

- die Anzahl der nach § 63 StGB psychiatrisch Internierten hat sich in den letzten 15 Jahren von 2500 auf 7000 fast verdreifacht, während die Zahl der im Strafvollzug Inhaftierten um 17 % gesunken ist.
- Die durchschnittliche Internierungsdauer in der forensischen Psychiatrie stieg in diesem Zeitraum von 6 auf 10 Jahre erheblich an. Der Anteil von Langzeituntergebrachten (5 Jahre bis lebenslang) wuchs ebenfalls an und liegt aktuell bei 60 %. Im Strafvollzug ist er seit Jahren stabil bei 13 %.
- Die Wahrscheinlichkeit, fünf Jahre oder länger interniert zu werden, ist für Menschen, denen von der Psychiatrie das Etikett «Schizophren» verpasst wurde, 115-mal höher als für den strafmündigen Rest der Bevölkerung.

Wie die internen Produktionsweisen dieses Systems funktionieren und was das konkret für Menschen bedeutet, die ihm ausgeliefert sind, erfährt man in dem Buch «Die schwarze Liste».

Darin beschreibt die Autorin Bianca Perez den Kampf mit und um ihren älteren Bruder. Dieser wäre im Jahre 2009 wegen eines Körperverletzungsdeliktes zu einer Gefängnisstrafe von neun Monaten verurteilt worden, wenn ihm nicht aufgrund einer – wie sich später herausstellt – falschen psychiatrischen Diagnose ein Zustand verminderten Schuldfähigkeit attestiert worden wäre. Das bahnte den Weg in die Forensische Psychiatrie und hier ist er wegen dieser Straftat jetzt neun Jahre interniert, die letzten zwei Jahre pendelnd zwischen Isolierung und Fixierung in der forensischen Klinik Nette-Gut in Rheinland-Pfalz.

Das Buch erzählt eigentlich zwei Geschichten, nämlich implizit die von der Überwindung der Angst und vielleicht auch der Scham, über einen doppelt stigmatisierten Menschen (fälschlich als psychisch erkrankt diagnostiziert und als Rechtsbrecher) öffentlich zu sprechen und sehr explizit von Kampf gegen ein menschenrechtsverletzendes System. Es ist damit auch ein Lehrbuch unter dem Titel «Anleitung zum Kampf gegen einen scheinbar übermächtigen Gegner», das unabhängig vom aktuellen Fall des Hr. P. wichtig und lesenswert bleiben wird.

Die Autorin führt diesen Kampf mit offenem Visier und ist dabei angenehm undiplomatisch. Sie nennt die Namen von Verantwortlichen, entlarvt das schwer zu durchschauende Zusammenspiel von Richtern, Psychiatern, Rechtsanwälten, Gutachtern und der Institution. Sie ist klug und lernt kämpfend, steht nach Niederlagen wieder auf, organisiert einen Unterstützerkreis, macht Öffentlichkeitsarbeit auf vielen Kanälen, holt Fachleute mit ins Boot und zeigt ihren Gegnern: Ihr werdet mich nicht mehr los. Das ist an dieser Stelle leichter geschrieben als in der Realität getan, denn hinter allem steckt ja die stets anwesende Sorge um den Bruder und die Familie.

Und die Gegner: Sie verstecken sich; hinter Mauern, hinter Regeln, hinter scheinobjektivem Juristen-, Sozial- oder Psychosprech. Sie sind nicht zu berühren.

Dabei wird ihnen diese Frau mit ihrer Hartnäckigkeit und Klugheit sehr auf die Nerven gefallen sein. Sie macht Arbeit, sie macht alles öffentlich, sie scheucht alle auf, sie ist ungemütlich und sie will wissen. Wenn ihre Gegner das zugäben, wäre ja vielleicht ein Gespräch, eine Verständigung möglich. Aber so? Sprechen sie mal mit einem Panzer.

Die Autorin reflektiert ihre Ängste und Zweifel und ihren Weg der Selbstermächtigung. Und sie dokumentiert: Sie belegt alle ihre Argumente und Schlussfolgerungen mit ausführlichen Zitaten und Kopien aus Krankenakten, Schriftverkehren, Gutachten und Urteilen. Man kann alles nachlesen und sich also ein eigenes Urteil bilden.

Die Autorin verfolgt zwei Ziele, die sich gegenseitig bedingen und in denen sich Eigenes und Allgemeines verbinden: Die Befreiung ihres Bruders und die Befreiung der Psychiatrie von Menschenrechtsverletzungen.

Wie die Geschichte ausgehen wird? Ich nehme an, so:

«…, die Hexe aber ward ins Feuer gelegt und musste jammervoll verbrennen. Und wie sie zu Asche verbrannt war, verwandelte sich das Rehkalbchen (Brüderchen d. Verf.) und erhielt seine menschliche Gestalt wieder, Schwesterchen und Brüderchen aber lebten glücklich zusammen bis an ihr Ende» (J. & W. Grimm: «Brüderchen und Schwesterchen»).

Ich älterer Herr ziehe meinen Hut vor der jungen Frau Perez und empfehle den Kauf ihres Buches. Sie, verehrte Leserinnen und Leser, und die Autorin selbst werden dadurch ermutigt.

(U. Lewe. Zuerst erschienen auf der Website «Forensik.de»)

P.S.: Hr. P. Ist mittlerweile aus der stationären Forensik entlassen.

Doris Steenken hat die geschlossene Forensik als Insassin erlebt bzw. erlitten. Mit der Autorin B. Perez verbindet sie die Fähigkeit, nach Rückschlägen wieder aufzustehen und mit großer Beharrlichkeit den Kampf gegen inhumane Strukturen zu führen. Dabei ist die solidarische Unterstützung Gleichgesinnter lebenserhaltend.

Erfahrungsbericht
Doris Steenken: «Ich hatte nun … leider das ‹Vergnügen›, genau sechs Monate hinter die Kulissen der Forensik zu schauen.»

«1966 wurde ich in Friesoythe, Landkreis Cloppenburg in Niedersachsen geboren. Meine Eltern hatten eine Landwirtschaft und wir wohnten in einem kleinen Dorf, 10 km von Friesoythe entfernt. Dieses Dorf hatte ca. 2000 Einwohner und lebte hauptsächlich von Landwirtschaft.

Wegen längerer Krankenhausaufenthalte im Kleinkinderalter besuchte ich nur wenige Monate den Kindergarten und wurde danach eingeschult. Erst vier Jahre Grundschule im gleichen Dorf, wo ich wohnte. Dann zwei Jahre Orientierungsstufe in Friesoythe und danach Hauptschule. Von den Mitschülern wurde ich immer wieder gehänselt, weil ich Probleme mit dem Laufen und Gehen hatte und weil ich in vielen Dingen langsamer war als die Anderen.

Nach der Hauptschule war ich für ein Jahr im Internat und besuchte dort die Hauswirtschaftsschule. Dort wurde ich besser von den Mitschülern akzeptiert und bin sogar als Klassensprecher-Vertreterin gewählt worden. Weil es dort eine sehr schöne Zeit war, trauerte ich sehr, als das Jahr rum war.

Da ich sehr strenge Eltern hatte, war es mein Wunsch, mich so schnell wie möglich von ihnen unabhängig zu machen und in eine Großstadt zu ziehen. Das tat ich dann auch, zog öfter mal um und machte zwei Ausbildungen als Lebensmittelverkäuferin und Krankenschwester. Ich hatte mal gute, mal schlechte Zeiten. Aber irgendwann stellte sich heraus, dass ich wegen einer Arthrose und einer neurologischen Erkrankung nicht mehr auf dem ersten Arbeitsmarkt klar kam. Das war erst einmal ein großer Schock für mich. Von der Klinik wurde mir dann eine Psychotherapie angeboten, um zu lernen, mit meiner neuen Situation und den Beeinträchtigungen umzugehen. Dieses Angebot habe ich angenommen.

Nach der Entlassung wurde mir eine Wohngruppe mit Menschen mit verschiedensten Beeinträchtigungen in Aschendorf vermittelt. Auch dieses Angebot habe ich angenommen, um von dort aus und mit fachlicher Unterstützung mich weiterzuorientieren. Eine Berufsfindung wurde vom Arbeitsamt abgelehnt, weil es nach dessen Meinung zu unsicher war, dass ich wieder auf den ersten Arbeitsmarkt Fuß fassen würde. Mit wurde empfohlen, in einer Werkstatt für behinderte Menschen zu arbeiten, was ich dann auch tat. Weil ich auch dort motorische und kognitive Probleme hatte, suchte ich einen Neurologen auf, in der Hoffnung, dass dieser die Ursachen für meine Beschwerden herausfindet. Anstatt den Beschwerden fachmännisch weiter auf dem Grund zu gehen, verpasste er mir die Diagnose, dass ich Wahrnehmungsstörungen hätte. Das hat mich sehr belastet. Ich fühlte mich im Stich und alleinegelassen mit den gesundheitlichen Störungen. Nach der Diagnose wurde ich nicht mehr ernst genommen und fühlte mich immer einsamer.

Irgendwann war ich verzweifelt und wusste überhaupt nicht mehr weiter. Ich beging einen Suizidversuch, der dann mit einem Unterbringungsbeschluss nach PsychKG in der Psychiatrie endete. Anstatt dort meine Probleme ernst zu nehmen, verpasste man mir dann die Diagnose Borderline-Störung. Ich musste starke Psychopharmaka einnehmen, die ich nach der Entlassung sofort wieder abgesetzt habe, weil ich diese überhaupt nicht vertragen habe und wegen der Nebenwirkungen usw.

An meiner Situation hatte sich ja nichts geändert und ich verzweifelte immer mehr. Ich beging wieder einen Suizidversuch und landete somit wieder in der Psychiatrie. Dort musste ich dann Fixierungen und Zwangsbehandlungen über mich ergehen lassen. Ich wurde sogar für über vier Wochen in ein Isolierzimmer gesteckt, welches ich nicht verlassen durfte, und ich hatte auch überhaupt keinen Kontakt zu den Mitpatienten etc. In der Isolierzelle habe ich nichts mehr gegessen und innerhalb von vier Wochen circa zwanzig Kilo abgenommen. Daraufhin wurde ich dann auf eine andere Station verlegt, wo ich dann besser behandelt wurde. Ich machte dort eine Psychotherapie, um besser mit meiner Situation fertig zu werden. Dort merkte ich aber dann auch schnell, dass die Therapeuten und ich immer mehr am Thema vorbeiredeten und dass es überhaupt keinen Sinn mehr machte. Auch dort wurden meine wahren Probleme nicht für ernst genommen, sondern ich wurde wie eine psychisch Kranke behandelt und nicht für voll genommen. Es gab keine Gespräche auf Augenhöhe. Deshalb habe ich mich entlassen lassen und auch sofort die Medikamente wieder abgesetzt, weil ich sie überhaupt nicht vertragen habe.

Das ging dann noch ein paar Mal so weiter, bis ich dann in ein Wohnheim in Osnabrück vermittelt wurde. Dort merkte ich aber schnell, dass meine Freiheit und mein Selbstbestimmungsrecht sehr eingeschränkt wurden. Von dem Wohnheim aus besuchte ich regelmäßig eine Selbsthilfegruppe Psychiatrie-Erfahrener. Dort wurde ich zum ersten Mal wieder ernst genommen und stellte fest, dass ich mit meinen Problemen nicht alleine bin. Das tat mir sehr gut. In der Selbsthilfegruppe erfuhr ich dann von zwei Teilnehmern, dass bei denen ein Platz in der Wohngemeinschaft frei wurde. Ich sagte sofort zu, ohne vorher das mit dem Heim zu erörtern. Ich schaute mir die Wohngemeinschaft an und unterschrieb den Mietvertrag. Eine Kopie des Mietvertrages legte ich dann dem Wohnheim zusammen mit meiner Kündigung des Wohnheimplatzes vor. Am Anfang drohten sie mir mit einer Unterbringung auf einer geschlossenen Station. Das erzählte ich in der Selbsthilfegruppe. Die Teilnehmer der Gruppe unterstützten mich bei meinem Aus- bzw. Umzug und somit hat das Wohnheim von seiner Drohung abgesehen.

Ich suchte mir dann einen Facharzt, um die Ursachen meiner Beeinträchtigungen herauszufinden und um dann evtl. die richtige medizinische Hilfe dafür zu bekommen. Nach vielen Untersuchungen stellte sich heraus, dass ich mir durch den Sauerstoffmangel im Gehirn während der damaligen Hüftoperationen eine Hirnorganische Störung zugezogen habe, die sich dann im späterem Leben in den oben beschriebenen Beschwerden äußerten.

In der Wohngemeinschaft haben wir uns anfangs sehr gut verstanden und viele Aktivitäten gemeinsam durchgeführt. Mit einem Bewohner habe ich mich angefreundet. Wir sind an jedem Wochenende in die Disco zum Feiern gegangen und haben sogar zusammen im Vorstand der Landesarbeitsgemeinschaft der Psychiatrie-Erfahrenen Niedersachsen ganz erfolgreich gearbeitet. Ich bin dann sogar in den Vorstand des Bundesverbandes Psychiatrie-Erfahrener gewählt worden. Das passte dem Mitbewohner nicht, weil dieser selber gerne den Posten für sich in Anspruch genommen hätte. Danach fing er an, mich zu stalken und ich suchte mir dann ganz schnell eine eigene Wohnung.

Über viele Jahre wurde ich von ihm gestalkt, indem er mich bedrohte, beleidigte und Todesanzeigen über mich versendete.

Meine Strafanzeigen gegen den Stalker wegen Rufschädigung, Beleidigung und Bedrohung wurden trotz ausreichender Beweise und Zeugenaussagen immer wieder von der Staatsanwaltschaft eingestellt.

Stattdessen ermittelte die Staatsanwaltschaft wegen der Straftaten, die der Stalker immer wieder auf mich abgeschoben hatte, gegen mich. Es folgten mehrere Hausdurchsuchungen und Anklageschriften, in denen mir sehr viele Straftaten unterstellt wurden.

Meine wiederholten Kontaktaufnahmen zur Staatsanwaltschaft, um diese Missstände persönlich zu klären, wurden ignoriert. Als ich dann nach Feierabend die betroffenen Staatsanwälte in dem Innenhof der Staatsanwaltschaft abwarten wollte, um diese dann wenigstens dort zur Rede zu stellen, endete dies mit einem Hausverbot.

Daraufhin ist mir der Kragen geplatzt und ich habe mit vier beleidigenden E-Mails an die Staatsanwaltschaft reagiert.

Am Samstag, den 27. Juli 2013, stürmte die Polizei dann in meine Wohnung, warf mich wie eine Schwerverbrecherin auf dem Boden und legte mir Handschellen an.

Ich wurde dann einer Richterin vorgeführt, die sich weigerte mit mir zu reden. Meine Forderung auf Hinzuziehung eines Rechtsanwaltes wurde von ihr sofort abgelehnt mit der Begründung, dass ich in Moringen genügend Zeit hätte, mir einen Anwalt zu nehmen und um alles zu besprechen. Ohne sich ein Bild von mir zu machen und ohne einen Rechtsbeistand für mich unterschrieb sie sofort den von der Staatsanwaltschaft vorgefertigten Unterbringungsbeschluss nach § 126 a StPO. Mit Handfesseln und Fußfesseln, die miteinander verkettet waren, wurde ich dann in die Forensik nach Moringen gebracht. Mein Widerspruch, den ich selber direkt nach Beschlussverkündung an dem Samstag bei der Richterin einreichte, wurde sofort von der gleichen Richterin bearbeitet und verworfen. Der Bescheid darüber erreichte mich gleich am darauf folgenden Montag in Moringen.

Die Staatsanwaltschaft, die ja selber Klägerin war, bestellte dann unverzüglich einen Gutachter, der schon im Voraus der Staatsanwaltschaft zugesichert hatte, dass er in seinem Gutachten mich für schuldunfähig erklärt, von mir ausgehende schwerwiegende Straftaten wie z. B. Brandstiftungen und Mord prognostiziert und deshalb eine Unterbringung nach § 63 StGB für mich empfehlen würde.

Daraufhin suchte mich dieser Gutachter auf und konfrontierte mich mit den Straftaten, die mir in der Vergangenheit von der Staatsanwaltschaft und dem Stalker immer wieder unterstellt wurden. Der Gutachter versuchte mir einzureden, dass ich behindert sei und ich mich deshalb nicht mehr an die schweren Taten erinnern könnte. Die vier Beleidigungsmails, die ja eigentlich die Anlassstraftat für die Unterbringung nach § 126 a waren, kamen überhaupt nicht zur Sprache.

Als meine Vorstandskollegen des Bundesverbandes Psychiatrie-Erfahrene hörten, dass ich dort in Moringen untergebracht war, besorgten sie mir sofort einen guten Rechtsanwalt. Dieser Rechtsanwalt beantragte sofort die Aufhebung dieses Unterbringungsbeschlusses.

Wegen des ‹Gefälligkeitsgutachtens› wurde der Antrag auf sofortige Aufhebung des §126a StPO vom OLG abgelehnt, obwohl ich nicht einmal die Voraussetzungen für eine Unterbringung nach NPsychKG erfüllte und trotz der Unverhältnismäßigkeit der Maßnahme. Auch bei der Haftprüfung wurde zu meinem Ungunsten entschieden.

Auf Antrag meines Anwaltes zur Einsichtnahme in die Ermittlungsakten wurden ihm von der Staatsanwaltschaft immer wieder unvollständige Akten zugeschickt. Es fehlten immer die Seiten, die mich entlasteten.

In den fünf Verhandlungstagen wurden am Anfang gleich alle Strafverfahren, die mir zu Unrecht von der Staatsanwaltschaft angehängt wurden, vom Richter eingestellt. Der Unterbringungsbeschluss nach § 126 a StPO wurde am letzten Verhandlungstag, am 27.1.2014, mit Urteilsverkündung aufgehoben. Aber ich wurde wegen der Beleidigungsmails zu einer Haftstrafe von einem Jahr verurteilt, die zur dreijährigen Bewährung ausgesetzt wurde.

Ich hatte nun während meiner vorläufigen Unterbringung leider das ‹Vergnügen›, genau sechs Monate hinter die Kulissen der Forensik zu schauen:

Rund um die Uhr ist man den Schikanen des Personals ausgesetzt und man kann sich denen leider nicht entziehen. Stattdessen ist man ja auf das Personal angewiesen und ihm ausgeliefert. In der Hälfte der Schlafzimmer gab es Videoüberwachung. Ich war die kompletten sechs Monate in einem Schlafzimmer mit Videoüberwachung untergebracht.

Wenn es mir wegen meiner Situation sehr schlechtging und ich völlig verzweifelt war, hieß es in einem barschen Ton vom Personal, dass ich eine Tavor schlucken und auf´s Zimmer gehen soll, um mich dort zu beruhigen.

Einige Mitpatienten hatten eine Wahlbenachrichtigung zu Bundestags- oder Landtagswahlen erhalten. Ich erklärte ihnen, dass sie wegen der Unterbringung mit der Wahlbenachrichtigung Briefwahl beantragen könnten. Daraufhin hatte ich Zimmergebot. Den Mitpatienten wurde erklärt, dass ich lügen würde und sie nicht wählen dürften.

Uns wurde verboten, untereinander über unsere Probleme zu sprechen. Als ich dann mal sagte, dass ich die Einrichtung einer Selbsthilfegruppe hier sehr nützlich finden würde, musste ich wieder für den ganzen Tag zur Strafe auf meinem Zimmer bleiben.

Es wurden Einladungen und Veranstaltungshinweise am schwarzen Brett auf dem Flur ausgehängt und uns empfohlen, dass wir uns dort anmelden sollten, wenn wir daran teilnehmen wollten. Wenn es dann soweit war und wir uns darauf freuten, wurde uns die Teilnahme untersagt.

Es wurden immer wieder Mittagsgrillen und Fondue-Essen mit uns bis ins kleinste Detail durchgeplant. Wenn wir uns darauf freuten und es fast soweit war, wurden diese Aktivitäten kurzerhand abgesagt mit der Begründung, dass wir nicht anständig waren und es deshalb aus Sicherheitsgründen abgesagt werden müsste.

Uns wurde immer wieder eingeredet, dass wir schwerst kriminell, eine Gefährdung für die Öffentlichkeit, schwer psychisch krank und krankheitsuneinsichtig seien und dass wir daher alle selber Schuld seien, dass wir dort untergebracht sind.

Daraufhin sagte ich, dass ich mir das nicht einreden lasse. Dann bekam ich wieder Zimmergebot.

Weil es immer so laut war, konnte ich nicht schlafen. Daher beantragte ich Watte für meine Ohren. Das wurde von den Pflegern abgelehnt. Eine Mitpatientin, die das mitbekommen hatte, besorgte mir bei ihren nächsten Ausgang Watte. Als die Mitpatientin mir die Watte überreichte, kam eine Pflegerin an und nahm sie mir gleich wieder weg. Sie drohten mir mit Isolation, weil ich mich über die Anweisungen des Personals hinweggesetzt hätte.

Ich fragte mal, ob man hier auch ins Internet könne. Mit einem ganz arroganten und barschen Ton sagte eine Pflegerin daraufhin zu mir, dass wir hier doch nicht in einem Hotel seien und lachte mich dann aus. Am nächsten Morgen wollte ich meine Tablette abholen, die wir immer vor acht Uhr holen mussten, um genau um acht Uhr pünktlich in der Arbeitstherapie zu sein. Ich klopfte an der Dienstzimmertür und fragte die gleiche Pflegerin nach meiner Tablette. Sie stellte sich dann mit ihrem Smartphone vor meine Nase und spielte damit rum und war am chatten. Sie gab mir meine Tablette nicht, obwohl ich mehrmals nachfragte. Um mir nicht schon wieder ein Zimmergebot einzufangen, ging ich dann zur Arbeitstherapie, um dort pünktlich zu sein.

Ich hatte mir mal einen teuren Rasierer bestellt, weil ich mit den Einwegrasierern nicht so gut zurecht kam. Als dieser dann ankam, sollte ich zum Dienstzimmer kommen, damit er mir dort ausgehändigt werden könne. Als ich in der Tür stand, kam der Pfleger mit dem Rasierer an, der mich zehn Euro gekostet hatte. Als ich ihn nehmen wollte, riss er mir den Rasierer wieder aus der Hand und zerbrach ihn vor meinen Augen. Als ich fragte, was das denn nun solle, schrie er mich lauthals an: ‹Halts Maul und ab auf Zimmer!›

Da ich mich gewundert hatte, dass meine Freundin immer noch nicht angerufen hatte, fragte ich im Dienstzimmer nach. Dort wurde mir gesagt, dass meine Freundin angerufen hätte, aber sie nicht mit mir sprechen wolle. Weil ich das nicht glaubte, rief ich meine Freundin an, um mich zu erkundigen. Sie sagte, dass sie versucht hätte, mich zu erreichen. Aber das Personal hatte sich geweigert, das Telefonat durchzustellen.

Weil wir kein Deo auf dem Zimmer haben durften, wurde es im Dienstzimmer eingeschlossen. Nach dem Duschen sollten wir dann danach fragen. Als ich dann mal wegen des Deos an die offene Dienstzimmertür klopfte, haute man mir die Zimmertür kommentarlos direkt vor dem Kopf zu.

Im Herbst wurden wir gefragt, ob wir uns gegen Grippe impfen lassen wollten. Ich und drei weitere Mitpatienten wollten sich gegen Grippe impfen lassen und daher meldeten wir uns auch. Bis Anfang Dezember haben wir dann davon nichts mehr gehört. Ich habe wegen der Impfung nachgefragt. Es wurde uns ein Termin genannt, wann der Arzt kommen würde. Aber der Arzt kam nicht und es gab einen neuen Termin. Der Arzt kam wieder nicht und so ging das noch ein paar Mal. Dann habe ich meinen Anwalt angerufen. Dieser hat dort mit dem Personal telefoniert und die Impfung eingefordert. Daraufhin wurden ich und die Mitpatienten ein paar Tage vor Weihnachten endlich geimpft.

Bei Fixierungen stürzten sich circa 35 stämmige Pfleger gemeinsam auf wehrlose Patienten und schnallten diese auf einem Bett fest. Eine Fixierung dauerte im Schnitt circa 10 bis 14 Tage. Anschließend kamen diese Patienten in den Bunker. Einige hatten Glück, dass sie nach fünf bis zehn Tagen wieder draußen waren, andere blieben zwei bis vier Monate und einige sogar acht bis zwölf Monate im Bunker. Eine Patientin sitzt mittlerweile circa drei Jahre im Bunker.

[Bunker: Raum ohne Möbel ca. 9 m^2 mit dicker Gymnastikmatratze auf dem Boden und einer Toilette aus Stahl. Aus dem Fenster kann man nicht rausschauen.]

Ich habe in jeder Sekunde mit der Angst gelebt, dass ich die Nächste bin, über die sie herfallen und die sie so quälen.

Als meine fünf Gerichtstermine anstanden, haben die Stationsärztin, die Oberärztin und auch der Leiter der Forensik immer wieder schriftlich und auch telefonisch Kontakt mit dem zuständigen Richter aufgenommen, um ihn in seiner Urteilsfindung zu beeinflussen. Sie berichteten Unwahrheiten über mich, wie z. B. ich wäre in meiner Absprachefähigkeit und Kooperationsfähigkeit schwer gestört und wäre sogar für die Mitpatienten untragbar und ich hätte mir illegal Zugang zum Internet verschafft und ich hätte mir heimlich ein Handy besorgt und ich hätte das Personal mit wüsten Schimpfwörtern beschimpft und ich wäre aggressiv und ich hätte eine Patientin körperlich angegriffen.

Obwohl es eine richterliche Verfügung gab, dass ich zu den Gerichtsverhandlungen ohne Handschellen transportiert werden soll, wurde ich jedes Mal mit Handschellen transportiert und damit im Gericht vorgeführt. Begründet haben die das damit, dass ich angeblich einen Fluchtversuch unternommen hatte.

Die Fahrt zu den Verhandlungen dauerte jeweils ungefähr 3,5 Stunden. Obwohl ich jedes Mal das dringende Bedürfnis hatte, war ein Toilettenbesuch für mich während der Fahrt nicht möglich, weil die Transporteure sich weigerten, mir die Handschellen abzunehmen. Es wurden aber zwei Pausen gemacht, die das Personal für sich als Raucherpausen und zum Toilettengang genutzt hat. Ich musste mit voller Blase im Bulli sitzenbleiben.

Nach meiner Freilassung habe ich so schnell ich konnte eine Traumatherapie gemacht. Der Bewährungshelfer, der Traumatherapeut, mein Arzt und ein Sozialarbeiter, der mich jahrelang im Zusammenhang mit den Stalkingaktionen und der Hexenjagd der Justiz unterstützt hat, waren sich schnell einig, dass das alles unsägliche Zustände für mich gewesen waren und dass ich ein typisches Beispiel für das Versagen der Osnabrücker Justiz war.

Die Traumatherapie konnte ich nach gut einem Jahr erfolgreich abschließen. Durch diese Erlebnisse war mir klar geworden, dass im Maßregelvollzug viel dickere Bretter zu bohren sind als in der Allgemeinpsychiatrie. Da ich nun die Möglichkeit hatte, ein halbes Jahr hinter die Kulissen des Maßregelvollzuges zu schauen und ich auch Einblick in die unsägliche Ermittlungsarbeit der Justiz hatte, war mir sofort klar, dass ich mich hier mit voller Kraft engagieren würde. Und dass ich mich mit meinem Wissen dafür einsetzen werde, dass irgendwann Betroffenen solche Erfahrungen, wie ich sie gemacht habe, erspart bleiben und sich das System im Sinne der UN-Behindertenrechtskonvention ändert und anpasst. Aus diesem Grunde habe ich meine Arbeit im Bundesverband Psychiatrie-Erfahrener niedergelegt, um mich voll auf diese Problematik zu konzentrieren. Somit arbeite ich seit einigen Jahren als Mitglied im Fachausschuss Forensik der DGSP mit, um von der Seite aus was zu ändern. Außerdem haben wir es von unserer Osnabrücker Selbsthilfegruppe Psychiatrie-Erfahrener vor kurzem geschafft, eine Petition zur Abschaffung des § 63 StGB beim Bundestag einzureichen, die dann zur Unterschriftensammlung auch online gestellt war.

Dem Bundesverband Psychiatrie-Erfahrener und dem Anwalt, der mir vom Bundesverband besorgt wurde, habe ich meine Freiheit zu verdanken. Ohne sie wäre ich nun auch für immer nach § 63 StGB untergebracht und für den Rest meines Lebens weggesperrt und verwahrt und somit den unsäglichen Zuständen dort ausgeliefert gewesen.» (Doris Steenken)

Als wir uns über die Platzierung ihres Beitrages in diesem Buch unterhielten, sagte mir Frau Steenken, dass es sie freuen würde, wenn der folgende Aufruf direkt hinter ihrem Beitrag stünde, denn er sei ganz in ihrem Sinne:

Ein Aufruf: «Wir fordern: Weg mit dem §63 – er ist illegal

Mit einer psychiatrischen «Diagnose» verleumdete Menschen, die eine strafrechtlich relevante (strafrechtssanktionierte) Tat begangen haben, erfahren eine Sonderbehandlung. Nachdem sie für «schuldunfähig» oder «vermindert schuldfähig» erklärt wurden und ihnen somit die Verantwortung für ihre Tat abgesprochen wurde, werden sie – im Unterschied zu sogenannten «schuldfähigen» StraftäterInnen, denen keine angebliche «psychische Krankheit» unterstellt werden konnte – nach den Gesetzen des Maßregelvollzugs in einer Anstalt der forensischen Psychiatrie untergebracht.

Es wird also nicht nach Fakten geurteilt oder zumindest nach der normativ festgelegten Schwere der Tat, die jemand begangen hat. Stattdessen obliegt hier den psychiatrischen «GutachterInnen» die Befugnis zu einer besonders absurden Tätigkeit, nämlich eine Beurteilung der Gründe vorzunehmen, aus denen die Tat begangen wurde und das Verhalten einer angeblich objektiven «Ursache» anzulasten – z.B. ob ihnen Stimmen gesagt haben, sie sollten töten oder stehlen («psychisch Kranke»), oder ob ihre Eifersucht oder Gier sie zur Tat getrieben haben («psychisch Gesunde»); ob sie mit dem Auto jemanden aus Fahrlässigkeit überfahren haben oder ob es geschehen ist, weil sie angeblich «psychisch krank» waren (in diesem Falle interessieren andere Begründungen nicht mehr). Die strafrechtlichen Folgen sind weitreichend:

§63 StGB Unterbringung in einem psychiatrischen Krankenhaus: «Hat jemand eine rechtswidrige Tat im Zustand der Schuldunfähigkeit (§20) oder der verminderten Schuldfähigkeit (§21) begangen, so ordnet das Gericht die Unterbringung in einem psychiatrischen Krankenhaus an, wenn die Gesamtwürdigung des Täters und seiner Tat ergibt, dass von ihm infolge

seines Zustandes erhebliche rechtswidrige Taten zu erwarten sind und er deshalb für die Allgemeinheit gefährlich ist.»

Die Anstalten der psychiatrischen Forensik nach § 63 StGB werden – obgleich sie mit den für Gefängnisse typischen Elementen wie Überwachungsanlagen, hohen Zäunen etc. ausgestattet sind – nicht Gefängnis, sondern Krankenhaus genannt. Auch das Einsperren dort dient angeblich in erster Linie zur «Heilung»: Die angeblich «psychisch kranken» StraftäterInnen werden so lange vorgeblich «therapiert» und verwahrt, bis sie von den psychiatrischen GutachterInnen als nicht mehr «gefährlich» eingestuft werden. Es dient angeblich nicht der Bestrafung, da die zu InsassInnen Verurteilten ja angeblich gar nicht schuldfähig seien.

Der Aufenthalt im psychiatrischen Maßregelvollzug geht über die Haftstrafe in zwei wesentlichen Punkten hinaus:

- In der forensischen Psychiatrie werden zwangsweise Psychopharmaka verabreicht und sogenannte andere «Therapien» aufgezwungen.
- In der Praxis fallen die Haftzeiten bei psychiatrisch entmündigten StraftäterInnen bei ein und derselben Straftat erheblich länger aus – regelmäßig ein Vielfaches dessen, was als schuldfähig befundenen StraftäterInnen, die ihre Tat nicht wegen einer angeblichen «psychischen Krankheit» begangen haben sollen, absitzen müssen. Die Verlängerung oder Beendigung der Haftzeit in der Forensik ist allein abhängig von der Orakel-«Prognose» der psychiatrischen GutachterInnen.

Der *§ 63 StGB ist illegal* geworden, weil am 1.1.2009 die Behindertenrechtskonvention in Kraft getreten ist. Auch wenn er noch im Gesetzbuch steht, so verstößt er gegen die Verpflichtungen, die sich die BRD durch die Behindertenrechtskonvention auferlegt hat: Für Behinderte hat dasselbe Recht wie für alle zu gelten. Es gibt auch keine Interpretationsspielräume, weil das UN-Hochkommissariat für Menschenrechte am 26.1.2009 im Artikel 47 einer Erklärung an die Vollversammlung der UN unmissverständlich klargestellt hat, was das für den Bereich des Strafrechts bedeutet:

«47. Im Bereich des Strafrechts erfordert die Anerkennung der Rechtsfähigkeit von Menschen mit Behinderungen die Abschaffung der Verteidigung auf der Grundlage der Negation strafrechtlicher Verantwortung aufgrund des Vorliegens einer

psychischen oder geistigen Behinderung. Stattdessen müssen behinderungsunabhängige Maßstäbe für das subjektive Element von Straftaten mit der Berücksichtigung der Situation der einzelnen Beschuldigten angewandt werden. Wenn Untersuchungshaft vor oder während des Strafverfahrens in Übereinstimmung mit Artikel 13 des Übereinkommens erforderlich sein sollte, müssen die gesetzlichen Regelungen entsprechend angepasst werden».*

Aus: Nachrichten des Werner-Fuß-Zentrums,
Vorbergstr. 9a, 10823 Berlin
http://www.psychiatrie-erfahrene.de

Hinweis: Wer sich als Internierter des Maßregelvollzuges vor gewaltsamen therapeutischen Übergriffen des medizinischen Personals schützen möchte, kann dies wirkungsvoll tun, indem er eine Patientenverfügung verfasst. Unter www.patverfue.de/herausgeber erfahren Sie, wie das geht. Das Bundesverfassungsgericht hat in einem aktuellen Beschluss die Patientenverfügung als wirksames Mittel gegen eine Zwangsbehandlung im Maßregelvollzug gestärkt. Hier der erste Leitsatz zu dem Beschluss:
«1. Staatliche Schutzpflichten aus Art. 2 Abs. 2 Satz 1 und 2 GG gegenüber einer untergebrachten Person können eine Zwangsbehandlung nicht rechtfertigen, wenn diese die in Rede stehende Behandlung im Zustand der Einsichtsfähigkeit durch eine Patientenverfügung wirksam ausgeschlossen hat.» (2. Senat BVerfG Leitsätze zum Beschluss vom vom 30.07.2021)

Die Mitarbeit von Angehörigen und Psychiatrieerfahrenen in staatlichen Besuchskommissionen kann dazu beitragen, Missstände in der Forensischen Psychiatrie aufzudecken und abzustellen.

Hartwig Fleiß, Historiker, freischaffender Künstler, als Krankenpfleger auf Intensivstationen und in einer Anästhesieabteilung tätig gewesen, engagiert sich in einer Besuchskommission in Baden-Württemberg. Er dokumentiert im Folgenden Auszüge aus offiziellen Protokollen, die Stellungnahme einer Angehörigenvertreterin und persönliche Stellungnahmen, die sich auch mit Fragen transkultureller Probleme im Maßregelvollzug beschäftigen.

---

* Im Englischen als «insanity defence» bezeichnet.

7.2 Erfahrungsbericht Hartwig Fleiß: «Engagement in einer forensischen Besuchskommission – Reflexionen und Stellungnahmen»

Auszug aus dem offiziellen Bericht der Besuchskommission Karlsruhe im Jahr 2017

… 5 Mitglieder der Kommission führten Patientengespräche im Maßregelvollzug. Nachfolgend der Bericht von Herrn Fleiß:
6 Wochen vor dem Besuchstermin wurde per Aushang auf den Stationen des Maßregelvollzuges unser Besuch angekündigt. Am Besuchstag hatten insgesamt 23 Patienten von den Stationen 05, 07, 13 14, 18 mit Unterschrift ihr Einverständnis in Akteneinsichtnahme gegeben und um ein persönliches Gespräch gebeten. Vorbereitend hatten wir in der Kommission wegen der begrenzt zur Verfügung stehenden Zeit einvernehmlich beschlossen, nicht mit allen Patienten zu sprechen, sondern stichpunktartig vorzugehen. Im Folgenden berichte ich von zwei Gesprächen mit Herrn Sch. von Station 13 und Herrn S. von Station 14, beide Patienten waren im «intramuralen Bereich» [innerhalb des umzäunten Bereichs] des Klinikums untergebracht.

Bei dem 20-minütigen Gespräch mit Herrn Sch. war auf seinen Wunsch hin die persönliche Betreuerin zugegen. Herr Sch. ist momentan isoliert im Krisenraum untergebracht und darf sich nur in 1:1-Betreuung außerhalb seines Zimmers bewegen, d. h. sobald er den Krisenraum verlässt, ist ständig ein(e) Betreuer(in) bei ihm. Er hatte sich durch selbstverletzendes Verhalten die Speiseröhre verätzt. Er äußerte, dass er «Mist» gebaut habe und er will sich anstrengen und die Phasen der Lockerung in guter Form durchlaufen, um dann wieder in die Nähe seines ursprünglichen Lebensortes, in die Nähe seines Vaters und in das Heim verlegt zu werden, wo er vor seiner Einweisung in die Forensik gelebt hat. Herr Sch. hat sich ansonsten über nichts beschwert, trotz der äußeren Umstände, unter denen er augenblicklich lebt, die aber bei mir aber ein Gefühl der Beklommenheit auslösten. Herr Sch. war dankbar, dass er ein Gespräch mit Menschen von draußen führen durfte. […] Es war aber auch die Angst vor einem Beziehungsabbruch (nach 7 Jahren) mit seinen Therapeuten und Bezugspflegern spürbar.

Hr. Sch. äußerte verschiedene materielle Wünsche (Klamotten, Geld und ein Haustier). Ansonsten beklagt er die wenigen Lockerungen.

Mit Herrn S. fand die Unterredung ohne Beisein eines in der Klinik Beschäftigten statt. Herr S. übergab mir einen acht Seiten langen Brief. In dem 20-minütigen Gespräch wies ich ihn öfters darauf hin, dass wir als Besuchskommission keine Einzelfallhilfe leisten, sondern die Beschwerden unser Gesprächspartner entgegennehmen und dem Sozialministerium zur Kenntnis bringen. Herr S. beschwerte sich darüber, dass die Beschäftigten seiner Meinung nach zu Selbstjustizmitteln griffen. Sie hätten ihn von Station 13 auf Station 14 verlegt. «Die Beschäftigten wollten verschleiern und vergessen, was auf Station 13 war.» Auf Station 14 gäben sie sich sehr viel Mühe. Er sei aber unzufrieden, dass über die vergangenen Geschehnisse auf Station 13 keine Aufarbeitung stattfinde. Er sprach von einer Verkettung von Problemen, die sich aus dem Tagesablauf, der nicht Beachtung durch Pflegekräfte und dem ihm auferlegten eingeschlossenen Daseins ergaben. Die Beschäftigten behindern oder verhindern eine ihm angemessen erscheinende Form seiner Kontakte nach außen, z. B. zu Anwälten oder einer Patentfirma. Die Pflegekräfte beachten das nicht und gehen an einen Punkt, «wo sie nicht mehr freundlich sein können». Ich assoziierte in dem Gespräch «eine Mentalität von Hühnerkäfighaltung», im Nachgang sehe ich das als Reaktion auf meine Beklommenheit, die mich im intramuralen Bereich des Klinikums überkam. Herr S. wird per Gerichtsbeschluss mit monatlicher Depotspritze zwangsmediziert, er äußerte die Meinung, dass er die Medikamente nicht braucht. Ich entgegnete ihm, dass bei Drogen und Medikamenten, in seinem Fall Neuroleptika, ein ungeschriebenes Gesetz besage, dass es solange dauert von den Neuroleptikas loszukommen, wie man sie vorher eingenommen hat, in seinem Fall gerechnet ab dem Zeitpunkt der Nichteinnahme circa 15 Jahre. Er nahm dies stillschweigend zur Kenntnis.

Mein persönliches Resumee: Respekt vor der täglichen Arbeit der Mitarbeiter, die ja auch noch die landesweit verschubten Patienten versorgen, mit denen die ursprünglich zuständigen Institutionen nicht zurechtkommen (so genannte Sekundärpatienten). Wünschenswert wäre eine Öffnung des Klinikums nach außen, um die Arbeit transparenter zu machen, siehe die Stellungsnahme von Frau D. von der W. Selbsthilfegruppe der

Angehörigen. Kritische Auseinandersetzung mit dem «doppelten Wegsperren» – einerseits Maßregel und andererseits Wegsperren im Kopf mittels Medikamenten. Maßregel hat nur die Aufgabe, die Gesellschaft vor Gefährlichkeit zu schützen.
Hartwig Fleiß, Schorndorf den 5.11.2017

Stellungnahme der Sprecherin von Angehörigen von Forensik-Patienten zum Maßregelvollzug im Psychiatrischen Zentrum Nordbaden, Wiesloch angefertigt für die Besuchskommission, Karlsruhe 2017

Zunächst ist positiv zu vermerken, dass es gelungen ist, zwischen der Angehörigen-Vertretung und der Klinikleitung einen geregelten Kontakt herzustellen, indem die Sprecherin der Angehörigen in halbjährlichem Rhythmus zur Klinikkonferenz eingeladen wird. Dies geschieht seit September 2016. Ein wichtiges Bedürfnis der Angehörigen von Forensik-Patienten während aller Phasen des Maßregelvollzugs ist das nach Information. Ganz besonders dringlich besteht dieser Hilfebedarf zu Beginn, also noch vor dem Gerichtsverfahren und gleich nach der richterlichen Einweisung, wo sowohl Patienten wie auch Angehörige mit einer für sie bisher völlig fremden Welt konfrontiert werden. Das haben die meisten Angehörigen unserer Gruppe schmerzlich erfahren. Dieser komplexen Notlage der Angehörigen, vor allem in der Anfangsphase, sollte entsprechend differenziert begegnet werden: 1. mittelbar mithilfe einer Ratgeber- bzw. Informationsschrift, gedruckt und virtuell (eventuell als App?). Die Erstellung einer solchen Schrift wird von der Klinikleitung bereits überlegt. 2. persönlich mit einer Ansprechperson, die auch für allgemeine Fragen während späteren Phasen der Behandlung zuständig sein soll. Diese Person wäre dann eine Vertrauensperson ähnlich dem Patientenfürsprecher, die auch sowohl auf ihn wie auch auf das Angebot unserer Selbsthilfegruppe verweisen kann. Die SozialarbeiterInnen der einzelnen Stationen haben sicher mit den aktuellen und mehr spezifischen Fragen und Problemen der Patienten und Angehörigen genügend zu tun. Eine solche allgemeine Ansprechperson für Angehörige ist von der Leitung der Forensischen Klinik im PZN W. bislang nicht vorgesehen. Die Klinikleitung ist dem immer wieder formulierten Informationsbedarf der Angehörigen dankenswerter Weise in einigen Bereichen bereits nachgekommen und hat für den 2.11. einen Forensischen Trialog vorgesehen. Bereits vor einigen Jahren wurde für unsere Selbsthilfegruppe eine Führung zur Orientierung über die Lage der einzelnen forensischen Stationen durchgeführt. Kürzlich fand für die Angehörigen eine Besichtigung der Bereiche der forensischen Arbeitstherapie statt, deren maschinelle und räumliche Ausstattung uns sehr beeindruckt hat, ebenso wie die Vielfalt des Angebots an die Patienten und das Engagement der betreuenden Mitarbeiter vor Ort. Hier wünschen wir uns dringend, dass es den Behandler- und Pflegeteams umfassender gelingen möge, noch mehr Patienten zur Annahme sowohl dieser wie auch anderer Therapieangebote zu motivieren. Es besteht aber nach wie vor noch großer Informationsbedarf in Bezug auf die Medikation und die Behandlungsmaßnahmen speziell auch die Isolierung und Fixierung. Hier haben einige Angehörige den sehr beunruhigenden Eindruck, dass Patienten sehr häufig und auch oft sehr lange isoliert werden, ohne dass Begründung und Ausmaß dieser Maßnahme Patienten und Angehörigen einsichtsvoll vermittelt werden. Dies gilt hauptsächlich für den Sicherheitsbereich hinter der Mauer. Nach Aussagen einiger Patienten, trifft dies nochmals verstärkt für Mitpatienten zu, um die sich niemand von «von außen» kümmert. Situation der weiblichen Patienten: Hierzu hat die Klinikseelsorgerin in unserer Gruppe erwähnt, dass mehrere Patientinnen sich ihr gegenüber geäußert hätten, dass sie sich in einer geschlechter-getrennten Station/WG sicherer fühlen würden und dass sich auch bei den Freizeitangeboten die Männer durchsetzen. Diese Aussagen wurden aber von ihr nicht weiter überprüft. In unserer Gruppe sind momentan nur Angehörige von männlichen Patienten, so dass ich dazu keine weitere Aussage machen kann (Altrip, den 1. Oktober 2017 E. D.).

(Ein Hinweis des Autoren für Angehörige von Patienten des Maßregelvollzuges: Auf den Webseiten vom «Bundesverband der Angehörigen psychisch erkrankter Menschen e.V» www.bapk.de und auf www.forensik.de finden sie nützliche und hilfreiche Informationen.)

Schorndorf den 11. Dezember 2017, persönliche Stellungnahme anlässlich des Besuchs in der Forensik/ZFP W. am 24.10.2017

Von dem ärztlichen, pflegerischen, betriebswirtschaftlichen und mit Personalmanagement befassten Leitungsteam sowie den Mitarbeitern auf den Stationen wurden wir zuvorkommend empfangen. Hohe Sicherungsstandards im intramuralen Bereich und Größe der Forensik ermöglichten mir nur einen begrenzten Einblick auf Station 13 und 14. Alles ist sehr gut strukturiert, durchorganisiert. Ob die durchgeführten freiheitseinschränkenden Zwangsmaßnahmen den geringstmöglichen Eingriff darstellen, darüber kann ich mir kein Urteil bilden. Zumindest wird alles exakt dokumentiert und ist jederzeit am PC abrufbar. Im Folgenden gebe ich meine Eindrücke vom Begehen des «intramuralen Bereichs» wieder.

Aus der Antwort der Klinik auf unseren «besuchsvorbereitenden Fragenkatalog» ist zu entnehmen, dass der Patient mit der Fallnummer 7600834 sich seit dem 5.5.1984 in der Forensik aufhält, also seit 33 Jahren. Er ist in W. der am längsten vom Maßregelvollzug betroffene Mensch. Was mutet man ihm zu, wie sind seine Lebensbedingungen gestaltet, welche Lebensqualität hat er, was für Bedürfnisse äußert er, was wäre zu verbessern?

Wiesloch ist für den Maßregelvollzug eines definierten Gerichtssprengel zuständig. [...] In Wiesloch beträgt die durchschnittliche Aufenthaltsdauer 5 Jahre und 5 Monate, rechnet man die «Sekundärpatienten» mit ein, verlängert sich die durchschnittliche Aufenthaltsdauer auf 5 Jahre und 10 Monate. Die anderen Kliniken Baden-Württembergs sind W. zu Dank verpflichtet, weil sie ihre sogenannten «Sekundärpatienten» dorthin verlegen können. Diese Patienten werden aus ganz Baden-Württemberg mit dem landeseigenen Transportbus für gefährliche Strafgefangene verschubt. Die «psychisch kranken» nicht schuldfähigen Menschen werden wie schuldfähige Straftäter quer durchs Land transportiert, um letztendlich im intramuralen Bereich W. aufgenommen zu werden. Öfters konkurrieren bedürftige Patienten aus W. mit bedürftigen Sekundärpatienten um Plätze auf Station 13 und 14. Es entstehen verzögerte Aufnahmen, Staus und Warteschleifen. Bei der Belegung der Zimmer wird improvisiert. Dementsprechend stressig ist die Atmosphäre für Mitpatienten und Mitarbeiter auf Station 13 und

14 der «roten» und «grünen» Station. Die so von Architekten farbig gestalteten Räume sollen aggressionsmildernd wirken.

Beim Besuch auf Station 13 sah ich vor der bruchsicheren Scheibe des Stationszimmers einen Patienten vor sich hin starrend im Rollstuhl sitzen, der hin und wieder hilfesuchend Blickkontakt zu den Mitarbeitern hinter der Scheibe aufzunehmen versuchte. Während des Rundgangs fragte ich eine Mitarbeiterin, warum dieser für mich deutlich erkennbar pflegebedürftige Mensch eigentlich noch im Maßregelvollzug sei. Sie antwortete, «andere Einrichtungen würden ihn nicht übernehmen, weil er die Angewohnheit habe, urplötzlich zuzubeißen».

Der Soziologe Erving Goffman entwickelt in seinem 1961 erschienenen Buch «Asyle» folgende These: Der wichtigste Faktor, der einen Patienten prägt, ist nicht seine Krankheit, sondern die Institution, der er ausgeliefert ist; seine Reaktionen und Anpassungsleistungen gleichen denen der Insassen anderer totalen Institutionen, mit deren Hilfe die Gesellschaft sich funktionsfähig erhält. Diese Gegenwelten zur alltäglichen gesellschaftlichen Welt sind aber in letzter Analyse nur Modelle der Gesellschaft selbst.

28 namentlich bekannte Patienten wollten mit uns sprechen, 4 haben direkt ans Sozialministerium geschrieben. Aus ihren Briefen ergibt sich ein unmittelbarer Eindruck von den Nöten dieser Menschen, die in einer totalen Institution leben müssen.

Forensik als Gegenwelt/Parallelgesellschaft: Über die Patienten werden anhand ihres Verhaltens innerhalb der Lockerungsstufen von Forensikern in zeitlichen Abständen Prognosen über ein zukünftig zu erwartendes kriminelles Verhalten abgegeben. Vom Gericht werden Anhörungen durchgeführt und Bewährungsauflagen ausgesprochen, die Staatsanwaltschaft muss ihre Zustimmung zur Entlassung geben. Daran sollen sich nachsorgende Einrichtungen, Hilfeplankonferenzen in sozialen Empfangsraum der Gemeindepsychiatrie anschließen. Was sagen «Legalitätsprognosen» über Gefährlichkeit aus? Ich habe Zweifel an der Sinnhaftigkeit stufenförmiger Lockerungsmaßnahmen gekoppelt an Sanktionsmechanismen. Deformierung von Menschen durch Krankheit, medikamentöse Behandlung «Neuroleptikakuren». Was ist mit der Patientengruppe der non responder? Wie wird das erkannt und welche Konsequenzen ergeben sich daraus? Hospitalisierung, Deformierung durch 10-jährigen und längeren Aufenthalt in der Forensik. «Doppeltes

Wegsperren» durch freiheitsentziehende Maßregel einerseits und Wegsperren im Kopf mittels Medikamenten andererseits, ist das gesellschaftlich wirklich wünschenswert? Dem Maßregelvollzug obliegt primär die Aufgabe, die Gesellschaft vor Gefährlichkeit zu schützen. Die Maßregel ist mit Freiheitsentziehung verbunden, daraus folgt, den natürlichen Willen des Patienten und seine Entscheidung, Medikamente zu nehmen, krank zu bleiben oder gesund werden zu wollen, gilt es zu respektieren, seine persönliche Entscheidungen sind daher im Maßregelvollzug stärker zu gewichten als bei einer zwangsweisen Unterbringungen auf den geschlossenen Stationen der Psychiatrie.
Schorndorf den 11. Dezember 2017, Hartwig Fleiß

Schorndorf den 22.3.2021, persönliche Stellungnahme anlässlich des Begehung der Besuchskommission Karlsruhe in der Forensik ZFP W. im Jahr 2021

Bedingt durch die Verordnungen zur Coronapandemie fand der Besuch den Umständen entsprechend zu dritt in reduzierter Form statt. Unseren eigenen Schutzbedürfnissen und unserer Verunsicherung gemäß, waren unsere Patientenkontakte wegen der Verordnungen zur Coronapandemie sehr reduziert. In freundlicher und zuvorkommender Weise wurde uns durch die ärztlichen und pflegerischen Mitarbeitern zu allen von uns gewünschten Bereichen des Maßregelvollzugskrankenhauses auf den Stationen Zugang gewährt, unsere Fragen in offener Weise beantwortet, uns Einblick in Akten gewährt. Signifikant ist der sehr hohe Sicherungsstandard im intramuralen Bereich, der mehr an Sicherungsverwahrung in JVAs erinnert als an ein Krankenhaus, in dem Menschen, die psychisch krank sind, therapiert werden sollen. Die Verordnungen zur Coronapandemie führen zu einer angespannten Atmosphäre, das Personal ist besorgt, der Virus könnte von außen eingetragen werden. Es kommt zu Einschränkungen zu Lasten der Patienten, weniger Besuche, weniger begleitetes Einkaufen, weniger Arbeitsversuche, eine schon durch extreme freiheitsbeschränkende Maßnahmen belastete Bevölkerungsgruppe wird noch mehr isoliert; ob das durch Schnelltests und bevorzugte Impfangebote kompensiert werden konnte, entzieht sich meiner Kenntnis.

Patient K.: Im Jahr 2017 unter der Fallnummer 7600834 geführt, ist er der in W. am längsten vom Maßregelvollzug betroffene Mensch, Aufnahme in die Forensik am 5.5.1984, *seit nunmehr 37 Jahren in der Forensik*. Ich erinnerte mich an ihn bei unserem Besuch vor drei Jahren. Auf meine Nachfrage hin konnte ich ihn jetzt am xx.xx.xx nochmals in Augenschein nehmen. Er saß mit anderen Patienten vor dem Fernseher, ein frühzeitig vergreister Mensch, der pflegebedürftig ist, auf Ansprache nicht reagiert, sich ohne fremde Hilfe nicht mehr vom Stuhl erheben kann und laut vor sich her artikuliert. In den vergangenen drei Jahren wurde mit ihm *ein externer Wohnversuch* versucht, der scheiterte, weil ihn die aufnehmende Pflegeeinrichtung wohl wieder zurück in die Forensik nach W. schickte.

Mit Herrn Frank S. führte ich bereits vor drei Jahren ein persönliches Gespräch, mit ihm konnte ich auch diesmal unter vier Augen sprechen, diesmal im Besuchsraum, Trennscheibe aus Plexiglas zwischen uns, so wie es auch in JVAs üblich ist. Er befindet sich seinen Angaben zufolge nunmehr seit 23 Jahren im Maßregelvollzug. Ursprüngliche Anlasstat schwere Körperverletzung, meiner Erinnerung nach vom Gericht zu vier Jahren Haftstrafe verurteilt. Diesmal äußerte er sich zufrieden darüber, wie er gegenwärtig vom Personal behandelt wird. Auch die Medikamentengabe erlebe er positiv, da sie sein sprunghaftes Handeln verzögern und seine Aktionen in Alltagssituationen verlangsamen. Im Gespräch äußerte er seine Angst vor dem «Draußen», er sprach von einem «Schutzmantel vor der Öffentlichkeit» und seiner Angst, draußen allein zu sein. Nach 23 Jahren in der Parallelwelt Forensik ist für mich deutlich: Herr Frank S. ist hospitalisiert. Ich habe so meine Zweifel an der Sinnhaftigkeit und therapeutischen Wirksamkeit der «mehrstufenförmigen Lockerungsmaßnahmen, gekoppelt an Sanktionsmechanismen», wie das in W. praktiziert wird. Herr Frank S. wird seit nunmehr 23 Jahren mittels jährlicher Begutachtung zwischen Stufe 6 und 9 einsortiert, seine Entlassung steht in weiter Ferne.

Hospitalisierung, Deformierung durch 10-jährigen und längeren Aufenthalt in der Forensik. «Doppeltes Wegsperren» durch freiheitsentziehende Maßregel einerseits und Wegsperren im Kopf mittels Medikamenten andererseits. Ist das gesellschaftlich wirklich wünschenswert? Menschen mittels Medikamente narkotisieren und ruhigstellen und sie dann in diesem ruhiggestellten Zustand mittels Sozialtherapie und Psychoedukation zu behandeln? Oder sind die Therapeuten schlicht ratlos? Was für eine Form von Besserung soll da erzielt werden? Entwickeln sich diese medikamentisierten Menschen nicht zu «tickenden Zeitbomben», bei denen nach der Entlassung in risikobehafteten Situationen die Medikamente nicht mehr wirken und sie dann im entgleisten Zustand Taten begehen? Jedem Arzt, der verantwortlich mit Neuroleptika hantiert, ist doch klar, dass es eine Vielzahl von körperlichen, somatischen Veränderungen und sozialen Lebensumständen gibt, in denen diese Medikamente keine Wirksamkeit mehr entfalten. Wer trägt dann die Verantwortung? Natürlich der zur Tat schreitende Mensch! Warum werden zur Gefahrenminderung keine therapeutischen Wege ohne Medikamente beschritten? Mir drängt sich die Vermutung auf, das Ziel aggressive körperverletzende Handlungen der Täter zu verhindern und die Gesellschaft vor deren Gefährlichkeit zu schützen, wird im Kern dadurch erreicht, dass man die Täter potentiell 20 Jahre und länger wegsperrt. Im Alter von 50 und 60 Jahre verändert sich ihr aggressives Verhalten auch aufgrund ihres zunehmenden Alters. Natürliches Altern und Sterben der Gemaßregelten als Maßnahme, die Gesellschaft vor deren Gefährlichkeit zu schützen. In W. ist unzweifelhaft sichergestellt, dass die Insassen ausbruchsicher verwahrt werden. Bei Herrn K. dauert das jetzt 37 Jahre an, mutmaßlich ist die Station in W. der einzige Ort auf dieser Welt, an dem er noch zurechtkommt. Zum Vergleich dazu sei mir die Frage erlaubt: Wie lange beträgt eigentlich die durchschnittliche Lebensarbeitszeit eines Chefarztes in der Forensik? Das Ganze erinnert mich an «die Irrenanstalt als ein fiktiver literarischer Ort», in dem Insassen und Personal tagein tagaus ihre sozialen Rollen wechseln. In W. geht das Personal zum Arbeitsende nach Hause, die Insassen unter Umständen mit auf dem Rücken gefesselten Händen in die Absonderungszelle.

Weitere Eindrücke während unseres Besuches: In zwei karg ausgestatteten Isolierräumen gibt es an die Wand gebeamte Medienwände mit Bedienfunktionen für die dort Untergebrachten. Ich konnte mich mit dem dort untergebrachten Patienten über seine Nutzung der Medienwand und sein Schachspielen mit einem Computerprogramm unterhalten. Dann war ich plötzlich von einer Traube von Patienten umringt, die mir ihre Empörung und Unzufriedenheit deutlichst zu verstehen gaben und mich in meinem Tun als Mitglied der Besuchskommission als bürokratisches Papiermonster bezeichneten. Leider ergaben sich daraus keine Möglichkeit zu einem weiteren Gespräch.

Herr S., Patient mit ursprünglicher Herkunft aus Guinea/ Schwarzafrika, Flucht über Spanien. Verständigung mittels eines Dolmetschers auf Spanisch: Zwangsmedikation mit Genehmigung von Fixierung in einem Isolierraum. (Zwangsmaßnahmen unter richterlichem Vorbehalt / Kombination dreier schwerwiegenter Eingriffe in die Freiheit einer Person). Die zuständige Richterin des OLG H. genehmigte pauschal eine viertägige Fixierung, das Klinikum führte die Maßnahme zwei Tage lang durch. Agiert man hier nicht mit selbstreferentiellen Systemen, die sich irgendwann einmal zwischen Gericht und Maßregelvollzugseinrichtung Wiesloch eingeschliffen haben. Absonderung im Isolierzimmer ist ein menschenunwürdiger Eingriff in die Freiheitsrechte einer Person, das Ganze dann im Doppelpack mit Zwangsmedikation, und dann noch als Dreierpack mit zusätzlicher Fesselung? Ich verweise auf die mündliche Verhandlung vor dem Bundesverfassungsgericht in Sachen «Fixierung im Rahmen der öffentlich-rechtlichen Unterbringung» am 30. und 31. Januar 2018 in Karlsruhe, dort wurde die Frage nach dem des mildesten Mittel ausgiebigst erörtert, alle drei Eingriffe sind jeweils unter richterlichen Vorbehalt zu stellen und als Notfallmaßnahmen zeitlich zu befristen.

Ich werde zum Augenzeugen einer Ausführung zum Hofgang mittels Handschließung, der Patient muss seine Hände hinter dem Rücken durch eine Zellenöffnung hinstrecken, die Handfessel wird angelegt, er wird in Begleitung zweier Pfleger in den Hof zum Freigang geführt. Ein Patient verweigert mit Hilfe seines Anwalts seit einem halben Jahr die Einnahme von Medikamenten, die richterliche Anordnung der Maßregel ist mit Freiheitsentziehung verbunden. Schon der Vollzug der Maßregel schützt die Gesellschaft vor seiner Gefährlichkeit. Dem natürlichen Willen des Patienten ist Folge zu leisten, seine Entscheidung, Medikamente zu nehmen oder nicht zu nehmen, krank zu bleiben oder gesund werden zu wollen, gilt es zu respektieren, seine persönlichen Entscheidungen sind wegen der Eingriffsintensität im Maßregelvollzugs stärker zu gewichten als dies beispielsweise bei einer zwangsweisen Unterbringung auf der geschlossenen Stationen einer Psychiatrie der Fall wäre. Das Personal muss Überzeugungsarbeit leisten. Absonderung und Langzeitisolation kann man auch als «schwarze Löcher» bezeichnen, in die die Patienten hineingestellt und in denen sie sich selbst überlassen sind (Retraumatisierung). Sollten sich diese therapeutischen Maßnahmen über ein halbes Jahr hinziehen, stellt sich meiner Meinung nach die Frage nach der Verletzung von grundrechtlich geschützten Menschenrechten, unabhängig davon, ob das mit oder ohne richterlichen Vorbehalt vollzogen wird.

Kleiner geschichtlicher Abriss zur Forensik in W.: In den 1960er- und 1970er-Jahren wurde die Maßregel im «festen Haus» vollzogen. Besucher erschraken ob der kalten hohen Mauern und dem heruntergekommenen Gebäude. In den Gerichtsfluren war das geflügelte Wort allgegenwärtig, aggressive Männer schickt man ins «Flurstück Kirchgrund»; sie kamen als Langzeitpatienten ins «feste Haus». Der seinerzeitige Geschäftsführer Hermann Joseph F. war mit Planungen eines Neubaus in Verhandlungen mit den zuständigen Ministerien. Dann kam ihm die mediale Berichterstattung gelegen, die sich an der Entweichung des «Taximörders vom Bodensee» aus dem festen Haus aufgeilte. 2013/14 wurde der Neubau dann eingeweiht, Herr F. ging mit leuchtenden Augen voller Stolz über sein zu Ende gebrachtes Projekt in den Ruhestand, auf der Wolke der Glückseligen. Einst erschraken die Besucher über das feste Haus, heutzutage sind sie erschüttert, wenn sie die hochsicherheitstechnisch gesicherte, mit einem subtil ausgeklügelten Schleusen- und Schlüsselaufbewahrungssystem nebst obligatorischen Alarmsirenen gesicherte Eingangsschleuse passieren, diesen in Beton gegossenen Wahnsinn, garantiert ausbruchsicher. Aus ganz Baden-Württemberg werden die zu maßregelnden mit dem landeseigenen Transportbus für gefährliche Strafgefangene verschubt. Die «Sekundärpatienten» landen in den Absonderungszellen der Aufnahmestation an. Zwischenzeitlich bilden sich virtuelle Warteschlangen vor den Absonderungszellen in Wiesloch. Forensische Einrichtungen aus ganz Baden-Württemberg fragen an, ob sie ihre Patienten nach Wiesloch verlegen können.

Herr Prof. L., Patientensprecher in W. und Mitarbeiter in der nationalen Stelle zur Verhinderung von Folter und Diskriminierung, äußerte bereits vor drei Jahren sinngemäß, der Bedarf an Behandlungsmöglichkeiten für aggressive und gegen Mitarbeiter gewalttätig werdende Patienten sei so groß, dass die Versorgung dezentral in den anderen forensischen Einrichtungen Baden-Württembergs erfolgen sollte.

Zum Schluss: In W. gibt es etwas mehr als 200 Betten im Maßregelvollzug, im Krankenhaus des Maßregelvollzugs Berlin, kurz KMV, sind es 523 Betten, Berlin ist also etwa zweieinhalb mal so groß. Dort ist die Situation entglitten. Vor kurzer Zeit erschien ein Artikel in der «Zeit» und beschreibt Vergewaltigungen und Messerattacken gegen behandelnde Ärztinnen. Schutz und Sicherheit des Personals ist nicht mehr gewährleistet. Das Personal forderte mit Eingaben an die Verantwortlichen im Berliner Senat für Abhilfe zu sorgen. Ich habe vor circa zwei Jahren an einer Besichtigung des KMV in Berlin teilgenommen. Mir scheint W. und Berlin von den Abläufen ähnlich strukturiert zu sein. Die Entwicklung neuer Konzepte im Maßregelvollzug scheint dringend geboten, auch im Sinne der UN-Behindertenrechtskonvention, die eine Gleichbehandlung von Straftätern in JVAs und «psychisch kranker Straftäter» im Maßregelvollzug nahelegt.

Den Mitarbeitern im Maßregelvollzug in W. gebührt mein Respekt und mein Dank. Sie arbeiten unter schwierigen Bedingungen.

Begegnungen mit Herrn Asef

«Bin ich ein Esel oder bist du ein Esel, wer von uns beiden ist der größere Esel?» Dieses persische Sprichwort lernte ich in seinem Bild- und Symbolgehalt durch Herrn Asef* kennen. Herr Asef reparierte bei mir zu Hause eine defekte Spülmaschine, ich lud ihn hin und wieder zum Kaffeetrinken ein, wir unterhielten uns über die Malerei meiner Lebenspartnerin und über Goldschmiedearbeiten. Eines Tages verschwand Herr Asef urplötzlich aus unserer Nachbarschaft – wo war er nur verblieben?

Herr Asef durchlebt und durchleidet zurzeit das forensische Maßregelvollzugsprogramm des Klinikums Weißenau/Ravensburg. Er saß vorher in Untersuchungshaft, wurde wegen psychischer Auffälligkeiten ins Gefängniskrankenhaus Asperg bei Ludwigsburg überstellt, dort nach § 126a StPO festgehalten. Der verantwortliche bei der Deutschen Gesellschaft für Psychiatrie und Psychotherapie, Psychosomatik und Nervenheilkunde (DGPPN) gelistete forensische Gefängnispsychiater Dr. B. beauftragte den bei der DGPPN gelisteten Dr. E. mit der Erstellung

* Alle Namen geändert. Hartwig Fleiss: «Begegnungen mit Hr. Asef». Zuerst veröffentlicht in «Soziale Psychiatrie» 40. Jahrgang, Heft 1, Januar 2016 S. 28.

eines psychiatrischen Gutachtens. Die Anlasstat hatte sich beim Jugendamt ereignet, das Herr Asef wegen strittiger Regeln im Umgangsrecht mit seinem unehelichen Sohn aufsuchte. Dabei «rastete» er aus, beging Sachbeschädigung. Die Mitarbeiter des Jugendamtes fühlten sich bedroht und riefen die Polizei. Die ihm zur Last gelegten Straftaten bewegen sich im niederen oder mittleren kriminellen Bereich. Die zu erwartende Haftstrafe wäre ungefähr ein Jahr gewesen, keine Bewährung wegen diverser anderer Vergehen in der Vorgeschichte, so meine Mutmaßung. In dem Gutachten des Dr. E. wurde er zum Zeitpunkt der Anlasstat für nicht schuldfähig erklärt. In der Verhandlung vor dem Landgericht in Stuttgart entschied der Vorsitzende Richter aufgrund des vorliegenden Gutachtens, dass Herr Asef «krank» sei, erklärte ihn für nicht schuldfähig und verfügte nach § 63 StGB die Einweisung in den Maßregelvollzug der Forensischen Klinik Weißenau. Der Oberarzt Dr. H. in der Forensik Weißenau hat Herrn Asef in meinem Beisein eröffnet, dass man ihn in der Forensik lebenslänglich festhalten könne, wenn er sich nicht bessere. Er, Herr Asef, wäre in der Bringschuld und sie als Forensiker hätten per Gerichtsbeschluss den Auftrag, die Gesellschaft vor der Gefahr zu schützen, die von ihm, Herrn Asef, ausgehe.

In diesem Artikel will ich mich nicht mit Diagnosen und Krankheitsbildern wie posttraumatische Belastungsstörung, paranoide Schizophrenie, Persönlichkeitsstörung und Psychose aufhalten, sondern ich will mich mit dem Schicksal eines Menschen beschäftigen, der auf der Flucht, aus einem anderen Kulturkreis kommend in Deutschland gestrandet ist, in krisenhaften unsicheren Umständen lebt, getrieben von der Angst, abgeschoben zu werden. Ich versuche, die Gedanken in Worte zu fassen, die sich mir aus den Begegnungen mit meinem iranischen Freund und Nachbarn aufdrängen. In meinen kleinen alltäglichen Begegnungen mit Flüchtlingen (ich bin als Sprachhelfer aktiv) sehe ich mein Engagement im Sinne einer gelebten Willkommenskultur. Eigentlich etwas Normales – es heilt nicht, lindert aber schmerzhafte Erfahrungen und führt zu vertrauensvollen Beziehungen. Es bleibt natürlich die Frage, wie man mit Menschen umgehen soll, die traumatisiert sind, krank werden und in ihrem Dasein in Not kommen und darunter leiden. Bei Flüchtlingen, die sich nicht in ihrer Muttersprache ausdrücken können und keine Helfer haben, sind Hilfsangebote bei psychischen oder psychiatrischen Problemen sehr schwer umzusetzen.

Das Erscheinen zweier Esel auf der Bildfläche:

«Bin ich ein Esel oder bist du ein Esel, wer von uns beiden ist der größere Esel?» Mit diesem persischen Sprichwort versuchte Herr Asef in einem Brief, den er aus der Forensik an seine Angehörigen im Iran schrieb, seine persönliche Situation in einem ihm kulturell fremden Land begreiflich zu machen. Herr Asef lebt seit zirka zwölf Jahren in Deutschland, beherrscht die deutsche Sprache nur unzulänglich, mit starken Defiziten im schriftlichen Ausdruck. Er schrieb den Brief auf Persisch an seine Familienangehörigen, als er sich bereits im Maßregelvollzug befand. Der Brief wurde im Rahmen des Maßregelvollzugs geöffnet und von einem iranischen Übersetzer ins Deutsche übersetzt. Herr Asef wurde von den die Maßregel vollziehenden Verantwortlichen gefragt, was für ein Geheimnis sich hinter diesem Sprichwort verbirgt. Es hätte ja sein können, dass er in chiffrierten Mitteilungen irgendwelche kriminellen Absichten verfolge. Diese doch peinlich anmutende Situation löste sich in allgemeines Gelächter aller Beteiligten auf, verdeutlicht aber einen zentralen Punkt in der Thematik «Flucht, Trauma, Asyl», nämlich die Fremdheit gegenüber Menschen aus einem anderen Kulturraum und dem damit einhergehenden kulturellen Missverstehen.

Herr Asef ist der zweite Mensch aus dem Iran, den ich näher kennenlernte. Bei den Begegnungen mit ihnen bemerkte ich anfangs bei mir ein Gefühl der Beklommenheit, diese beiden Menschen waren mir erst einmal unheimlich. Sie erschienen mir kalt und unnahbar – ich war irritiert.

In meinem Heimatort gibt es einen Händler, der Waren aus dem Orient vertreibt und der Herrn Asef gut kennt. Herr Asef hatte in seinem Haus vorübergehend eine kleine Wohnung gemietet. Wenn Menschen sich nicht verstanden fühlen, kann es sein, dass sie vulkanartig ausrasten und jähzornig werden, sogar ungeheuerliche Drohungen ausstoßen. Solche Konflikte hat der Händler auch mit Herrn Asef im Rahmen eines Vermieter-Mieter-Verhältnisses erlebt. Oft ebben bei Menschen orientalischer Herkunft solche Ausbrüche schnell ab, danach überspielt man die Situation. Man vergisst die Beschimpfungen und lebt weiter, als wäre nichts geschehen. Ihm, dem Händler, waren solche Begebenheiten vertraut, weil er einige Zeit in diesem Kulturkreis gelebt hatte. Er blieb in Kontakt mit Herrn Asef.

Beamte und Beamtinnen auf Sozialämtern und Arbeitsagenturen können sich aber durch solch ein Verhalten leicht bedroht fühlen. In unserem kulturellen Selbstverständnis wirken solche Äußerungen manchmal bizarr, wir empfinden dann unser Gegenüber als lästig und bedrohlich. Ein Wort gibt das andere, man schweigt sich gegenseitig an, konflikt-beladene Verwaltungsakte werden nicht adäquat kommuniziert, unsere «ausländischen» Mitmenschen bleiben in der Isolation.

Ich will nichts schönreden, selbstverständlich könnte man von Herrn Asef verlangen, dass er nach zwölf Jahren Aufenthalt in Deutschland die hiesigen Verhaltensmuster kennt, diese respektiert und sich ihnen anpasst oder beratende Hilfe beim Gang zu den Ämtern in Anspruch nimmt.

Als ich mit Herrn Asef verabredete, diesen Artikel für die DGSP-Zeitschrift zu schreiben, erreichte mich von ihm folgender Brief, den ich sinngemäß wiedergebe:

Lieber Hartwig,
du bist ein guter Mensch, ich vergesse nicht, dass du einen guten Anwalt für mich gefunden hast. Danke, dass du dir die Mühe machst, mich hin und wieder zu besuchen. Ich verstehe, dass du nicht alles von mir weißt. Ich habe die Wahrheit gesagt, sie haben mich in die Forensik gebracht. Das Vertrauen hier ist nicht gut, immer muss man hier manchmal lügen. Aber ich bin nicht so ein Mensch. Ich habe keine Lust mehr, hierzubleiben. Ich bete jeden Abend, dass ich wieder in Freiheit komme. [...] Du bist ein guter Mensch. 2006 bin ich als Flüchtling von Winnenden nach Urbach verlegt worden. In diesem Moment war meine Akte im Ausländeramt unauffindbar. Der Herr vom Ausländeramt in Schorndorf sagte: Herr Asef, sie müssen so schnell wie möglich ins Landratsamt in Waiblingen gehen. Ich hatte kein Geld, um mir eine Fahrkarte kaufen zu können. Bin mit dem Fahrrad gefahren, unterwegs hingefallen und habe mir den Daumen gebrochen. Mir wurde die Bezahlung für die medizinische Behandlung verwehrt, der Knochen wurde nicht operiert, ist falsch zusammengewachsen. Ich habe Schmerzen, sowieso kann ich nicht mehr in meinem angestammten Beruf als Goldschmied arbeiten. Darüber bin ich psychisch krank geworden. 2011 stand ich vor Gericht. Ich habe meine Klage zu-

rückgenommen, weil der Richter viel Druck gemacht hat. Warum schreibe ich dir das: Immer wenn ich Schmerzen an meinem Daumen bekomme, werde ich böse, nervlich krank, egal ob ich Medikamente [es handelt sich um Neuroleptika] nehme oder nicht. Heute Nacht habe ich vor Schmerzen kaum geschlafen. Ich bin ein normaler Mensch wie jeder andere auch. Ich habe einen guten Freund, das bist du. Das ist genug für mich, danke für alles.
Liebe Grüße
Herr Asef

Bin ich ein Esel oder bist du ein Esel, wer von uns beiden ist der größere Esel? Ich finde Esel sind sehr kluge Tiere. Manchmal sehe ich auf der Weide Esel neben Pferden stehen, ich halte inne, bewundere ihre riesigen Ohren, ihren im Verhältnis dazu kleinen Körper und ihre ausgeprägte Mimik. Wenn sie dann noch «iiiaaaahh» brüllen, muss ich laut lachen. Dann erinnere ich mich, wie ich in Afrika Esel sah, die mit schnellen Beinen Karren zogen oder geduldig bei einer Handvoll Heu warteten. Oder wie ich auf mediterranen Inseln auf schmalen Eselspfaden wanderte.

Ich erinnere mich auch an eine weitere Begebenheit. Ich bat Herrn Asef einmal, mir das Sprichwort in seiner Muttersprache aufzusagen. Er zögerte, ein Lächeln leuchtete in seinen Augen auf, dann sprach er zögerlich auf Farsi. Ich erfreute mich an dem Klang der mir fremden Sprache, er klang irgendwie wie Musik. Herr Asef wies mich auf eine sanfte Art zurecht, das Bild sei schlecht, weil er das Sprichwort in einer konfliktbeladenen Situation mit einer Familienangehörigen benutzt habe und es im Grunde nicht seinem Bedürfnis nach Harmonie entspräche. Zum Verständnis sei angemerkt, Herr Asef hat sechs Schwestern, seine Eltern sind beide gestorben. Er ist der älteste männliche Nachfahre in der Familie, in einer patriarchal geprägten Kultur repräsentiert er den Chef im Haus. Diese Rolle kann er augenscheinlich nicht ausfüllen. Im Iran wurde Herr Asef im Alter von 25 Jahren zwangsverheiratet, er hat die Ehe nie vollzogen. 2002 hat er gemeinsam mit zwei Mitstreitern im Rahmen der Studentenrevolte Plakate vor einem Stadion gegen das Mullah-Regime geklebt. Ein Mitstreiter lebt noch, über das Schicksal des anderen ist nichts bekannt. Er hat ein großes ererbtes Grundstück aus Familienbesitz für 8000 Dollar verkauft, damit Schleuser bezahlt, die haben ihn mit einem falschen Pass ins Flugzeug gesetzt. Er landete in Frankfurt. In Gesprächen erwähnte er auch einen Suizidversuch in der Adoleszenz. Seine Eltern hätten sich gestritten, er fand den Streit unerträglich und nahm eine ganze Packung Neuroleptika auf einen Schlag. Er kam in die Psychiatrie, dort wurde er einen Tag festgehalten, dann wieder nach Hause geschickt.

Bin ich ein Esel oder bist du ein Esel, wer von uns beiden ist der größere Esel? Die Esel haben sich unseren Blicken entzogen – oder wie die Gesellschaft mit Menschen umgeht, die die Rechte anderer Menschen verletzten.

Jährlich findet die Anhörung durch den Richter des Landgerichts Ravensburg statt. Die Forensiker präsentieren ihren Behandlungsplan; bei der Anhörung ist ein Dolmetscher anwesend. Herr Asef wird mit Psychoedukation unter Neuroleptikagabe therapiert. Meine Prognose: Der Behandlungsplan ist auf mindestens sieben Jahre standardisiert. Herr Asef befindet sich im dritten Jahr, hat Ausgangsstufe acht. Dieser Maßregelvollzug kostet das Land Baden-Württemberg jedes Jahr zirka 100.000 Euro, ein gigantischer Markt. Mit Forensik lassen sich Geschäfte machen, die Rendite liegt bei 15 Prozent. Zwei Besuchsanträge, die Nachbarn in Schorndorf zu besuchen, wurden Herrn Asef verwehrt; man will ihn wahrscheinlich von dort fernhalten. Unsere Selbsterfahrungsgruppe aus Waiblingen hat eine Patenschaft übernommen. Wir gehen Herrn Asef hin und wieder besuchen. Seinen Sohn darf er nicht sehen, solange er in der Forensik ist. Falls er in naher Zukunft überhaupt aus der Forensik entlassen wird, ist sein Sohn zirka zehn Jahre alt.

Ich war bei der letzten Anhörung zugegen. Der für den Maßregelvollzug verantwortliche behandelnde, bei der DGPPN gelistete Arzt Dr. A., sagte, ich solle mich raushalten und das Geschäft den Forensikern überlassen; sie seien die Profis und wüssten, was sie täten. Meiner Meinung nach handelt es sich hier um eine Fehlallokation von Geldmitteln; mit 100.000 Euro jährlich ließe sich eine sinnvollere flexiblere therapeutische Intervention gestalten. Stattdessen Psychoedukation in künstlichen forensischen Strukturen, in denen man wahrscheinlich gestörte Pseudopersönlichkeiten generiert. Menschen, die zehn, zwanzig Jahre in einer forensischen Umgebung gelebt haben, sind hospitalisiert, kommen in einer normalen Umgebung nicht mehr zurecht. Herrn Asefs Deutschkenntnisse haben sich nicht verbessert, er wird nicht gefördert. Er lebt in erzwungenen Gruppenstrukturen, mit Menschen, mit denen er im normalen Alltag nichts zu tun hätte. Sein Verhalten wird pseudomäßig beurteilt, er ist einer totalen Institution ausgesetzt. In diesen Strukturen gewöhnt er sich das Lügen an, um zu überleben. Dies bringt er in seinem Brief sehr deutlich zum Ausdruck, er ekelt sich vor sich selbst. Ich habe ihm empfohlen, er solle doch bei der Anhörung dem Richter sagen, er sei jetzt genug gemaßregelt, er fühle sich jetzt für seine Straftaten verantwortlich und wolle die gerechte Strafe absitzen. Dann wäre er hoffentlich morgen in Freiheit.

7.3 Strafvollzug – das andere Gleis, aber derselbe ...

Wer das Sanktionssystem Maßregelvollzug kritisiert, sollte vom Strafvollzug nicht schweigen. Bei manchen Unterschieden in den gesetzlichen Rahmenbedingungen sind seine Strukturen ähnlich und seine Wirkungen gleichermaßen fatal.

Das beschreiben die folgende Rezension und der Erfahrungsbericht eines Strafhäftlings.

*Rezension: Thomas Galli. «Weggesperrt – warum Gefängnisse niemandem nützen»**

Der eher forensisch-psychiatrisch interessierte Leser fragt sich zu Recht, was ihn denn der Strafvollzug im Gefängnis angehe, dass sei doch eine ganz andere Veranstaltung als der psychiatrische Maßregelvollzug nach den §§ 63, 64 des StGB. Darauf gibt es zwei Antworten:

1. Juristisch gesehen stehen beide Sanktionsformen zwar in verschiedenen Boxen, aber im gleichen Stall. Denn ihr Vollzug ist im gleichen Gesetz geregelt, dem «Gesetz über den Vollzug der Freiheitsstrafe und der freiheitsentziehenden Maßregeln der Besserung und Sicherung (Strafvollzugsgesetz – StVollzG)».
2. Beide Sanktionsformen sind freiheitsentziehende Maßnahmen, die in totalen Institutionen veranstaltet werden.

Das Buch weist für den Strafvollzug nach, dass es hier zwei Lehrpläne gibt, die sich gegenseitig ausschließen. Im offiziellen Lehrplan, dem StVollzG, sind zwei Ziele benannt: «Im Vollzug

* Verlag Edition Kröber, Hamburg 2020, 304 S., ISBN 3-89684-279-X

der Freiheitsstrafe soll der Gefangene fähig werden, künftig in sozialer Verantwortung ein Leben ohne Straftaten zu führen (Vollzugsziel). Der Vollzug der Freiheitsstrafe dient auch dem Schutz der Allgemeinheit vor weiteren Straftaten (§ 2 StVollzG).» Also: Resozialisierung und Sicherheit.

Den inoffiziellen Lehrplan des Strafvollzugs beschreibt der ehemalige Vorsitzende eines Strafsenates am Bundesgerichtshof so: «Die vollständige Ent-Individualisierung, das Vorenthalten der Selbstbestimmung und die ins Extrem gesteigerte Bürokratisierung eines vollständig banalen ins Unendliche gedehnten Alltags in unseren Gefängnissen ist nicht bloße Funktion zur Aufrechterhaltung des Systems, ..., sondern das innere Programm der Strafe selbst.» (Fischer, Th., 2020)

Dass ein Strafvollzug, der in diesem System verharrt, weder resozialisiert und noch Sicherheit schafft, er also seinem gesetzlichen Auftrag nicht nachkommen kann, wird im Buch von Thomas Galli, ehemaliger Leiter zweier JVAs, detailliert und faktenreich beschrieben. Er stellt fest, dass schon bei der gerichtlichen Strafzumessung der Resozialisierungsgedanke keine Rolle spielt. Denn die Dauer des Freiheitsentzuges orientiert sich allein am Kriterium der Schwere der Schuld und nicht am Prinzip der Resozialisierung. Die relative Erfolglosigkeit des Strafvollzuges wird durch empirische Untersuchungen zur Rückfalldelinquenz belegt. Diese erklärt der Autor anschaulich durch die sozial isolierte, lebensferne und entmündigende Existenzweise, die den Gefangenen hier aufgezwungen ist. Sie beeinträchtigt strukturell die psychische Gesundheit etlicher Gefangener, lässt keinen Rückzugsraum und keine Intimsphäre zu. Es herrscht eine Subkultur, in der Machtkämpfe und das Recht des Stärkeren die Regel sind. Und wer es in seinem bisherigen Leben noch nicht begriffen hatte, lernt hier, dass Gewalt eine Lösung ist. Drogengebrauch im Gefängnis ist häufig und extrem teuer, was wiederum gewalttätige Auseinandersetzungen und körperliche und psychische Misshandlungen von Gefangenen befördert. Nicht wenige Häftlinge geraten erst im Gefängnis in die Drogenabhängigkeit, da das Milieu selbst suchtfördernd ist. Unter diesen Bedingungen sei soziales Lernen für ein straffreies Leben nach der Haft kaum möglich.

Der Autor setzt sich auch damit auseinander, dass das Gefängnis von der Öffentlichkeit als ein sicherheitsstiftender Ort gesehen wird und eine abschreckende Wirkung hat. Beide Ansichten widerlegt er mit empirischen Nachweisen. Diese dienen der Bevölkerung zur Beruhigung und lenken davon ab, «dass bei sehr vielen Straftätern präventive, langfristig orientierte und stützende Interventionen in Kindheit und Jugend die Wahrscheinlichkeit einer Straftat deutlich reduziert hätten» (Galli, Th., ebd.).

Um das Vertrauen der Allgemeinheit in Recht und Gesetz zu stärken, werden Gefängnisse bzw. zeitige Freiheitsstrafen nach Meinung des Verfassers nur in Ausnahmefällen gebraucht. Wichtig sei zwar, den Verstoß gegen eine Rechtsnorm zu bestrafen, um ihre Bedeutung zu dokumentieren und klarzumachen, dass ihre Einhaltung nicht zur Disposition steht. Daraus folge aber nicht, dass eine Bestrafung zwingend als Freiheitsstrafe zu gestalten ist. Diese sei weitgehend und besser zu ersetzen durch andere Sanktionsformen. In seinen ausführlichen Reflektionen über die Begriffe «Schuld» und «Vergeltung» differenziert der Autor zwischen ihrem Gebrauch im Alltagsbewusstsein der Bevölkerung und im Strafrecht. Die rein strafrechtliche Vergeltung von Schuld durch einen Freiheitsentzug fördere weder den Rechtsfrieden, noch sei sie der Würde der Opfer angemessen. Der Schwerpunkt des Vollzuges sei daher von der passiven Vergeltung durch Freiheitsentzug auf die aktive Übernahme von Veranwortung durch den Täter zu legen. Dies beinhalte, dass er sich mit dem angerichteten Schaden auseinandersetzt und nach Möglichkeiten sucht, ihn best- und menschenmöglich zu tilgen.

Und die Tatopfer könnten sich unabhängig von ihren nachvollziehbaren Rachegefühlen aktiv am Strafvollzug beteiligen, indem sie fragen: «Was erwarten wir vom Täter, was kann er tun, was soll er leisten?» Denn: «Schuldig ist man in den Augen aller. Verantwortung bezieht sich dagegen auf die konkreten Folgen einer Tat, vor allem aber auf die von dieser Tat Betroffenen» (Galli, Th., ebd.).

Und die Kosten dieses unsinnigen Systems? Der Tagessatz für einen Gefangenen liegt im Bundesdurchschnitt bei 150 Euro. Aktuell werden für die 50.000 Häftlinge in Deutschland 2,74 Milliarden Euro pro Jahr ausgegeben. Davon ist ein JVA-Bediensteter pro Häftling zu finanzieren. Der Autor schätzt, dass «…80 % aller personellen und sonstigen Ressourcen, die in einer Justizvollzugsanstalt zur Verfügung stehen […] nicht im Sinne einer Resozialisierung ihrer Insassen, sondern für deren Sicherung, Kontrolle, Disziplinierung und nicht zuletzt Verwaltung eingesetzt» werden. Dass mit den restlichen 20 % unter den Bedingungen einer totalen Institution keine sinnvolle Resozialisierung im Sinne des § 2 StVollzG geleistet werden kann, liege a) auf der Hand und bedeute b) eine unsinnige Ressourcenverschwendung.

Dieses Buch analysiert den Unort Gefängnis differenziert und stellt ihn in seine vielfältigen gesellschaftlichen, politischen und sozialen Bezüge. Der Autor bezieht ein breites Spektrum kriminologischer, soziologischer, ethischer und rechtswissenschaftlicher Erkenntnisse in seine Argumentationen ein. Ausführliche Lebens- und Fallgeschichten von Strafgefangenen stellen einen anschaulichen Bezug zum realen Leben her. Überlegungen zu alternativen und sozialen Bestrafungsformen, die auch den Tatopfern gerechter werden, werden vorgestellt.

Abschließend eine Bemerkung zum Verhältnis Strafvollzug/Maßregelvollzug. Juristisch gesehen kommen beide aus dem gleichen Stall (s.o.), soziologisch gesehen finden beide in totalen Institutionen statt. Zwischen beiden gibt es strukturelle Ähnlichkeiten, aber auch Unterschiede. Dem Rezensenten, der mit Menschen aus beiden Systemen gearbeitet hat, stellt sich nach der Lektüre des Buches von Th. Galli die Frage, ob der Maßregelvollzug nicht eine Spur perfider ist. Denn hier bemächtigt man sich nicht nur des Körpers und der Zeit, sondern auch der Seele des Internierten, und zwar auf unbestimmte Zeit.

U. Lewe; Erstveröffentlichung auf der Website Forensik.de

Den Verfasser des folgenden Erfahrungsberichtes lernte der Autor durch seine Tätigkeit in einer Nachsorgeambulanz für entlassene Strafgefangene kennen. Er ergänzt das Buch von Thomas Galli anschaulich aus der Perspektive eines Strafhäftlings:

Erfahrungsbericht von Karl Heinz Mertins «… wird dir der Stecker gezogen, aber komplett»

Um Missverständnissen vorzubeugen: Ich beschwere mich nicht über meine Strafe – zwei Jahre und sechs Monate Gefängnis wegen Betrugs und Insolvenzverschleppung. Die Strafe war in Ordnung. Ich habe mich bemüht, daraus zu lernen und den angerichteten Schaden auszugleichen.

Mir geht es hier um den Gefängnisalltag, um meine Erfahrungen beim Vollzug meiner Strafe.

Im Strafvollzugsgesetz von Nordrhein-Westfalen stehen schöne Paragrafen, z. B. der

§ 1 «Der Vollzug der Freiheitsstrafe dient dem Ziel, Gefangene zu befähigen, künftig in sozialer Verantwortung ein Leben ohne Straftaten zu führen» oder

§ 2 (1) «Die Persönlichkeit und Würde der Gefangenen sind zu achten» .... «Schädlichen Folgen des Freiheitsentzuges ist entgegenzuwirken.»

Schöne Worte, gute Ziele. Nur in der Knastrealität kommen sie kaum vor. Im Gegenteil, was deine soziale Verantwortung, was deine Würde, deine Persönlichkeit ausmacht, das alles ist hier Schall und Rauch. Sobald du einfährst, wird dir der Stecker gezogen, aber komplett.

Deine Zelle: 7,5 qm, eine Toilette offen im Raum, ein Bett, ein Tisch, ein Stuhl, ein Schrank, ein Waschbecken: bleiben 1,5 qm für den Auslauf. Hier verbringt man etwa 2/3 der Tageszeit.

Die Persönlichkeit und die Würde des Gefangenen achten, seine soziale Verantwortung stärken? Im Vollzug passiert davon nichts. Sein Programm ist die Missachtung.

Die Bediensteten machen einem von Anfang an klar, was sie von dir halten: Nichts.

Man ist ihren Launen ausgeliefert. Sie haben die Macht, weil man nichts ohne Antrag, Bitten und Betteln selber machen kann. Und das lassen sie einen von Anfang an wissen. Sie benutzen die Häftlinge als Blitzableiter für ihre schlechte Laune. Schalke 04 hat verloren – da geht man bestimmten Schließern besser aus dem Weg und macht schon gar keine dumme Bemerkung. Ein Schließer hat schlechte Laune, weil er sich über seinen Dienstplan ärgert – besser den Blickkontakt meiden. Nachfragen, ob man Duschen kann oder eine Kopfschmerztablette bekommen könnte: «Was willst du – jetzt nicht!» Mit weiteren Nachfragen muss man sehr vorsichtig sein, das gilt schnell als Renitenz und wer renitent ist, hat die Arschkarte. Das lernt man ganz schnell. Man sieht z. B. beim Hofgang Mitgefangene rumlaufen wie Zombies – abgehackte Bewegungen, der Speichel läuft ihnen aus dem Mund. Fragt man nach, was denn mit denen passiert ist, erhält man die Auskunft: «Betonspritze! (chemische Fesselung durch Neuroleptika), der ist irgendwelchen Schließern auf die Nerven gefallen». Ich habe mich damals gefragt, ob das eigentlich erlaubt ist, ein Medikament als Fessel einzusetzen, das grenzt doch schon an Folter.

Oder man bekommt nachts, meist zwischen zwei und drei Uhr, eine gewisse Unruhe auf der Abteilung mit. Was passiert da? Vier in ihren Kampf-/Schutzmonturen nicht erkennbare Beamte betreten eine Zelle, verprügeln den Insassen und gehen ohne viele Worte. Sich zu beschweren oder juristisch zu wehren, hat keinen Sinn. Man erkennt sie nicht und sie hinterlassen auch keine Spuren und ihr «Auftritt» ist nirgendwo dokumentiert.

Die Grundeinstellung der meisten JVA-Beamten kann man so beschreiben: Stör uns nicht, mit dir wollen wir nichts zu tun haben, wer bist du, dass du uns zu belästigen wagst!

Die Kehrseite der Medaille: Um in diesem System klarzukommen, muss man Sachen machen, von denen man sich mal geschworen hatte, sie nie im Leben zu tun.

Man muss z. B. seinen Verstand abschalten, um den stumpfen Alltag ertragen zu können. Wer das nicht tut und die Beamten merken das, der eckt an, und das mögen die nicht. Oberstes Gebot ist, sich nicht zu bewegen, den Verstand abzuschalten und Abstand halten.

Man muss auch sein Selbstwertgefühl abstellen. Denn alles, was dich und deine Person ausgemacht hat, ist hier nichts wert.

Um Wünsche und Anliegen erfüllt zu bekommen, muss man kriechen lernen und zwar so, dass es Beamten und Mitgefangenen nicht allzusehr auffällt. Das geht am besten, wenn man berechnend und manipulativ die speziellen «Macken» einzelner Bediensteter ausnutzt – man könnte auch sagen: ein ideales Übungsfeld, wenn man Betrüger werden will.

Und von hier bis zur Beamtenbestechung im kleineren oder größeren Rahmen ist es nicht weit, sie ist im Knast relativ üblich.

Und es ist ja auch nicht so, dass einen die Mitgefangenen freudig begrüßen. Im Gegenteil, sie schleichen um einen herum, testen dich aus, suchen nach deinen Schwächen und Ängsten, damit sie dich ausnutzen können. Du musst also den Aggro-Macker herauskehren, damit schlecht gelaunte Insassen dich nicht als Blitzableiter benutzen und verprügeln und du in der Gemeinschaftsdusche vor sexuellen Belästigungen und Vergewaltigungen sicher bist. Wenn du körperlich zu den Schwächeren gehörst, kannst du dir einen «Body-Guard» kaufen, aber das kann sich nicht jeder leisten. Und bei den vielen im Knast üblichen Tauschgeschäften muss man höllisch aufpassen, dass man nicht in Zahlungsverzug oder finanzielle Abhängigkeiten gerät. Das wird dann nämlich brutal ausgenutzt oder bestraft. Leute, die ein Suchtproblem haben, geraten hier schnell in eine weitere Abhängigkeits- und Abwärtsspirale.

Es gibt auch Ausnahmen. Vollzugsbeamte, die einen menschlichen Umgang haben, und Mitgefangene, mit denen man besser kann. Aber die bestimmen nicht das Klima. Letztendlich ist es so: Weil die Verhältnisse im Vollzug so schräg und entwürdigend sind, greift man zu schrägem und würdelosen Verhalten, um zu überleben. Man macht sich zu jemandem, der man nie werden wollte. Wenn man nicht der komplette Zyniker ist, fühlt man sich dabei schmutzig, ein Schmierlapp – man hat seinen persönlichen Offenbarungseid, seinen persönlichen Konkurs angemeldet.»

K.H. Mertins

7.4 Souls for Sale II

Im nächsten Beitrag setzt eine Anonyma bzw. ein Anonymus namens dr. headshrinker dem Maßregelvollzug ein literarisches Denkmal.

Zum Titel angeregt hat sie/ihn ein allegorisches Gemälde von Adriaen van der Venne aus dem Jahr 1614. Es hängt im Rijksmuseum in Amsterdam und trägt den Titel «De zielenvisserij» (die Seelenfischerei). Es beschreibt den Kampf der Protestanten und Katholiken um die Seelen der Niederländer. Mit der Psychologie/Psychiatrie sei ihnen in neuerer Zeit ein Konkurrent erwachsen.

Meine Anfrage bezüglich der etwas eigenwilligen Zeichensetzung wurde so beantwortet: «Satzzeichen sind Ordnungszeichen. Wenn also ein Text Unordnung, Unsicherheit und Bodenlosigkeit thematisiert, kann es nicht schaden, dass er das auch in der Form reflektiert und der/die LeserIn durch den Text stolpert wie der Forensikinsasse durch sein Leben.»

Souls for Sale II

Orte

Wir kaufen von den Seelen
die draußen rumlaufen
die angeknacksten die schwarzen Schafe
und verschuben sie zu weiteren Bearbeitung:

… nach Niedersachsen Gülleland
für Käfighaltung weltbekannt
hier in der Anstalt Moringen
Sie Menschen statt Schweine in Käfige zwingen
und von den schwarzen Schafen
die verletzten und verhartzten
mit Bunker und Fesseln verarzten
mit Neurochemie in die Ordnung bringen

Refrain:
kalt gestellt und durchgegrillt
auf Eis gelegt am Drehspieß gedrillt
in Scheibchen zerlegt neu verpackt in der Pappbox
das brave new born baby aus dem Psychokebapshop

… ans Ufer der Lippe
in die sehr unhippe
arme Seelen Müllkippe
des Ödkaffs Eickelborn

hier werden die geschoren
die schon vor der Geburt als Verlierer geboren

Sie werden hier
in einen Steinkäfig
der in einem Gitterkäfig steckt
der in einem Plastikkäfig steckt
zur maßgeregelten Vollzugung eingesetzt

Wie ein Frosch
der im Topf
mit brodelndem Wasser
langsam hochkocht
gekocht – verkocht
Konform zur Norm
raus gefischt – filetiert – probiert
vom Psychogourmet zertifiziert

wer auf dieses Verfahren nicht positiv anspringt
wird in Rheine ans Ufer der Ems geschwemmt
Hier wird eine Special Cage Ltd betrieben
die aktiv ist im displacement der Abgeschriebenen
die – auf diesen Planeten abgetrieben –
in ihrem allerletzten Hemd
still fluchend unendliche Nullstunden schieben

Refrain:
Kalt gestellt …

… an den mittleren Rhein im Netten Gute
gibt es reichlich mit der Psychoknute
man kann hier auch recht lustig sein
denn man gern eine Art von Wein
wenn man davon ordentlich gesoffen
ist die Kehle geölt und das Herze steht offen
und man singt aus voller Brust denn das tut so gut:

(zu singen auf die Melodie: «Ja im Salzkammergut …» aus der Operette: «Im weißen Rössl am Wolfgangsee» – es darf geschunkelt werden – und jetzt alle:)

«Ja im Knast-Nette-Gut
da kann man gut lustig sein
sperrn`s den Psycho-Tunichtgut
gern und fix
in den Bunker ein

Wann er immer noch nicht
wie gewünscht brav pariert
wird er fixer als fix
mit `nem Gurt an sein Bett fixiert

Und da kann er dann
so lange schmor`n
bis er endlich kapiert
hier hat nur a Chanc´
wer schön brav ist
und auf`s Wort pariert»

Refrain:
kaltgestellt ...

... in die Nähe von Kleve am niederen Rhein
beamen staatlich bestellte Psychoprogramaten
unterbringungsangeordnete Polypsychopathen
in ihre Bettenburg rein
und hau`n
ihnen das neueste Soul – Programm um die Ohren
und backstage als Schmankerl für Mann und Frau
gibt`s die Fesselspiele im Bunkerverhau
wer auf diesen dernier cri der Psychomoden
nicht anspringt dem wird der Stecker gezogen
vom Landgericht in der Kreisstadt K.
wo vor Zeiten schon mal jemand vorstellig war
der nicht wusste was und wie ihm geschah
hier aktenkundig unter dem Namen Josef K.

Refrain:
kalt gestellt und durchgegrillt
auf Eis gelegt am Drehspieß gedrillt
in Scheibchen zerlegt neu verpackt in der Pappbox
das brave new born baby aus dem Psychokebapshop

Zeit

die Zeit
entregelt – ohne Maß
flüssiges Blei das
der blind commissioner der desolation row
mit schmutziger Nadel in Adern in Synapsen träufelt
erkaltet resonanzlos ohne flow
ein Förderband ins Nirgendwo

ein Pater Noster – ewiges Auf und Ab
kein Ausstieg – eine Endlosschleife
kein Start – kein Ziel – eine ewige Acht
eine Bahn bestrichen mit schmieriger Seife

und auf das Kommando der Kontrollettistreife
springst du auf zum Beweis der erreichten Reife
du rennst rutscht aus und rappelst dich auf
wirst ausgebremst und angetrieben
du schlidderst und schlingerst
Versuchst dich zu halten
stehst ausgepumpt erhitzt – verschwitzt
im kalten Nebel – siehst kein Ziel

Vorteil für die Seelenkäufer
deren Gesetz das so will

Raum

im Käfig – zusammengezwängt
Noch nicht ganz gezähmt
eingepfercht – in Unruhe erstarrt
kurz vor der Panik-Explosion
weil jeder weiß
irgendwo hier
lauert das Tier
eine Viper –
die plötzlich und voller Gier
Giftzähne aufklappt das Maul aufreißt
sich wohlig in dein Fleisch verbeißt

dann kannst du:

hämmern gegen Mauern
verdämmern am Boden kauern
dich einzementieren
in versteinerte Gelassenheit
plötzlich explodieren
zielloser Zorn
heiße Wut
wie neugeboren

das tut so gut
Aufschwung mit Wonne
zu nah` an der Sonne
Flügel verbrannt
Absturz

die Stille danach
lautloser Krach
stummer Knall
Schrei ohne Hall

Und dann geeht's lo-hos:

ohnd Äkschen!

gepackt und schnell wie der Blitz
an`s Bett getackert mit Segufix

ohnd Äkschen!

in den kahlen Bunker gesteckt
nackt gemacht – ganzkörpergecheckt

ohnd Äkschen!

aufgestyled mit `nem Büßerhemd aus Twill
weil`s die Haute Couture im Knast so will

ohnd Äkschen!

zur vollen Fremd – und Selbstsätisfäktschen
gibt`s am Schluss die mega Vollinjäktschen
«Prösterchen» und «sehr zum Wohl»
mit dem hippen Cocktail «Neuro – Halidol»

ohnd Äkschen!

verriegelt die gepolsterte Zellentür
Stille – es gibt kein Entkommen hier

nach einigen Tagen Rotz und Jammer
hast du´s geschnallt – wirst losgeschnallt
voll fit für den weiteren Aufenthalt
in deiner alten Heimathundekammer

Endspiel 1

Nach diesem großen Knall
geh auf die Knie und fall
ein in ein Gebet
ein Pfaffe spricht vor wie`s geht:
«Danke danke lieber Gott
schleifst mich nicht mehr auf`s Schafott
ersparst mir den Schubser in das Gas
Heutzutage ist alles das –
erst mal vergangen
der Kopf bleibt dran die Lunge frei
so frei wie der Staat der
– voll demokratisch legitimiert –
mich schwarzes Schaf nur aussortiert
und gesetzlich geregelt zum Wohle aller
nicht ungern auch lebenslang desintegriert»

Endspiel 2

Und irgendwann hockst du dann
im Wartesaal vom Psycho-TÜV
wirst vom Seelen-Ing. ganz ohne Eile
auf die ICD-Arbeitsbühne geschoben
gecheckt geprüft vermessen gewogen
kriegst schließllich den Stempel nach DIN-A-Psych

dann lässt man dich auf Probe laufen
und endlich gleitet hinter dir
die gut geölte Käfigtür
mit einem sachten Klick
in ihr Elektroschloss zurück

du bist entzückt
schwebst – leicht verrückt
hast keine Eile
tagträumst eine Weile
und ahnst ein Glück
von Freiheit

und vom Meer so weit
vom Himmel so blau
und vom Tollen am Sandstrand
Radschlagen und Handstand
und von Nächten so lau

Keine Panik auf der Titanic – so geht das am Tag
doch nachts da säufst du wieder ab
wachst auf verschwitzt – schnappatmend – keuchend
und kratzt mit feuchter zittriger Hand
Traumreste von einer Nebelwand
klebrige Fetzen Auswurf Seuchen

und dann kommt sie locker um die Ecke
und strahlt dich an deine Käfig-Zecke:

«Ja Hallo erst mal und was ich noch sagen wollte
Das mit dem Käfig das ist so´n eigenes Ding
du bist jetzt draußen doch er bleibt in dir drin
denn während deiner crazy Haftpsychose
verpasst` ich dir fix mit `nem kleinen Biß
eine Mit-Gift die gemeine Knastborreliose
und die bestimmt da bin ich gewiss
durchaus deine weitere Lebenschose

Doch wie gesagt: don`t panic mach dir keine Sorgen
wir schaffen das schon und – eventuell morgen
nachts so gegen dreiviertel drei
komm ich gern auf `nen weiteren Im-Biß vorbei.»

(dr. headshrinker 10/2018)

7.5 Hühnerdieb in Langzeitinternierung

Wie man als kriminologischer «Hühnerdieb» (Strafmaß: 1,5 Jahre auf Bewährung) durch den Maßregelvollzug langfristig aus dem Verkehr gezogen wird (14 Jahre geschlossene Unterbringung in der forensischen Psychiatrie) und trotz widriger Umstände wieder auf die Beine kommt, zeigt der Beitrag eines ehemaligen Forensikinsassens. Er ist wahrscheinlich der erste Ex-In Genesungsbegleiter in der Forensischen Psychiatrie. Der Autor hat fünf Jahre lang ein Büro mit ihm geteilt. Das war erfrischend und wir haben voneinander gelernt

Erfahrungsbericht von Stefan Selzer «... und hätte mir damals gewünscht, dass jemand meine Sorgen ernst nahm.»

Mein Start ins Leben ist nicht besonders gut gewesen. In einem Gutachten über mich steht: Hr. S. «... wuchs gemeinsam mit zwei jüngeren Geschwistern und einem älteren Halbbruder in äußerst schwierigen familiären Verhältnissen auf. Seine Eltern waren nicht in der Lage, eine einigermaßen ordentliche Erziehung zu gewährleisten. Während seine Mutter sich als erziehungsunfähig erwies, zeigte der Vater eine außergewöhnliche Strenge, die er durch körperliche Züchtigungen untermauerte.» Was der Gutachter hier schildert, ist eigentlich noch milde ausgedrückt. Meine Eltern waren beide entmündigt. Die Vormundschaft über die Eltern und uns Kinder hatten die Großmutter mütterlicherseits und der Großvater väterlicherseits.

Weil nie Geld im Haus war, wurden wir Kinder zum Beispiel bei den Klautouren der Mutter als Hilfskräfte eingesetzt. Meinen älteren Bruder hat das alles so angenervt, dass er später seinen Nachnamen ausgewechselt hat, weil er mit der Familie nichts mehr zu tun haben wollte. Ich selbst hatte überhaupt kein Selbstwertgefühl, ich mochte mich nicht leiden und wollte nicht der sein, der ich war. Um das zu überspielen, hatte ich ein Talent entwickelt, mit dem ich anderen Leuten vorspielen konnte, dass ich ein toller Hecht bin – das war aber alles nur Fassade.

Das Ganze brachte dann die üblichen Probleme mit sich: Schulversagen, Psychoprobleme, Psychiatrie- und Heimaufenthalte und später dann Straftaten. Bei denen ging es immer nur um eins. Ich wollte Autofahren, weil ich beim Fahren vergessen konnte, wer ich war. Ich fühlte mich dann anders, besser, konnte vergessen, dass ich mies und wertlos war. Weil ich kein Geld hatte, habe ich mir die Wagen betrügerisch besorgt, den Tank leergefahren und sie dann stehengelassen. Einen Führerschein konnte ich mir nicht leisten. Ich fuhr aber so, dass ich nie verkehrsmäßig aufgefallen bin. Ich habe sogar eine Zeit lang bei einer Inkassofirma gearbeitet und war dafür zuständig, Autos von Kunden zurückzuholen, wenn diese nicht bezahlen konnten. Gewaltdelikte habe ich nie begangen.

1990 wurde die Weichen für meinen Weg in die Forensische Psychiatrie gestellt. Am 12.4.1990 verurteilte mich das Amtsgericht Witten «wegen Betruges in Tateinheit mit fortgesetztem Fahren ohne Fahrerlaubnis sowie wegen versuchten Betruges zu einer Gesamtfreiheitsstrafe von einem Jahr und sechs Monaten», deren Vollstreckung zur Bewährung ausgesetzt wurde. Weil ich davor schon neun Vorstrafen hatte und drei Jahre im Jugendgefängnis und ein Jahr im Erwachsenenvollzug eingesessen hatte und die Staatsanwaltschaft mich leichter aus dem Verkehr ziehen wollte, legte sie Berufung ein. Nach einer psychiatrischen Begutachtung ordnete das Landgericht Bochum dann meine Unterbringung nach §§ 21/63 StGB im Maßregelvollzug an. Im Januar 1991 kam ich in den geschlossenen Maßregelvollzug. Dass daraus 14 Jahre geschlossene Unterbringung werden sollten, konnte ich mir damals nicht vorstellen, denn kriminaltechnisch gesehen war ich eher ein «Hühnerdieb». Bei der Erledigung meiner Unterbringung 2005 war ich 39 Jahre alt und hatte bis dahin die Hälfte meines Leben im Strafvollzug oder in der geschlossenen Maßregel verbracht.

Wie konnte es zu diesen 14 Jahren kommen? Von heute aus gesehen, kann ich es auf einen kurzen Nenner bringen: Man hat mich in der Forensik immer als krankhaften Kriminellen behandelt und nicht als bedürftigen Menschen, der ich nun mal war und wie andere Menschen auch, manchmal noch bin. Das Ganze wurde noch dadurch verstärkt, dass es in der Forensik und in der Bewährungshilfe eine Regel gibt. Die heißt: «Einmal Betrüger, immer Betrüger!» Das bekam ich bei jedem Konflikt, bei jeder Auseinandersetzung zu spüren. Meine Version, meine Sicht der Dinge, meine Darstellung waren immer falsch, mir wurde nicht geglaubt. Und dabei war mein größter Wunsch, endlich mal Menschen zu finden, die mir vertrauten und denen ich vertrauen konnte und die mir was zutrauten und denen ich was zurückgeben konnte, wie sollte ich denn sonst mal besser klarkommen?

Die Diagnosen, die mir im Verlauf der Zeit in den Gutachten verpasst wurden, waren auch so eine Sache. Was ich alles gehabt habe: «Ich-Schwäche», «labiles Persönlichkeitsbewusstsein», «Neigung zu spontaner Bedürfnisbefriedigung», «intellektuelle Minderbegabung», «abgesicherte geistig-seelische Störung von Krankheitswert». Das waren meine Diagnosen 1990. Nach 14 Jahren «Behandlung» in der geschlossenen Forensik hatte sich daran nichts geändert. 2004 hatte ich immer noch eine «kombinierte Persönlichkeitsstörung mit dissozialen und histrionischen Anteilen (ICD 10: F61.0)» – also von jeder Macke etwas. Die Diagnosen müssen nicht ganz verkehrt gewesen sein. Aber komisch ist doch: Normalerweise werden Diagnosen gebraucht, um eine Behandlung in Gang zu setzen, der Arzt sollte dann wissen, was zu tun ist. Aber in der Forensik werden sie gebraucht, um Menschen zu sortieren und festzusetzen. Und was sollen Diagnosen, wenn daraus nicht abgeleitet werden kann, was ein Mensch wirklich braucht.

Es gab einige Dinge, die mir geholfen hat, den Schlamassel zu überstehen und herauszukommen:

- Die Musik. Ich kann ganz gut Gitarre spielen und singen. In den ganz dunklen Stunden in der Geschlossenen hat mir das geholfen zu überleben.
- Ein guter Rechtsanwalt. Meiner brachte meinen «Fall» bis zum Oberlandesgericht Hamm. Das hat 2005 aus Gründen der Verhältnismäßigkeit meine Unterbringung für erledigt erklärt – und zwar gegen den Rat der Klinik und des Gutachters.
- Menschen, die mir was zutrauten und die Fähigkeiten und Talente fördern konnten. Bei mir waren das die Kollegen von der Sozialpsychiatrischen Initiative Paderborn, wo ich ein Praktikum gemacht hatte und seit 2006 als «Assistent in der SPI» in vielen Bereichen aktiv war und bin. Während der Zeit habe ich 2011 meinen Führerschein gemacht und habe für den Fahrdienst der SPI und später auch der psychiatrischen Klinik Patienten zu ihren Therapien abgeholt und nach Hause zurückgebracht. Das mache ich auch heute noch.
- Menschen, die mir geglaubt haben. In der letzten Etappe meiner geschlossenen Unterbringung hatte ich eine Sozial-

arbeiterin, die mir die Hölle heiß gemacht hat und mit Lügen und Intrigen verhindern wollte, dass ich beurlaubt werden konnte. Und es lief zunächst auch wie immer. Wenn ich mich über sie beschwerte oder versuchte, ihre Hinterhältigkeiten aufzudecken, wurde mir nicht geglaubt. Bis sie es dann zu dolle trieb und das auch den Mitarbeitern und dem Chefarzt der Abteilung auffiel. Der hat sich dann später bei mir persönlich entschuldigt, dafür, dass er nicht rechtzeitig gemerkt hat, dass diese Mitarbeiterin nicht in diesem Bereich hätte arbeiten dürfen. Das hat mir richtig gut getan.

2016–2017 habe ich die EX-IN-Ausbildung zum psychiatrischen Genesungsbegleiter gemacht. Die hatte ich schon länger ins Auge gefasst. 2016 habe ich dann meine Ängste überwunden und habe sie auch mit Unterstützung der SPI und der Klinik angefangen und erfolgreich beendet. Nach Abschluss meiner EX-IN-Ausbildung habe ich dann einen regulären (Teilzeit-) Arbeitsvertrag bekommen und arbeite jetzt in einer psychiatrischen Ambulanz für Patienten aus dem Maßregelvollzug. Wahrscheinlich bin ich der erste Genesungsbegleiter, der in der Forensik arbeitet. Der Weg bis hierher war lang, mit vielen Hindernissen gepflastert, aber ich habe ab und an auch Menschen getroffen, die mir gut taten.

Jetzt stehe ich beruflich auf zwei Beinen, in Teilzeit bei der SPI und in Teilzeit bei der Klinik. Ich arbeite im Fachausschuss Forensik der DGSP mit. Da kann ich meine Erfahrungen einbringen. Man erfährt, was sich an guten und schlechten Entwicklungen in der Forensik in Deutschland so tut und trifft Leute, die sich auch für Verbesserungen einsetzen.

Mittlerweile komme ich auch ganz gut mit den Schäden klar, die mir die lange Unterbringung in der Forensik eingebracht hat. Denn nach der Entlassung ist man aus der stationären Forensik raus, aber man hat noch viel «Forensik» in sich drin.

Ich hatte zuerst immer die Angst, dass mein neues Zuhause weg ist, wenn ich zu lange abwesend war. Ich konnte in der ersten Zeit z. B. nicht über Nacht wegbleiben. Jetzt kann ich schon mal zwei Tage verreisen, um z. B. meine Schwester zu besuchen. Ins Ausland habe ich mich bisher noch nicht getraut, aber das wird sich auch noch ändern.

Ich hatte zuerst auch Angst, alleine unter Menschen zu gehen und ich musste abends um zehn Uhr zu Hause sein, weil ich dann den Zwang hatte, die Tür von innen abzuschließen.

Und die Alpträume sind heftig. Es ging und geht immer um das Eingesperrtsein, dass man nicht weglaufen kann, dass einem die Beine versagen, die Luft wegbleibt. Sie sind jetzt nicht mehr so oft und sie hauen mich auch nicht mehr so lange nieder, aber manchmal kommen sie wieder.

Auf Fortbildungsveranstaltungen halte ich Vorträge über meine Erfahrungen als EX-IN Genesungsbegleiter im Maßregelvollzug – wenn sie Interesse haben, können sie gerne unter selzer.stefan@gmx.net mit mir Kontakt aufnehmen.

Im «Praxisbuch Forensische Psychiatrie» habe ich dazu Folgendes geschrieben:

«Ich spreche forensisch.

Ich bin der Überzeugung, dass meine Arbeit in einer Klinik für die Menschen, die im Maßregellvollzug untergebracht sind, wichtig ist. Ich kann in vielen Alltagsbegebenheiten sehr gut und deutlich in ihrer Sprache sprechen und sie verstehen. Dies macht einen beträchtlichen Unterschied. Viele fühlen sich in manchen Situationen nicht verstanden, weil es ihnen schwer fällt, sich so zu äußern, dass man sie versteht. Hier sehe ich meine Aufgabe zu vermitteln, sehe mich als Berater und Übersetzer in vielen Situationen. Was nicht bedeutet, dass ich nur Partei für die Patienten ergreife. Vielmehr versuche ich ihnen zu verdeutlichen, dass das Personal nur einen Auftrag hat und nach bestem Wissen seine Arbeit macht.

Es ist mir wichtig, den Patienten klarzumachen, dass sie zu ihren Ängsten und Sorgen stehen sollen, denn sie gehören zum Leben. Wir können sie zusammen besprechen und mögliche Lösungswege erarbeiten. Ich habe diese Erfahrungen selbst gemacht und hätte mir damals gewünscht, dass jemand meine Sorgen ernst nimmt, obwohl meine damalige Bezugsperson mich zwar gehört, aber meine Empfindungen nicht verstanden hat. «Heute höre und verstehe ich», sagt sie dazu. Denn inzwischen arbeiten wir im Rahmen meiner EX-IN-Ausbildung zusammen.

Ich verstehe mich als Hoffnungsvermittler für die Patienten, die keine Hoffnung mehr erleben, weil sie lange Unterbringungszeiten in den verschiedenen Kliniken verbrachten. Das ist gerade bei einer langjährigen stationären Behandlung unverzichtbar.

Meine Arbeit gibt meinem Leben Sinn, Freude und Erfüllung.»

Stefan Selzer
(selzer.stefan@gmx.net)

Literatur Kapitel 7:

Galli, Thomas. Weggesperrt. Warum Gefängnisse niemandem nützen, Hamburg, 2020.

Hechsel, M. & Kammeier, H. (Hrsg.): Offene Formen der Forensik Ein deutsch-italienischer Erfahrungsaustausch, Lengerich, 2021.

Joseph, Ameil J. «A Prescription for Violence: The Legacy of Colonization in Contemporary Forensic Mental Health and the Production of Difference». Critical Criminology 22, Nr. 2 (Mai 2014): 273–92. https://doi.org/10.1007/s10612-013-9208-1.

Perez, Bianka. Die Schwarze Liste: Nazi-Paragraf 63 StGB – weggesperrt und weggespritzt. Hamburg: UnderDog, 2017.

Schmidt-Quernheim, F. & Hax-Schoppenhorst, Th. (Hrsg.): Praxisbuch forensische Psychiatrie: Behandlung und ambulante Nachsorge im Maßregelvollzug. 3., vollständig überarbeitete und erweiterte Auflage. Bern: Hogrefe, 2018.

8. Dekolonisierung II
«… nothing changes, if you don`t want to change it»

«… es ändert sich nichts, wenn du es nicht verändern willst»,

Dieses Zitat schrieb mir Franco Scarpa, als ich ihn um einen Beitrag für dieses Buch bat.

Was und wie etwas zu verändern wäre, erkunden wir in diesem Kapitel. Dazu reisen wir zunächst nach Italien und kehren dann über Kanada in Kapitel 9 nach Deutschland zurück.

8.1 Bella Italia?

Die «Demokratische Psychiatrie» in Italien hat ein anderes Menschenbild und Verständnis psychischer Erkrankungen als die Sozialpsychiatrie und die biologistische Mainstream-Psychiatrie hierzulande. Sie spielt in einigen Regionen und Provinzen eine durchaus hegemoniale Rolle. Das spiegelt sich auch in der radikalen Reform der forensischen Psychiatrie wider, die hier seit der Jahrtausendwende in Angriff genommen wurde (s. den Beitrag von L. Castelletti & F. Scarpa).

Aber:

a) Der deutsche Blick auf Italien ist häufig idealisierend und blendet gerne Widersprüche aus.
b) Es gibt auch in Italien seit den 1990ern eine deutliche Rechtswende in der Politik (s. z. B. S. Berlusconi: ein Halb-Fascho-Medienkaspar als Ministerpräsident; z. B. M. Salvi: ein bekennender Faschist als Innenminister), von der die Psychiatrie nicht unberührt bleibt. So versucht aktuell gerade eine rechte Provinzregierung in der norditalienischen Stadt Triest eines der ältesten und am besten funktionierenden Modelle der demokratischen Psychiatrie zu schleifen (Frances, 2021).
c) Es bleiben auch Reformprojekte nicht von inneren Widersprüchen verschont, die es zu erkennen und zu bearbeiten gilt.

Der folgende Beitrag der Menschenrechtsaktivistin Erveda Sansi aus Italien schützt uns vor a), beschreibt die Folgen von b) und benennt einige Punkte zu c).

Erveda Sansi: «In Italien haben wir ein falsches Gesetz gegen Folter.»

Dieser Beitrag trug in der ersten Fassung den Titel «In Italien haben wir kein Gesetz gegen Folter», der aber jetzt geändert wurde, denn am 17. Mai 2017 ist in Italien beschlossen worden, die Folter als Straftatbestand mit dem Gesetz 110 in das Strafgesetzbuch einzuführen. Ein schlechtes Gesetz, das verabschiedet wurde, weil der Europäische Gerichtshof für Menschenrechte in Straßburg den italienischen Staat wiederholt wegen der Unzulänglichkeit seines Rechtssystems in Bezug auf die Unterdrückung von Folter und der daraus resultierenden Straflosigkeit der für die Folter Verantwortlichen verurteilt hatte.

Viele Parlamentarier waren mit dem Gesetzestext nicht einverstanden; unter den vielen Nein-Stimmen und Enthaltungen war auch die des Senators Luigi Manconi. Er hat sich geweigert über die Gesetzesvorlage abzustimmen und hat den Parlamentsaal verlassen, nachdem er die Folter als «den Willen, die Person zu erniedrigen, seine Identität zu beschämen, seine Würde zu vernichten» definiert hatte. Er ist derjenige, der den Gesetzentwurf am 15. März 2013 vorgelegt hatte, von dem er jetzt sagte, dass davon «praktisch nichts übrig bleibt». Sein Gesetzentwurf beruhte im Wesentlichen auf der UN-Konvention gegen Folter aus dem Jahr 1984, die vom italienischen Staat mit dem Gesetz Nr. 498/1988 ratifiziert wurde, jedoch 29 Jahre lang nicht in das italienische Strafrecht umgesetzt wurde, auch wenn Artikel 4 des Übereinkommens vorsieht, dass die Staaten gesetzlich verpflichtet sind, Folterhandlungen ausdrücklich und unmittelbar als Straftaten im innerstaatlichen Strafrecht zu betrachten und Senator Nereo Battello ein Folterkriminalitätsgesetz schon im Jahr 1989 vorgeschlagen hatte. So äußerte sich Luigi Manconi in einem Interview: «Vor allem enthielt er die tiefere Bedeutung, die alle Rechtsprechung und Gesetze einem Folterverbrechen zuschreiben. Das heißt, die Tatsache, dass dieses Verbrechen nicht an der Brutalität, Grausamkeit oder Intensität des Leidens gemessen werden kann, sondern an seinem Ursprung. Dies ist der Kernpunkt, den niemand verstehen will: Es ist keine

Handlung zwischen zwei Personen, die körperliches oder geistiges Leiden hervorgerufen hat, sondern die Handlung, die von denjenigen begangen und ausgeführt wird, die legal die Macht haben, um eine andere Person unter Kontrolle zu halten. Dieses Wort «legal» ist entscheidend» und weiter: «...sprechen wir über einen klassischen Fall von Folter, den ich Schritt für Schritt verfolgt habe: die 87-stündige Fixierung, die Franco Mastrogiovanni auferlegt wurde, der wegen einer Zwangseinweisung ins Krankenhaus eingeliefert wurde. Die Ärzte und Krankenpfleger, die den Grundschullehrer an die vier Ecken des Bettes gebunden hatten, beraubten ihn legal seiner Freiheit.» (Left n.21 del 27 Mai 2017)

In der Praxis ist das aktuelle Gesetz schwer anzuwenden und, wie auch der EU-Kommissar feststellte, schränkt die Verwendung des Plurals «Gewalttaten», «ernste Drohungen» und «mehrere Verhalten» den Umfang der Straftat ungerechtfertigt ein, und so sind die Fälle, in denen eine einzige Handlung bereits akutes körperliches Leid oder psychisches Trauma verursachen kann, ausgenommen. Stattdessen scheint der Plural die Gewalt sogar auf mehrere Tage auszudehnen, so dass es nur dann zu Folter kommt, wenn das heute begangene Verhalten wiederholt wird.

In Italien hat sich die Situation im Bereich der Psychiatrie, mit fast keiner Ausnahme, seit der Zeit der Infragestellung der psychiatrischen Anstalten zu Anfang der sechziger Jahre wieder verschlechtert. Damals war Italien Vorreiter bei der Schließung von psychiatrischen Kliniken. Nicht nur Giorgio Antonucci, Franco Basaglia und viele andere Fachleute, sondern auch ein großer Teil der Bevölkerung erkannte, dass Irrenanstalten keine Orte der Fürsorge waren. Die Zivilgesellschaft war also sensibilisiert für die Frage der Zerschlagung der Anstaltskultur. Es erschienen Publikationen, es gab eine offene Debatte, Arbeiter und Studenten organisierten sich und gingen in die Asyle, um die Bedingungen zu sehen, unter denen ihre Mitbürger eingesperrt waren. Sie protestierten und prangerten die beklagenswerten Bedingungen an, unter denen die Internierten leben mussten.

Seit einigen Jahren beobachten wir jedoch einen Prozess der Reinstitutionalisierung. Gleichzeitig geschehen in einigen psychiatrischen Abteilungen italienischer Krankenhäuser viele beklagenswerte Maßnahmen, die auf Zwangsbehandlung, Fixierung, Institutionalisierung und Zwangseinweisung zurückzuführen sind.

Einige dieser Fakten sind bekannt geworden, nachdem Komitees und Angehörige Gerechtigkeit gefordert haben, wie im Fall des beliebten Lehrers Francesco Mastrogiovanni, 58 Jahre alt, der auch in nationalen Fernsehkanälen diskutiert wurde. Franco Mastrogiovanni wurde nach einer psychiatrischen Zwangsbehandlung am 4. August 2009 schwer sediert, an das Bett der psychiatrischen Abteilung des Krankenhauses Vallo della Lucania gefesselt und nach vier Tagen dem Tod überlassen. Während des 87-stündigen Krankenhausaufenthaltes wurde er nur mit Infusionen von physiologischer Kochsalzlösung ernährt; er wurde an Händen und Füßen ans Bett gefesselt, in einer solchen Position, dass seine Atemfunktionen beeinträchtigt waren, und er wurde mit hohen Dosen von Psychopharmaka sediert. An den Hand- und Fußgelenken befanden sich 4 cm breite Schürfwunden. Eine versteckte Kamera nahm alles auf; das Video ist öffentlich zugänglich. Im Prozess vom 20. Juni 2018 hat sich der Oberste Kassationshof zu dieser traurigen Geschichte beispielhaft geäußert, einen wichtigen Beitrag zur Neudiskussion von Organisationskonzepten und Gewohnheiten geleistet und klare Rechtsgrundsätze gesetzt: Die Fixierung ist keine medizinische Handlung, kein Heilmittel, verbessert auch nicht den Gesundheitszustand und ist keine Therapie. Die 6 verantwortlichen Ärzte (10 und 15 Monate Haft) und die Krankenpfleger (8 und 7 Monate Haft) wurden jedoch nicht wegen Mordes, sondern wegen Entführung verurteilt. Das Komitee Wahrheit und Gerechtigkeit für Francesco Mastrogiovanni fordert Wahrheit und Gerechtigkeit. Das zeigt auch der Film «87 ore gli ultimi giorni di Francesco Mastrogiovanni» («87 Stunden, Francesco Mastrogiovannis letzte Tage») von Costanza Quatriglio. Abschließend muss man darauf hinweisen, dass keiner der beteiligten Ärzte und Krankenpfleger einen Tag im Gefängnis saß oder von der Arbeit suspendiert wurde.

In Italien wurde über einige Todesfälle aufgrund von Zwangseinweisungen und/oder längerer oder kurzzeitiger Anwendung von mechanischer und chemischer Fixierungen von der Presse, dem Fernsehen und dem Netzwerk berichtet (das bedeutet, dass es noch viele andere solcher «Vorfälle» gibt, die wir nicht kennen):

27. Oktober 2005: Riccardo Rasman stirbt während einer Zwangsbehandlung durch die Polizei, im Zuge einer Einweisung gegen seinen Willen in eine psychiatrische Abteilung in Triest.

21. Juni 2006: Giuseppe Casu stirbt in der psychiatrischen Abteilung des Krankenhauses Santissima Trinità in Cagliari an den Folgen einer Thromboembolie, nachdem er zwangsweise eingewiesen und stark sediert worden war. Er wurde sieben Tage lang an Händen und Füßen ans Bett gefesselt und gegen seinen Willen mit hohen Dosen von Psychopharmaka sediert.

28. August 2006: A.S. wird am 17. August 2006 in die Psychiatrie in Palermo eingeliefert, um untersucht zu werden. A.S. stirbt nach zwei Tagen im Koma am 28. August, vermutlich an den überhöhten Dosen von Psychopharmaka.

26. Mai 2007: Edmond Idehen, ein 38 Jahre alter Nigerianer, begab sich freiwillig in die psychiatrische Abteilung des Krankenhauses Istituto Psichiatrico Ottonello – Ospedale Maggiore in Bologna. Als er versuchte, die Klinik zu verlassen, weil er sich nicht betreut fühlte, zwangen ihn die Ärzte mit Hilfe von Polizisten, zu bleiben. Edmond Idehen starb an den Folgen eines Herzinfarktes, während Krankenpfleger und Polizisten ihn festhielten. Er wurde außerdem mit Psychopharmaka stark sediert.

12. Juni 2006: Roberto Melino, 24 Jahre alt, starb an den Folgen eines Herzinfarkts; er hatte sich freiwillig in die psychiatrische Abteilung des Krankenhauses San Giuseppe in Empoli begeben. Als er versuchte, das Krankenhaus zu verlassen, wurde er von den Ärzten zum Bleiben und zur Einnahme von hochdosierten Psychopharmaka gezwungen, trotz seiner offensichtlichen und schweren Atembeschwerden.

15. Juni 2008: Giuseppe Uva, 43 Jahre alt, wurde in eine Polizeistation gebracht, weil er in stark alkoholisiertem Zustand Auto fuhr. Dort erlitt er Misshandlungen. Er wurde dann zwangsweise ins Krankenhaus Ospedale di Circolo in Varese eingewiesen, wo ihm Psychopharmaka verabreicht wurden. Diesem Fall wurden zwei Dokumentarfilme gewidmet: «Viva la sposa» von Ascanio Celestini und «Nei secoli fedele» von Adriano Chiarelli.

30. August 2010: Lauretana La Coca, 32 Jahre alt, ging freiwillig in das Krankenhaus Salvatore Cimino in Termini Imerese. Nach zehn Tagen Krankenhausaufenthalt verschlechterte sich ihr Zustand, bis sie in einen komatösen Zustand geriet und starb.

Giuseppe D.: Über 70 Jahre alt, wurde er in der psychiatrischen Anstalt von Reggio Emilia interniert. Sein Problem war, dass die Tochter des Nachbarn eine Psychiaterin ist. Sein Anwalt reichte eine Klage beim Europäischen Gerichtshof für Menschenrechte ein, aber bis jetzt gab es keine Antwort, so dass die Studentengruppe «Collettivo Antipsichiatrico Artaud» aus Pisa zusammen mit «Telefono Viola» aus Mailand beschlossen hatten, die Dokumentation zu diesem Fall im Internet zu veröffentlichen, in Übereinstimmung mit Giuseppe D., seinem Anwalt und seinen Angehörigen.

2. April 2010: Eric Beamont, 37 Jahre alt, wurde am 2. April 2010 in ein Krankenhaus in Lamezia eingeliefert. Nach zwei Tagen fiel er ins Koma, so dass die Ärzte ihn in das Krankenhaus Pugliese-Ciaccio in Catanzaro verlegten, wo er starb. Es besteht der Verdacht, dass der Tod von Eric durch eine hohe Dosis von Benzodiazepin verursacht wurde. Die Diagnose lautete: Subarachnoidalblutung.

28. Mai 2015: Massimiliano Malzone, 39 Jahre alt, starb nach einer Zwangsbehandlung. Die Familienangehörigen hegen viele Zweifel, was die Todesursachen betrifft, und beklagen, dass sie ihn während des zwölftägigen Krankenhausaufenthalts nie sehen konnten. Nach dem Bericht des Gutachtens «wird betont, dass es einen Zusammenhang zwischen dem Tod und den während des Krankenhausaufenthaltes eingenommenen Neuroleptika bestehen würde».

Im Juli 2015 wurde Mauro Guerra, 32 Jahre alt, während einer Zwangseinweisung durch einen Schuss eines Carabiniere getötet. Der Regisseur Dario Tepedino hat darüber einen Dokumentarfilm mit dem Titel «Le regole di Arnold per il successo» gedreht. Die Familie Guerra hat im Juli 2020 bei der Staatsanwaltschaft in Rovigo eine neue Anzeige eingereicht, in der sie alle sieben Carabinieri beschuldigen, die dem jungen Mann am 29. Juli 2015 eine Zwangseinweisung auferlegen wollten. Im erstinstanzlichen Verfahren hatte der Richter dem von der Staatsanwaltschaft gestellten Antrag auf Freispruch aller Carabinieri wegen Totschlags stattgegeben.

Im August 2015 starb Andrea Soldi während einer Zwangseinweisung. Er wurde von der Bank abgeholt, wo er stets zu sitzen pflegte, obwohl er nach Ansicht vieler Zeugen wie immer sehr ruhig war. Der 45-jährige Mann wurde in Handschellen gelegt und sein Hals fest gedrückt, bis er das Bewusstsein verlor;

beim Transport im Krankenwagen hielten sie ihn liegend fest, ohne zu versuchen ihn wiederzubeleben.

Am 13. August 2019 starb Elena Casetto, 19 Jahre alt, in der psychiatrischen Abteilung des Krankenhauses Papa Giovanni XXIII in Bergamo, lebendig verbrannt in dem Bett an das sie gefesselt war: Die Fixierung erlaubte ihr nicht zu fliehen.

Über den in der Psychiatrie des Krankenhauses von Livorno stationierten Patienten aus der Val di Cornia, der Anfang April 2021 starb, nachdem er eine Woche lang am Bett fixiert war, ist noch nichts bekannt. Was wir wissen, ist, dass in den italienischen Psychiatrien weiterhin Menschen an mechanischen und chemischen Fixierungen sterben, sowohl bei Krankenhausaufenthalten als auch bei Zwangseinweisungen.

Leider sind in diesem Artikel keine isolierten Vorkommnisse beschrieben worden, sondern eine emblematische Situation der Verletzung der Menschenrechte in den italienischen psychiatrischen Einrichtungen.

Dies sind nur einige der «Vorfälle», die ins Rampenlicht geraten sind, viele weitere werden nicht bekannt geworden, weil z. B. Menschen betroffen sind, die in Einsamkeit leben, oder Menschen, deren Angehörige ihr Einverständnis für eine Zwangseinweisung gegeben haben, oder einfach, weil man jemanden loswerden wollte. Wir, die Mad Hatter Association, berichten immer wieder von psychiatrischen Zwangsbehandlungen, bei denen die behandelten Menschen schwere Schäden erleiden. Zwangsbehandlungen werden oft auf Wunsch von Angehörigen durchgeführt, wenn Patienten sich weigern, die Psychopharmaka weiterzunehmen, oder wenn ihr Verhalten als störend empfunden wird. Sie werden oft von der Psychiatrie angeordnet, sobald der Patient sich nicht für die Depotinjektion meldet. Derzeit werden die meisten Psychopharmaka als Depotinjektion verabreicht.

Ein Freund von uns (I.M.) versuchte in die Berge zu fliehen, aber er wurde gejagt, aufgespürt und mit Drogen vollgepumpt; kurz darauf wurde er tot am Grund einer Schlucht gefunden. Todesursache: Herzinfarkt. Er war 40 Jahre alt. Ein anderer Bekannter (M.C.) versuchte einer Zwangseinweisung zu entgehen; ein Psychiater und die Mutter, die ihn zwingen wollte, sich in einer Psychiatrieabteilung behandeln zu lassen, suchten ihn. Er ist ihnen dann entkommen, indem er sich unter einen fahrenden Zug warf.

Ein anderer (U.S.) hat unter schweren Schikanen gelitten, nachdem er die Unterschlagungen seines Vorgesetzten angezeigt hatte. Er wurde einer psychiatrischen Zwangsbehandlung unterzogen und von der Polizei in Einsatzkleidung entführt. Während er schlief, wurde seine Tür eingeschlagen und er wurde mit dem Gesicht nach unten auf den Boden geworfen und mit Handschellen gefesselt. Er sagt, sie hätten wenigstens versuchen können, die Tür zu öffnen, die nicht verschlossen war. Jetzt hat er große Angst und fürchtet sich sogar vor der Dunkelheit; er ist gezwungen, Psychopharmaka zu nehmen.

In Ravanusa, Sizilien, nahm am 2. Mai 2020 ein junger Mann ein Megaphon, stieg ins Auto und fuhr durch die Straßen, um den Mitmenschen zu sagen, sie sollten nicht an diese gefälschte Pandemie glauben, ihren Mundschutz abnehmen und in die Öffentlichkeit gehen. Er wurde gestoppt und von Strafverfolgungsbehörden und Psychiatriepersonal umstellt. Als er aus dem Fahrzeug stieg, wurde er zu Boden geworfen und dann von einem Psychiater sediert. Im Spital wurde er dann ans Bett fixiert und mit Psychopharmakas vollgestopft. Er blieb mehrere Tage in diesem Zustand, ohne dass die Familie die Möglichkeit hatte, mit ihm zu sprechen. Doch er hat das Glück, kämpferische Familienmitglieder und einen Bruder zu haben, der Anwalt ist, die nicht aufgeben und einen Rechtsstreit begonnen haben.

Am 5. Mai 2021 wurde ein achzehnjähriger Student einer Zwangsbehandlung unterzogen, weil er sich geweigert hatte, die Gesichtsmaske im Unterricht zu tragen. Er wurde direkt von der Schule in Fano abgeholt und ins Krankenhaus von Pesaro eingeliefert.

Wir können nicht an De-Institutionalisierung denken, bevor wir nicht die Regeln und die Gesetze verworfen haben, die eine psychiatrische Zwangsbehandlung ermöglichen, die es erlauben, eine Person gegen ihren Willen festzuhalten, ohne dass sie ein Verbrechen begangen hat, ohne das Recht auf ein faires Verfahren, basierend auf der angeblichen Gefährlichkeit und nur, weil bei dieser Person eine angebliche Geisteskrankheit diagnostiziert wurde.

Das sogenannte «Basaglia-Gesetz», das Gesetz Nr. 180 vom 13.5.1978, später ergänzt und geregelt durch das Gesetz 833/1978, Artikel 33, 34, 35, 64 legt die Zwangsbehandlungen und Zwangseinweisungen (Accertamenti e Trattamenti sanitari volontari e obbligatori) fest. Im Jahr 1978 schreibt das Gesetz Nr. 180 die Schließung der Anstalten und den Wegfall der sogenannten Gefährlichkeit und des öffentlichen Skandals als Kriterium für die Zwangsbehandlung und -einweisung vor. Aber in den meisten italienischen Provinzen wurden die Anstalten nicht geschlossen. So war es notwendig, ein weiteres Gesetz zu erlassen das Gesetz Nr. 724 vom 23.12.1994, Art. 3 Abs. 5, das verfügte, dass diese Anstalten bis zum 31.12.1996 geschlossen werden mussten; dies wurde wieder nicht beachtet bis Ende 1999. Im Jahr 1996 gab es in Italien 11516 Insassen in 62 öffentlichen und 4752 in privaten Anstalten.

Nach dem Art. 180 des Gesetzes ist eine Zwangseinweisung möglich, wenn die folgenden Bedingungen erfüllt sind: 1) eine Person benötigt dringend medizinische Behandlung (laut dem Gesundheitspersonal, das sie untersucht hat); 2) sie verweigert die Behandlung; 3) es ist nicht möglich, angemessene Maßnahmen außerhalb der Krankenhäuser zu ergreifen. Zwangseinweisungen haben eine maximale Dauer von sieben Tagen und nach deren Ablauf kann vom Psychiater eine Verlängerung beantragt werden. Für Zwangseinweisungen und die damit verbundene Einschränkung der persönlichen Freiheit muss ein von zwei Ärzten unterschriebener Antrag vorliegen und es ist eine verwaltungsrechtliche Bestätigung des Bürgermeisters erforderlich, gefolgt von der Bestätigung einer gerichtlichen Überprüfung durch den Vormundschaftsrichter. Häufig werden jedoch die Zwangseinweisungen ohne vollständige Beachtung der Vorschriften vorgenommen, wobei man sich die Tatsache zunutze macht, dass fast niemand die Gesetze und Rechte der hospitalisierten Person kennt.

Die Gesetzgebung zur psychiatrischen Zwangsbehandlung bietet viel Raum für Willkür und steht in starkem Kontrast zu den Menschenrechtsbestimmungen, die darauf abzielen, auch Menschen mit Behinderungen vor unmenschlichen und erniedrigenden Behandlungen zu bewahren. Von denjenigen, die eine Straftat begehen, wird erwartet, dass die Justizbehörde innerhalb bestimmter Verfahrensregeln Sanktionen oder einschränkende Maßnahmen verhängt. Wir haben es immer wieder mit unschuldig in psychiatrischer Zwangsbehandlung befindlichen Menschen zu tun, die keinen Ausweg mehr aus der psychiatrischen Einrichtung finden.

«Ich muss gestehen», gab ein Psychiater in einem Interview zu, «einen Menschen völlig in meiner Gewalt zu haben, ließ mich eine Art sadistischen Schauder empfinden».

In der Zwischenzeit wurden viele psychiatrische Zwischenanstalten (auch kleine Asyle genannt) gebaut. Sie sind meistens nicht öffentlich, sondern gehören dem sogenannten privatsozialen Sektor an und werden vom Staat finanziert. Ein sehr großes Geschäft steckt dahinter. Ein Beispiel: Das Dekret der Präsidentin der Region Latium, Polverini, über das Krankenhaussystem der Region Latium: Die Anzahl der Betten in den psychiatrischen Einrichtungen wird von 369 um 70 % auf 629 erhöht; 50 Betten für die öffentliche Struktur und 210 für die private Struktur lösen den Chronifizierungskreislauf aus.

260 Betten entsprechen 90.000 Lebenstage, die der Bevölkerung entzogen werden, zu Kosten von 10.000.000 Euro.

Hat das Basaglia-Gesetz nicht die Schließung der Irrenhäuser vorgesehen?
Erveda Sansi

Aus der «Macherperspektive» beschreiben und reflektieren Luca Castelletti und Franco Scarpa in ihrem Beitrag die Entwicklungen, Ergebnisse und Widersprüche des forensischen Reformprojekts in Italien und liefern damit eine Menge Anregungen für die Reformdiskussion in Deutschland:

Die ersten fünf Jahre einer radikalen Reform der italienischen forensischen Psychiatrie

Castelletti, L, DSM Verona, Italien und Scarpa, F, DSM Firenze, Italien

(Übersetzung und redaktionelle Bearbeitung: U. Lewe

Redaktionelle Anmerkung: Zur Vergleichbarkeit der Zahl der Untergebrachten: In Italien werden Menschen mit einer Persönlichkeitsstörung oder Sexualstraftäter generell zu einer Strafhaft verurteilt. In Deutschland macht deren Anteil 1663 (23,9 %) der 6959 im Jahr 2018 nach § 63 StGB Untergebrachten aus. D.h.

den 600 Betten für die 60 Millionen Einwohner Italiens stehen 5286 Betten für die 82 Millionen Einwohner Deutschlands gegenüber.*

Einen weiten Überblick mit der Erhebung und Evaluation umfangreicher soziodemografischer und klinischer Daten sowie mit Erfahrungsberichten lokaler REMS findet sich in einer Sondernummer der «Rassegna Italiana di Criminologia» (Italienische Zeitschrift für Krimiologie) 2019. Einige Artikel sind auf Englisch verfasst. Alle haben eine Zusammenfassung in Englisch.)

Zusammenfassung

Die Autoren beschreiben den tiefgreifenden strukturellen, legislativen und inhaltlichen Wandel, den die forensische Psychiatrie Italiens in den vergangenen zwanzig Jahren vollzogen hat. Damit geben sie auch Anstöße für die notwendige Diskussion einer Reform der forensischen Psychiatrie in Deutschland. Eine Untersuchungskommission des italienischen Senates empfahl 2011 dringend die Schließung der OPGs (Ospedale Psichiatrico Giudiziario: Psychiatrisches Justizkrankenhaus). Dafür wurden die legislativen Voraussetzungen geschaffen und 2016 das letzte der ehemals sechs OPGs geschlossen, die insgesamt eine Gesamtkapazität von 1200 Betten hatten.

Ersetzt wurden sie durch gemeindeintegrierte geschlossene Wohneinheiten mit durchschnittlich zwanzig Plätzen, den sogenannten REMS (Residenze per l'Esecuzione delle Misure di Sicu-rezza: Wohneinrichtung zur Durchführung der Sicherheitsmaßnahme). Diese halten jetzt 600 Plätze für das ganze Land vor.

Nach fünf Jahren Praxiserfahrung ziehen die Autoren eine erste Bilanz. Neben den Erfolgen dieser Reform benennen sie auch Probleme und Widersprüche, die eine Aufhebung der totalen forensischen Institution in gemeindeintegrierte Strukturen mit sich bringt.

* Zahlen aus: Jaschke, H. & Oliva, H. (2020) Kerndatensatz Maßregelvollzug; Landtag Baden-Württemberg (2019) Drucksache 16/6183 vom 29.4.2019; Bayerischer Bezirketag (2020) Az 541/3-4-1
Im Internet:
www.rassegnaitalianadicriminologia/archivio/2019/numero speciale

1. Einleitung: Von den alten forensischen Hospitälern zu einer neuen regional basierten Organisation

In den letzten zwanzig Jahren hat die italienische Forensische Psychiatrie einen umfassenden Reformprozess durchlaufen (Di Lorito et al., 2017; Carabellese et al., 2016; Scarpa et al., 2019). Das alte Modell für die forensische Versorgung bestand aus sechs forensischen Justizkrankenhäusern (OPG, Ospedale Psichiatrico Giudiziario). Sie verteilten sich von Norden nach Süden über ganz Italien, hatten eine durchschnittliche Bettenkapazität von landesweit ca. 1200 Betten und versorgten damit eine Bevölkerung von etwas weniger als 59 Millionen Menschen. Alle Personen, die in die OPGs eingewiesen wurden, waren 1. als vollständig oder teilweise schuldunfähig zum Zeitpunkt des Indexverbrechens (Artikel 88 und 89 des Strafgesetzbuches) und 2. als sozial gefährlich eingestuft (Artikel 203 des Strafgesetzbuches). Ihr Aufenthalt im OPG war abhängig von einer regelmäßigen Begutachtung ihrer sozialen Gefährlichkeit. Diese wurde vom klinischen Team des Justizkrankenhauses oder alternativ von einem psychiatrischen Gutachter vorgenommen, der von einem Aufsichtsrichter (Magistrato di Sorveglianza. In etwa: Richter in der Strafvollstreckung) bestellt wurde.

Der gesamte forensische Sektor, von der Gesetzgebung bis zur Qualität der Betreuung der Insassen, blieb bis zur Jahrtausendwende von der 1978er-Reform der Allgemeinpsychiatrie unberührt. Damals verabschiedete das italienische Parlament, unterstützt von politischen, studentischen und intellektuellen Bewegungen, das Gesetz Nr. 180. Es verordnete die endgültige Schließung der zivilen psychiatrischen Anstalten und ihre Ersetzung durch gemeindenahe Dienste. Diese wurden organisiert vom Dipartimento di Salute Mentale (Department/Fachabteilung des öffentlichen Gesundheitsdienstes für geistige Gesundheit auf Ebene der Provinz – in etwa einem deutschen Landkreis vergleichbar). Im forensischen Sektor wurden bis zum neuen Jahrhundert keine Änderungen eingeführt, er blieb von dieser Reform unberührt (Peloso et al., 2014).

Ein erster gesetzgeberischer Schritt zu einem neuen Modell medizinisch-juristischen Umgangs mit forensischen Patienten war das Urteil 253/2003 des Verfassungsgerichtes (Corte Costituzionale). Es legte fest, dass die Einweisung in ein OPG nicht die einzige Möglichkeit für diejenigen ist, die vom Gericht als schuldunfähig und sozial gefährlich eingestuft werden; alternativ kann der Richter die Unterbringung zur Bewährung aussetzen (LV Libertà Vigilata; vergleichbar der Führungsaufsicht) und den Angeklagten an die gemeindepsychiatrischen Dienste des DSM überweisen (https://www.giurcost.org/decisioni/2003/0253s-03.html).

In der Folge legte ein DPCM (Decreto Presidenza Consiglio dei Ministri; Erlass des Ministerpräsidenten) am 1.4.2008 fest, dass die Verantwortlichkeit für allgemeine und psychische Gesundheitsfragen von Gefängnisinsassen und forensischen Patienten vom Justizministerium auf das Gesundheitsministerium übertragen wird. Darüber hinaus wurden allen OPGs definierte Einzugsgebiete für Aufnahmen und Entlassungen zugewiesen, um die Einrichtung regional basierter forensischer Abteilungen vorzubereiten. Personen, die zuvor nach Artikel 148 des Strafgesetzbuches (während der Haft erworbene Gebrechen) in die OPGs eingewiesen wurden, können nun in neuen gefängnisbasierten Abteilungen namens ATSM (Articolazioni Tutela Salute Mentale: Regelung/Abteilung zum Schutz der psychischen Gesundheit) aufgenommen werden (https://www.gazzettaufficiale.it/eli/id/2008/05/30/08 A03777/sg).

In den Jahren 2009–2011 wurde eine Senatskommission eingesetzt, um die Strukturen der sechs OPGs zu untersuchen. Die Schlussfolgerungen aus den Besuchen vor Ort waren äußerst negativ. Sie konstatierten ein sehr schlechtes Pflegeniveau, mangelnde Unterstützung und eine schlechte Qualität der Rahmenbedingungen. Der Abschlussbericht der Kommission forderte die endgültige Schließung der OPGs, die dann von Senat und der Abgeordnetenkammer genehmigt wurde. Das nachfolgende Gesetz Nr. 9 aus dem Jahr 2012 legte fest, dass die OPGs durch kleine regionale Wohneinheiten ersetzt werden. Obwohl die Regierung ausdrücklich forderte, die alten forensischen Anstalten zu schließen, gab es in den folgenden zwei Jahren keine konkreten Änderungen, bis ein neues Gesetz, Nr. 81/2014, die Schritte zur Gründung neuer Einrichtungen festlegte. Es enthält die Richtlinien zur Einleitung einer neuen Ära der Forensischen Psychiatrie in Italien. Die Behandlung von forensischen Patienten, die als schuldunfähig und sozial gefährlich eingestuft werden, wird jetzt primär von den DSMs verantwortet. Die gemeindepsychiatrischen Dienste spielen eine zentrale Rolle bei der Entwicklung von Versorgungspfaden für die forensischen Patienten, die in ihrem Einzugsgebiet leben (https://www.gazzettaufficiale.it/ eli/ id/2014/5/31/14G00093/sg).

Das Gesetz 81 verändert die bisherigen Beziehungen zwischen den allgemeinpsychiatrischen Diensten und den forensischen Einrichtungen. Letztere arbeiten nun als Unterstützungsdienst dieser Einrichtungen in der Gemeinde. Aus dieser Perspektive sind die geschlossenen forensischen Einrichtungen namens REMS (Residenze per l'Esecuzione delle Misure di Sicurezza: Wohneinrichtung zur Durchführung der Sicherheitsmaßnahme) als letztes Mittel für die Anwendung der Sicherheitsmaßnahme zu betrachten. Sie wurden am 1. April 2015, dem ersten Tag der Post-OPG-Ära, eingeführt, aber erst ein Jahr später waren die forensischen Justizkrankenhäuser endgültig geschlossen. Die REMS entwickelten sich langsam von Region zu Region, und es dauerte fast zwei Jahre, bis sie im gesamten Land etabliert waren. Ihr Angebot ist regional sehr unterschiedlich, mit wenigen Betten in der Region Friaul, Nordostitalien, bis hin zu einem Maximum von sechs Einheiten zu je zwanzig Betten in einer Einrichtung in Castiglione delle Stiviere in der Region Lombardei. Die REMS haben eine maximale Kapazität von jeweils zwanzig Betten. Das bedeutet, dass Wartelisten erstellt werden müssen, wenn die Einweisungsquoten die Kapazitäten der REMS übersteigen (Catanesi et al., 2019). Das Gesetz 81 legt auch fest, dass ein Patient in den neuen forensischen Einrichtungen nicht länger untergebracht werden kann, als es die Höchststrafe für die jeweilige Straftat vorsieht. Diese Rechtsänderung wurde eingeführt, um das Phänomen der «weißen lebenslangen Haftstrafen» abzuschaffen, das während der Ära der OPGs beobachtet wurde. Patienten, die dort eingewiesen waren, blieben über viele Jahre aufgrund einer fortbestehenden Attestierung ihrer sozialen Gefährlichkeit, obwohl häufig das reale Risiko eines gewalttätigen Rückfalls nicht mehr bestand (Barbui et al., 2015). Darüber hinaus legt das Gesetz 81 fest, dass das forensische Personal nach Ablauf der festgelegten Dauer der Unterbringung das Gericht nur im Falle einer anhaltenden psychopathologischen Instabilität des Insassen eine Verlängerung des Aufenthaltes in der REMS beantragen kann. Auf diese Weise wird eine Verlängerung der Maßnahme allein aufgrund fehlender Alternativen in den allgemeinen psychiatrischen Einrichtungen vermieden.

Es sollte den Leser nicht überraschen, dass in Übereinstimmung mit dieser Reform die Zahl der REMS-Betten im Vergleich zur Ära der psychiatrischen Justizkrankenhäuser deutlich reduziert wurde. Derzeit halten die 31 REMS, die über das ganze Land verteilt sind, 615 Betten vor, das ist etwa die Hälfte der durchschnittlichen Bettenkapazität vor der Reform. Die jüngste REMS wurde im September 2020 in Empoli (Region Umbrien) eröffnet.

Dies entspricht dem Geist, der die Gesetze 9/12 und 81/14 inspiriert hat: Gemäß Artikel 32 der Verfassung hat jeder Bürger der Republik die gleichen Rechte in Bezug auf die Verwirklichung seines Gesundheitsschutzes (Pellegrini et al., 2019). Die Schließung der OPGs, Orten der bloßen Verwahrung und der Unterversorgung, und der parallele Aufbau von Betreuungs-programmen für forensisch-psychiatrische Patienten, die sich nicht wesentlich von denen unterscheiden, die den Klienten der allgemeinen Psychiatrie angeboten werden, sind der Antrieb für diese Reform. Da jede der zwanzig Regionen (in etwa: Bundesländer) eine eigenständige Zuständigkeit für den Gesundheitssektor hat, haben sie je nach Größe ihres Einzugsgebietes sowohl ein Netzwerk von einer oder mehreren REMS-Einheiten entwickelt als auch Netzwerke von niedrig oder nicht gesicherten Plätzen in den normalen psychiatrischen Einrichtungen. Die regionalisierte forensische Psychiatrie hält in der Regel eine oder mehrere REMS mit einem Verhältnis von einem forensischen Bett pro 100.000 Einwohner vor. Dazu kommen für diejenigen, die unter Führungsaufsicht stehen, eine Anzahl von Plätzen in niedriggesicherten (geschlossenen) Wohneinheiten oder in normalen allgemeinpsychiatrischen Einrichtungen sowie die ambulanten Angebote, die von den DSMs vorgehalten werden. Das Verhältnis zwischen Patienten in den REMS und den unter Führungsaufsicht stehenden beträgt etwa 1:5. Landesweit gesehen entlassen die REMS jedes Jahr bis zu 40 % ihrer Patienten, vor allem dank der engen Zusammenarbeit mit den kommunalen psychiatrischen Diensten. Trotz dieser ermutigenden Ergebnisse warten mehr als 200 Personen, die als schuldunfähig und sozial gefährlich eingestuft wurden, auf die Aufnahme in eine REMS. Ihr Warteplatz kann eine Gefängniszelle, eine allgemeinpsychiatrische Einrichtung oder ihr Zuhause sein. In Ausnahmen kommt es vor, dass sie nicht auffindbar sind, insbesondere bei Obdachlosen oder Ausländern ohne Aufenthaltserlaubnis.

2. Die REMS: Organisation, Verfahren, Daten

Das Gesetz 81-2014 änderte das italienische forensisch-psychiatrische Szenario radikal, ließ aber die Strafgesetze unangetastet, die die Sicherheitsmaßnahmen vor, während und nach dem Verfahren betreffen (Scarpa et al., 2019). Nach dem italienischen Strafgesetzbuch kann die Staatsanwaltschaft (Giudice per le indagini preliminari, GIP) während der Vorermittlung ein Gutachten anfordern, wenn in Bezug auf die Kriminogenese und Kriminodynamik eines bestimmten Indexverbrechens der Verdacht auf eine psychische Erkrankung besteht. Der Fragenkatalog des Gerichts besteht klassischerweise aus drei Fragen, die a) die Bewertung der Zurechnungsfähigkeit des Angeklagten zum Zeitpunkt des Indexverbrechens, b) seine soziale Gefährlichkeit zu diesem Zeitpunkt und c) falls er als unzurechnungsfähig eingestuft wurde, seine Prozessfähigkeit umfassen. Trotz der Forderung aus dem Gesundheitssektor, Probanden erst nach der Verurteilung in eine REMS einzuweisen, sind Patienten häufig schon vor der Verurteilung provisorisch aufzunehmen. Dieses Verfahren erschwert eine kollegialere Anwendung des Gesetzes 81/14, da in vielen Regionen die DSMs und REMS nicht in eine angemessene Beurteilung des Unterbringungsbedarfs des Patienten eingebunden sind. Das Ergebnis ist, dass sich in vielen Fällen Patienten in der REMS aufhalten, deren Gefährlichkeitsprofil dies nicht erforderlich macht. Dadurch steigt die Anzahl derer, die auf eine REMS-Einweisung warten. Um diesen Trend zu ändern, bieten sich zwei Lösungsvorschläge an: Erstens sollte der Fragenkatalog des Gerichts modifiziert werden, indem eine vierte Frage aufgenommen wird. Diese sollte sich auf die Möglichkeit beziehen, dass der bestellte Gutachter im Falle einer Diagnose von Unzurechnungsfähigkeit und Gefährlichkeit eine zentrale Rolle einnimmt, um zusammen mit den beteiligten psychosozialen Diensten einen individuellen Versorgungsplan für den Patienten zu entwickeln, der auch eine Bewertung seines Sicherungsbedarfes beinhaltet. Zweitens sollte jedes DSM die Bildung eines eigenen forensischen Teams fördern, das sich aus einem Psychiater, einem Psychologen und einem Sozialarbeiter zusammensetzt und in der Lage ist, den Dialog mit den Sachverständigen des Gerichts, den REMS, den Strafvollzugsdiensten und den Gerichten zu führen.

Es besteht aber auch die Möglichkeit, Personen, die zunächst in die REMS überwiesen waren, in eine allgemeinpsychiatrische Einrichtung zu verlegen. In Zusammenarbeit mit allen beteiligten Akteuren hat das regionale forensische Team in der Region Venetien im Nordosten Italiens etwa 30 % der Personen, die für die REMS bestimmt waren, umgelenkt (Castelletti et al., 2019). Dies ist möglich mit Hilfe eines dynamischen Konzepts zur Bewertung des Gewaltrisikos. Die Beurteilung erfolgt zeitnah und kann auf Veränderungen einer Reihe von Variablen reagieren, z. B. bei der Psychopharmakologie, der Unterbringung, der therapeutischen Sicherheit und bei Substanzentzug. Auch wenn sie ähnlich sind, haben das Konstrukt der sozialen Gefährlichkeit, ein juristisches Konzept, und die Einschätzung des Gewaltrisikos, ein klinisches Konstrukt, unterschiedliche Ansätze. Ersteres hat eine feste medizinisch-juristische Ableitung. Die ist ausschließlich an die Gutachter des Gerichts delegiert, kann von den klinischen Gemeindeteams nicht interpretiert werden und bringt sie damit in eine passive Rolle. Die Einschätzung des Gewaltrisikos, insbesondere in Form der strukturierten klinischen Beurteilung, hat einen dynamischen, variablen Ansatz für abnormale Verhaltensweisen von Personen, die an einer psychischen Erkrankung leiden, und wird selbstverständlich im klinischen Bereich angewendet (Fazel et al., 2014). Hier besteht für das neue italienische forensische System die Gefahr, im einen Widerspruch zu geraten zwischen einem dynamischen Netzwerk der forensischen Versorgung und juristischen Rahmenbe-dingungen, die immer noch so gestaltet sind, als wäre Verwahrung die Hauptaufgabe für diesen Personenkreis.

Die Artikel 88 und 89 des Strafgesetzbuches enthalten ohnehin Schutzmechanismen für das REMS-System. Bei der Bewertung seiner Bettenkapazitäten muss man berücksichtigen, dass das Strafgesetzbuch bei Sicherungsmaßnamnen bestimmte Tätergruppen im Allgemeinen von den REMS ausschließt.

Die Entscheidung, einen Patienten, der aufgrund von Unzurechnungsfähigkeit nicht schuldfähig ist, in eine REMS einzuweisen, ist im Wesentlichen eine strafrechtliche. Sie schickt den Straftäter in eine stationäre Einrichtung, wo er eine psychiatrische Behandlung erhält. Sexualstraftäter werden in der Regel als zurechnungsfähig eingestuft und zu einer Haftstrafe und nicht zu einer psychiatrischen Behandlung im REMS verurteilt. Sie haben aufgrund ihrer Persönlichkeitsstörungen im Allgemeinen ein höheres Gewaltrisiko. Die REMS sollte ausschließlich psychotischen Patienten vorbehalten sein und nicht Persönlichkeitsstörungen oder psychopathischen Störungen.

Dies ist wohl einer der Hauptgründe, warum in den ersten fünf Jahren in den REMS keine schwerwiegenden Gewalttaten, wie schwere Übergriffe auf das Personal, zu verzeichnen waren. Darüber hinaus ist es wahrscheinlich auch einer der Gründe, warum bisher keine schwerwiegenden Übergriffe von denjenigen zu verzeichnen waren, die auf eine Aufnahme in eine REMS warteten, egal ob sie im Gefängnis, in einer Einrichtung oder zu Hause lebten.

Die allermeisten REMS-Patienten haben die Primärdiagnose einer Schizophrenie oder anderer psychotischer Krankheitsbilder. Sie sind in der Regel ihren psychiatrischen Gemeindediensten gut bekannt und es geht bei ihnen primär um unerfüllte Bedürfnisse im Bereich der Grundfunktionen sowie um klinische und soziale Faktoren (Catanesi et al., 2019; Lombardi et al., 2019).

Das Personal der REMS besteht ausschließlich aus Personal des nationalen Gesundheitssystems: Psychiater, Psychologen, Krankenpfleger, Sozialarbeiter und Ergotherapeuten gemäß den Bestimmungen des Decreto Ministeriale 01/10/2012.*

Er schreibt vor, dass eine REMS, die 20 Patienten versorgt, mit mindestens 2 Psychiatern, 1 Psychologe, 4 OTs, 14 Krankenschwestern, 6 Schwesternhelferinnen, 1 SozialarbeiterIn in Voll- oder Teilzeitbeschäftigung und schließlich, soweit notwendig, mit privatem Sicherheitspersonal besetzt ist. Eine kürzlich durchgeführte Umfrage, an der 70 % der REMS teilnahmen, ergab, dass Krankenschwestern 42,1 % des gesamten Personals ausmachen, Schwesternhelferinnen 27,2 %, Psychiater 8,4 %, Psychologen 3,9 %, Arbeitstherapeuten 6,4 % und Sozialarbeiter 3,1 %. Das Personal-Patienten-Verhältnis beträgt etwa 1,5:1. Überwiegend privates Sicherheitspersonal (8,9 %), ist in einer begrenzten Anzahl von REMS vorhanden. Seine Aufgabe ist es, die Eingänge und den Außenbereich des Gebäudes mit Hilfe von elektronischen Geräten und einem Videokamerasystem zu kontrollieren. Im Notfall kann es auch mit der öffentlichen Polizei in Kontakt treten (Pellegrini, 2017). Jeder Patient, der in eine REMS aufgenommen wird, erhält innerhalb von 45 Tagen nach seiner Aufnahme einen Therapie- und Rehabilitati-

* https://www.gazzettaufficiale.it/atto/serie_generale/caricaDettaglioAtto/originario?atto.data PubblicazioneGazzetta=2012-11-19

onsplan (Piano Terapeutico Individualizzato). Die REMS arbeiten auf diese Weise als regionaler Hilfsdienst für alle DSMs dieser Region. Sie garantieren die Kontinuität der Behandlung und den allgemeinen klinischen Behandlungsplan, der für jeden Patienten individuell aufgestellt wird und sich auf die Genesung und die Prävention zukünftiger unerwünschter Verhaltensweisen bezieht. Die Entlassung aus der REMS ist immer dann möglich, wenn die DSMs in der Lage sind, einen therapeutischen Plan am Ende der Sicherheitsmaßnahme zu gewährleisten und wenn die voraussichtliche Gefährlichkeit reduziert wird. Das Gesetz 09/ 2012 wies spezifische Mittel von 82 Millionen Euro aus, damit die gemeindenahen Dienste für psychische Gesundheit ihre therapeutischen Möglichkeiten außerhalb der Institution entwickeln und verbessern können, um die regionalen Systeme zu ermutigen, nicht-restriktive Maßnahmen der Bewährung zu bevorzugen, wann immer dies möglich ist. Das regionale forensische Netzwerk kann sich auf die REMS, kleine psychiatrische Wohnheime und die gemeindenahen Einrichtungen stützen. Dieses neue System muss spezifische Verfahren entwickeln und evidenzbasierte therapeutische Praktiken auswählen, um die Herausforderungen der Zukunft zu meistern.

Mehr als fünf Jahre nach Einführung des reformierten forensischen Systems in Italien können erste vorläufige Beobachtungen gemacht werden.

Einweisung: Der gesetzliche Grundsatz, dass die Einweisung in eine REMS das letzte Mittel für diejenigen ist, die zum Zeitpunkt des Indexverbrechens als schuldunfähig gelten, wird nach unserer klinischen Beobachtung häufig nicht beachtet. Anders als zu OPG-Zeiten, ist jetzt eine umfassendere Bewertung seiner Eigenschaften und seines Umfelds erforderlich, um einen angemessenen Betreuungspfad für den Angeklagten zu gewährleisten. Die komplexe Matrix zur Beurteilung des Unterstützungsbedarfes kann vollständig nur verstanden werden, wenn alle Dimensionen, die juristische, die kriminologische und die klinische, systematisch einbezogen werden. Vor diesem Hintergrund haben die meisten italienischen Regionen operative Vereinbarungen mit Gerichten, DSMs, psychiatrischen Experten und dem Strafvollzug entwickelt, um dieser Komplexität gerecht zu werden. In vielen Fällen konnte eine Erweiterung der staatsanwaltlichen Fragen an den psychiatrischen Sachverständigen erreicht werden, einschließlich der Überprüfung, ob im Falle einer anerkannten sozialen Gefährlichkeit des Angeklagten das zuständige DSM ein Betreuungsprogramm für ihn erarbeiten kann. Psychiatrische Sachverständige können so ihre medizinisch-juristische Expertise um die neue zentrale Rolle von Behandlungspfaden für die Beurteilten ergänzen. Um in dieser Richtung effektiv vorzugehen, ist es notwendig, dass im Falle eines Indexverbrechens einer Person mit einer psychischen Erkrankung eine regionale Koordination von REMS-Kliniken, Gutachtern und einem forensischen Team für jedes regionale DSM zusammenkommt, um den Unterbringungsbedarf des Patienten optimal zu bewerten, bevor der Sachverständige sein Gutachten abschließt. Widerstände gegen dieses Modell gibt es in verschiedenen Teilen des Systems. Sie umfassen die mangelnde regionale Aufsicht und Ausbildung in dieser Richtung; Gerichte, die formell keine vom Standard abweichenden Maßnahmen ergreifen; psychiatrische Sachverständige, die nicht bereit sind, ihre primäre medizinisch-rechtliche Herangehensweise zu ändern, und eine stark verzögerte Entwicklung der DSMs, forensische Teams in Verbindung mit allen Akteuren des Systems zu entwickeln und zu trainieren.

Ein Teil der Starrheit des Systems ist auch auf die Zweigleisigkeit der Sanktionssysteme zurückzuführen, die mit dem Rocco-Strafgesetzbuch von 1930 eingeführt wurde und immer noch in Gebrauch ist. Angetrieben von positivistischem Gedankengut, legt es eine alternative und ausschließliche Trennung für Verurteilte fest, die ins Gefängnis eingewiesen werden, und für Personen mit psychischen Erkrankungen, die als schuldunfähig eingestuft werden. Diese wurden ursprünglich in Asyle für Kriminelle eingewiesen, die später in OPG umbenannt wurden, Heute werden sie unter Umständen in einer REMS aufgenommen. Die «doppelte Schiene» hindert Kliniker daran, diejenigen mit ausgeprägten antisozialen Merkmalen aus der forensischen Psychiatrie ins Gefängnis zu überweisen, und umgekehrt ist dies ein Hindernis für die Entwicklung von Kooperationen mit den Strafvollzugsbehörden bei Überweisungen, der Verwaltung der «Warteliste» und allgemein von therapeutischen Behandlungspfaden.

In der Tat ist häufig eine passive Anpassung an frühere Möglichkeiten zu beobachten, einen Angeklagten wie zu OPG-Zeiten an die forensische Psychiatrie zu überweisen. Aufgrund der begrenzten Anzahl von Betten führt das zum genannten Phänomen der «Warteliste». Dies ist besorgniserregend, da diejenigen, die auf ein forensisches Bett warten, zu Unrecht in einer Gefängniszelle oder in einem Bett für Akutpatienten in der psychiatrischen Abteilung eines allgemeinen Krankenhauses oder, was noch riskanter ist, zu Hause leben. Darüber hinaus können Verzögerungen bei der Lösung dieses Aspekts die Vision schwächen, die der Reform zugrunde liegt. Die Forderung nach mehr forensischen Betten, die vor allem von Vertretern der Justiz und der Politik kommt, könnte den Geist der Reform in Richtung einer forensisch-unterbringungszentrierten Sichtweise verschieben.

Behandlung: Patienten, die in die REMS überwiesen werden, weisen spezifische klinische und kriminologische Merkmale auf. Der größte Teil von ihnen hat die Diagnose Schizophrenie, gefolgt von affektiven Störungen und Persönlichkeitsstörungen als Hauptdiagnose. Eine Komorbidität mit Substanzmissbrauch und Persönlichkeitsstörung ist sehr häufig. Ein Viertel der forensischen Patienten hat nur eine Diagnose, in der Regel eine Psychose. Die allermeisten von ihnen sind vor ihrer Einweisung in eine REMS dem zuständigen DSM gut bekannt. In mehr als der Hälfte der Stichproben finden sich frühe Versuche, die Klinik und die Verhaltensauffälligkeiten durch das DSM in den Griff zu bekommen, indem versucht wird, sie in ambulante Dienste und anschließend in stationäre Einrichtungen zu vermitteln. In mehr als einem Drittel der Fälle liegt eine zwangsweise Behandlungsanordnung (trattamento sanitario obbligatorio, TSO) in der Anamnese vor (Catanesi et al., 2019).

Bei den Indexdelikten handelt es sich in etwa 75 % der Fälle um Gewaltdelikte gegen andere, zu einem Drittel um schwere Delikte wie Tötungsdelikte und versuchte Tötungsdelikte. Opfer sind häufig Personen, die den Tätern gut bekannt sind, da Eltern und Verwandte die höchsten Viktimisierungsraten aufweisen. Anders als in anderen Ländern, berücksichtigt der Gesetzgeber bei der Reform nicht den Grad der therapeutischen Sicherheit, da REMS jede Art von Straftätern aufnehmen, so dass es den klinischen Teams obliegt, verschiedene therapeutische Strategien zu entwickeln, um mit einer Vielzahl von psychopathologischen und kriminologischen Fällen umzugehen. Die durchschnittliche Verweildauer in den REMS beträgt etwas weniger als zwei Jahre, wobei die Dauer sehr unterschiedlich ist, abhängig von der Dauer der vom Gericht festgelegten Sicherheitsmaßnahme. Die Wiederaufnahmerate ist mit 12 %

niedrig (Catanesi et al., 2019). Ungefähr 60 % der in den Jahren 2015–2020 Eingewiesenen wurden in eine psychiatrische Wohneinrichtung entlassen, in der Regel mit der Anordnung einer Führungsaufsicht. Nur ca. 10 % werden direkt in eine eigene Wohnung entlassen. Bisher sind keine schweren Indexdelikte der Bewohner untereinander oder gegenüber dem Personal zu verzeichnen. Die meisten Patienten erleben die Aufnahme in eine REMS als Zwangsmaßnahme.

Aus klinischer Erfahrung wissen wir, dass sich etliche Patienten wie in einem Gefängnis fühlen und nicht wie einer Maßnahme, die darauf abzielt, Erkenntnisse über ihr übergriffiges und gefährliches Verhalten zu gewinnen. Einige der Patienten scheinen eine Gefängnisstrafe, die für eine bestimmte Dauer verhängt und wo nicht psychiatrisch behandelt wird, eher zu akzeptieren als eine Maßnahme, die in einer psychiatrischen Einrichtung verbüßt werden muss (d.h. mit obligatorischer psychiatrischer Behandlung und Abhängigkeit der Aufenthaltsdauer von der Beurteilung der Gefährlichkeit). Das Team der REMS arbeitet daran, eine gute Allianz zu schaffen, um den Patienten bewusst zu machen, dass die Zwangsmaßnahme es ihnen ermöglicht, für sich selbst zu sorgen und eine soziale Rehabilitation zu erreichen.

Daher ist ein es zentraler Teil der Arbeit, an der Verbesserung ihrer Einsichtsfähigkeit zu arbeiten. Nach der ersten Periode der Aufnahme, die Wochen bis Monate dauert, in der im Allgemeinen ein gewisses Maß an psychopathologischer und verhaltensbezogener Stabilität erreicht wird, ist ein längerer Zeitraum der klinischen Arbeit dem Ziel gewidmet, die wichtigsten Barrieren zu beseitigen, die den Patienten davon abhalten, sich helfen und betreuen zu lassen. Viele Teams, die in den REMS arbeiten, haben einen Großteil ihrer therapeutischen Kultur in den forensischen Alltag implementiert. Dies begünstigt Methoden und Visionen der Rehabilitation, die eher dem Konzept der Befähigung und Genesung entsprechen. Unter der Maßgabe, so nah wie möglich an den Standards der allgemeinen Psychiatrie zu arbeiten, haben die italienischen REMS seit ihrer Gründung versucht, sich bei der Entwicklung individueller Betreuungspläne spontan an Konzepten wie Bedürfnisbefriedigung, der Lebensqualität der Insassen, der Einbeziehung von Eltern in den Betreuungsprozess und die Betonung von Schutzfaktoren vor Risikofaktoren zu orientieren.

Den Autoren sind keine formellen Beschwerden aus der Psychiatrie, von Angehörigen oder allgemein aus dem sozialen Umfeld über die Reform bekannt. Mit anderen Worten, der größte Teil der Fachleute und des sozialen Umfelds hat eine gute Meinung von der Reform, die es ermöglicht, forensische Patienten in medizinischen und psychiatrischen Einrichtungen und nicht in Gefängnissen zu behandeln. Beschwerden kommen jedoch aus dem Strafvollzug, wenn ein wegen Unzurechnungsfähigkeit Unschuldiger in einem Gefängnis festgehalten wird und auf die Aufnahme in eine REMS wartet, oder von Richtern, wenn ihre Urteile, die auf einen Platz in einer REMS abzielen, nicht vollstreckt werden und die Person ohne eine legale Sicherungsmaßnahme auf freiem Fuß ist. Das bedeutet, dass entweder die Nachfrage nach Sicherheitsmaßnahmen nach der Reform von 2014 gestiegen ist oder dass die psychiatrischen Dienste nicht in der Lage sind, alle Patienten aufzunehmen und dass die Anzahl der Betten in den REMS nicht ausreichend ist. Die Debatte ist offen und es ist notwendig, das neue System über einen längeren Zeitraum zu beobachten.

3. Aktueller Stand und Zukunftsperspektive

Als Mitglieder der Italienischen Gesellschaft für Psychosoziale Rehabilitation (SIRP) haben die Autoren dieser Arbeit die Aufgabe, mit ihrer Arbeitsgruppe Empfehlungen für die besten Praktiken für forensische Patienten zu entwerfen. Dabei werden Aspekte wie Aufenthaltsdauer, Unterbringungsbedarf, evidenzbasierte Rehabilitationsmethoden und die Implementierung regionaler Rahmenbedingungen berücksichtigt. Die Verweildauer in einer REMS ist eine Schlüsselfrage für die Entwicklung eines Behandlungsplans. In der forensischen Psychiatrie wird die Aufenthaltsdauer der Patienten nicht ausschließlich von den klinischen Teams bestimmt, sondern hat auch mit den Entscheidungen des Gerichts und der Qualität der Zusammenarbeit mit den psychiatrischen Diensten zu tun. Das Gesetz 81/14 führt die Verpflichtung für REMS- und DSM-Teams ein, in den ersten zwei Monaten nach Aufnahme des Patienten einen gemeinsamen individuellen Behandlungsplan zu erstellen. Darin müssen Risiko- und Schutzfaktoren beschrieben werden, um den Betreuungspfad für diesen spezifischen Patienten seit seiner Aufnahme in eine REMS zu verfolgen.

Um das Rückfallrisiko zu reduzieren, werden forensisch-psychiatrische Patienten, die in der REMS aufgenommen werden, genesungsorientiert behandelt. Dabei liegt der Schwerpunkt auf individualisierten Betreuungspfaden, die die individuellen psychosozialen und Behandlungsbedürfnisse der Patienten einbeziehen, sowie auf der Berücksichtigung des Indexdelikts. Die Behandlung zielt vor allem auf die Verbesserung der Einsicht, das Verständnis der Störung und ihrer Auswirkungen, die Reduktion der Symptome, die Stärkung der familiären und Dienstleistungsnetzwerke und die Sicherstellung einer therapeutischen Allianz ab (Scarpa et al., 2019).

Die genesungsorientierte Behandlung in der forensischen Psychiatrie ist eine Herausforderung. Sie bedeutet, die Patienten auf der Grundlage ihrer eigenen Ziele und Stärken in ihr Leben einzubinden und sie dabei zu unterstützen, Sinn und Zweck zu finden, indem sie eine geschätzte Identität und soziale Rollen aufbauen oder zurückgewinnen. Die Patienten sollen befähigt werden, selbstbestimmt zu werden und somit aktiv in die Entscheidungsfindung und Behandlungsplanung einbezogen werden. Aufgrund der Art der Patientenpopulation, ihres potenziellen Rückfallrisikos und der Restriktivität des Systems und der Einrichtung, ist die Umsetzung einer genesungsorientierten Behandlung in der forensischen Psychiatrie kompliziert (Mann et al., 2014). Forensische Psychiatriepatienten haben nicht nur psychische Probleme und funktionelle Beeinträchtigungen, sondern weisen auch eine Vorgeschichte von kriminellem Verhalten, Gewalt- oder Sexualdelikten, eine hohe Prävalenz von komorbiden Persönlichkeitsstörungen, Verhaltensstörungen, Selbstverletzungen und Substanzkonsum auf (Shinkfield et al., 2015). Die Behandlung bezieht sich also auf die klinischen und psycho-pathologischen Bedürfnisse eines Patienten, sollte aber auch das Gleichgewicht zwischen seinen Bedürfnissen und dem Bedürfnis nach Sicherheit berücksichtigen (Traverso et al., 2000). Angesichts dieser einzigartigen Rehabilitationsbedürfnisse sehen Dorkins & Adshead (2011) vier Probleme für den Recovery-Ansatz in forensischen Settings voraus: die Werte und die Identität forensisch-psychiatrischer Patienten, die soziale Ausgrenzung als Reaktion der Gesellschaft auf Trauma und Gewalt, die Ermächtigung von denjenigen, die Macht missbraucht und die Entscheidungen anderer nicht respektiert haben, und Hoffnungslosigkeit und die Täteridentität. Dies schränkt die

Möglichkeit ein, der Perspektive des Patienten gegenüber der der Fachkräfte Vorrang einzuräumen und eine genesungsorientierte Behandlung in der forensischen Psychiatrie voll zum Einsatz kommen zu lassen. Die italienische forensische Psychiatrie hat die Möglichkeit, diese Widersprüche in einem auf europäischer Ebene noch nie dagewesenen Rahmen zu bearbeiten. Die nationale Kommission für die REMS-Koordination hat in einem 2018 veröffentlichten Dokument alle forensischen Residenzen aufgefordert, so weit wie möglich Rehabilitationspläne außerhalb der REMS zu entwickeln. Dies steht im Einklang mit dem Geist, der die Reform inspiriert, und mit den Akteuren, die diesen Ansatz fördern. Die italienischen psychiatrischen Dienste, einschließlich der forensischen, müssen sich mit Betreuungsprozessen und speziell mit Rehabilitationsmaßnahmen befassen, die von der Sozialpsychiatrie inspiriert sind. Aspekte, die mit dem Verhalten forensischer Patienten und ganz allgemein mit sozialer Gefährlichkeit zusammenhängen, werden an die Polizei- und Sicherheitsbehörden delegiert, um die Vision einer vollständigen Unabhängigkeit der Psychiatrie von der sozialen Kontrolle ihrer Klienten zu verwirklichen. Aber: Dieser Ansatz ist nicht frei von Konfliktpunkten, wie z. B. die geringe Verbreitung klinischer Konzepte, wie die strukturierte klinische Beurteilung des Gewaltrisikos oder die forensische Fallformulierung für Personen, die unter Führungsaufsicht stehen. Denn dieser Teil der forensisch-psychiatrischen Population wird im Allgemeinen von klinischen DSM-Teams betreut. Für die meisten von ihnen verläuft der Betreuungsweg in einer Einrichtung, in der Regel einer allgemeinpsychiatrischen Einrichtung. Sie werden nach einem Aufenthalt in einer REMS oder direkt aus der Freiheit aufgenommen. Ihr Betreuungsplan wird vollständig vom allgemeinpsychiatrischen Team entwickelt, das häufig nicht genug Wissen und Erfahrung hat, um die mit dem Fall verbundenen forensischen Probleme anzugehen. Dimensionen der Betreuung wie Risikobewertung, Einsicht in das Indexverbrechen, Umgang mit Wut, therapeutische Sicherheit, Motivation zur Veränderung werden in einem unspezifischen allgemeinen Management, das sich nicht sehr von der gewöhnlichen Gemeindebetreuung unterscheidet, kaum berücksichtigt (Castelletti et al., 2018). Diese Herangehensweise führt in der Regel zu einem Mangel an Wissen über forensisch relevante Aspekte, primär über die Beurteilung von Risiken. Anders als bei den Sicherheitsmaßnahmen in der REMS gibt es für die Führungsaufsicht von Patienten keine zeitliche Begrenzung, wodurch für die meisten von ihnen lange Bewährungszeiten festgelegt werden. In diesen Fällen wird eine klinische Beurteilung der sozialen Gefährlichkeit vom behandelnden Team nicht entwickelt. Das reproduziert zum Teil Mechanismen, die bereits in der Zeit vor der Reform beobachtet wurden, als die Verlängerung von Maßnahmen mangels Nachweisen einer signifikanten Reduzierung des Gefährlichkeitsprofils verhängt wurden. Es besteht die Notwendigkeit, die Beziehung zum Justizsystem anzupassen, um ein abgestimmtes Verfahren zur Anwendung einer Sicherheitsmaßnahme zu entwickeln. Der Zeitpunkt der juristischen und gerichtlichen Entscheidung über eine Sicherungsmaßnahme stimmt häufig nicht mit dem Genesungszustand des Patienten überein, der schon eine mildere Sanktionsform erlauben würde.

Zusammenfassend lässt sich sagen: Die Reform ist noch sehr jung, sie begann 2014.

Wenn man es offen betrachtet, spüren alle Patienten die positiven Auswirkungen der Reform (stationäre psychiatrische Einrichtungen und keine psychiatrischen Krankenhäuser im Gefängnis). Wir haben jedoch auch festgestellt, dass es diagnostische Gruppen von Patienten gibt, die eine individuelle oder spezifische Behandlung benötigen, weil sie keinen Nutzen vom jetzigen Behandlungssetting haben (z. B. Intelligenzminderung, Psychopathie, antisoziale Störungen und andere).

Die Hauptprobleme der Reform sind nach unserer Einschätzung aktuell:

- Viele Menschen, die als gefährlich eingestuft werden, bleiben im Gefängnis oder in Freiheit und warten darauf, in das REMS aufgenommen zu werden (die Betten sind im Verhältnis zur Nachfrage knapp).
- Die öffentlichen psychiatrischen Dienste können nicht alle Patienten aufnehmen, die ihnen von der Justiz zugewiesen werden, weil sie eine Behandlung benötigen.
- Die forensischen Psychiater und die Allgemeinpsychiater arbeiten nicht ausreichend zusammen.

Es gibt wahrscheinlich keinen medizinischen Bereich, der so sensibel auf die durch die nationale Kultur bestimmten normativen und sozialen Rahmenbedingungen reagiert wie die forensische Psychiatrie (Salize et al., 2005). Italien hat von einer radikalen Reform der psychiatrischen Versorgung im Jahr 1978 profitiert.

Es diskutiert auch für psychisch gestörte Straftäter radikale Lösungen und setzt diese in die Praxis um. Im Raum steht auch der Vorschlag, in den nächsten Jahren die REMS abzuschaffen, damit nur noch die DSMS für alle Prozesse der Versorgung verantwortlich sind.

Abgesehen von diesen Sprüngen nach vorne, scheint es bemerkenswert, dass es heute möglich ist, eine gesetzliche und organisatorische Plattform zu haben, um fortschrittliche und solide Pfade der Versorgung zu entwickeln, wenn sie angemessen mit Ressourcen ausgestattet und von der öffentlichen Meinung unterstützt werden. Sie wurzeln in der Achtung der Bürgerrechte, die durch die republikanische Verfassung geschützt werden. Sie zielen darauf ab, die höchsten Standards der Behandlung mit den individuell geringstmöglichen Einschränkungen zu verbinden.

Literatur

Barbui C., Saraceno B. (2015). Closing forensic psychiatric hospitals in Italy: a new revolution begins? British Journal of Psychiatry, (206) 445–446

Carabellese F., Felthous A. (2016). Closing italian forensic psychiatry hospitals in favor of treating insanity acquitees in the community. Behavioral Sciences and the Law, (34) 444–459

Castelletti L., Scarpa F., Carabellese F. (2018). Il trattamento comunitario del malato di mente non imputabile socialmente pericoloso: la prospettiva italiana. Rassegna Italiana di Criminologia, (3),182–189

Castelletti L., Bissoli S., Piazza C. (2019). The functional psychiatric-forensic integration in the resolution of the «waiting-lists»: the experience of the Veneto REMS. Rassegna Italiana di Criminologia, (12) 46–55

Catanesi R., Mandarelli G., Ferracuti S., Valerio A., Carabellese F. (2019). Indagine sulle REMS italiane, un anno di osservazione. Rassegna Italiana di Criminologia, (12) 7–23

Di Lorito C., Castelletti L., Lega I, Gualco B., Scarpa F., Völlm B. (2017). The closing of forensic psychiatric hospitals in Italy: Determinants, current status and future perspectives. A scoping review. International Journal of Law and Psychiatry (55) 54–63

Dorkins E., Adshead G. (2011). Working with offenders: Challenges to the recovery agenda. Advances in Psychiatric Treatment, (17) 178–187

Fazel S., Singh J.P., Doll H., Grann M. (2012). Use of risk assessment instruments to predict violence and antisocial behaviour in 73 samples involving 24 827 people: systematic review and meta-analysis. British Medical Journal, BMJ 2012; 345e4692

Lombardi V., Veltri A., Montanelli C., Mundo F., Restuccia G., Cesari D., Maccari M., Scarpa F., Sbrana A. (2019). Sociodemografic, clinical and criminological characteristics of a sample of Italian REMS Volterra patients. International Journal of Law and Psychiatry, (62) 50–55

Mann B., Matias E., Allen J. (2014). Recovery in forensic services: facing the challenge. Advances in Psychiatric Treatment, (20) 125–131

Pellegrini P. (2017). Liberarsi dalla necessità degli Ospedali Psichiatrici Giudiziari. Collana 180, Edizioni Alphabeta Verlag, Merano

Pellegrini P., Paulillo G. (2019). L'esperienza delle REMS, stato dell'arte e prospettive. Rassegna Italiana di Criminologia, (12) 24–29

Peloso P., D'Alema M.; Fioritti A. (2014). Mental health care in prisons and the issue of forensic hospitals in Italy The Journal of Nervous and Mental Disease, 202(6) 473–478

Scarpa F., Castelletti L., Lega I. (2019). The closure of forensic institutions in Italy. In: Völlm B., Braun P. (Hg.) Long term forensic-psychiatric care. Clinical, ethical and legal challenges, (S. 317–330) Springer

Scarpa F., Campani V., Castelletti L., Gualco B. (2019). Patients and carers involvement: methodologies and experiences in the forensic system. Journal of Psychology and Cognition, (4;1) 15–19

Salize HJ, Lepping P., Dressing H. (2005). How harmonized are we? Forensic mental health legislation and service provision in the European Union. Criminal Behaviour and Mental Health (47) 18–27

Shinkfield G., Ogloff J. (2015). Use and interpretation of routine outcome measures in forensic mental health. International Journal of Mental Health Nursing, (24) 11–18

Traverso G.B., Ciappi S., Ferracuti S. (2000). The treatment of the criminally insane in Italy: An overview. International Journal of Law and Psychiatry, (23) 493–508.

(Übersetzung und Anmerkungen: U. Lewe. Der Artikel erscheint auch in: Recht & Psychiatrie (2022) 40(1) 4–10)

8.2 Was tun mit denen, die keiner haben will? Cosa Nostra in Kanada

Schön und gut, fragt sich an dieser Stelle der aufmerksame Leser bzw. die aufmerksame Leserin, aber was machen wir dann mit den Menschen, die wegen eines Sexualdeliktes im Maßregelvollzug einsitzen? Das ist doch die problematischste Interniertengruppe, da gibt es gleich öffentlichen Krawall, wenn bekannt wird, dass eine Entlassung ansteht, die will doch keiner haben!

Antwort: Ich erinnere an den alten sozialpsychiatrischen Grundsatz aus den 80er-Jahren des vorigen Jahrhunderts: Sozialpsychiatrische Reform bedeutet, mit dem scheinbar schwierigsten Klientel anzufangen.

Da das Wissen über diese Tätergruppe sich umgekehrt proportional zu ihrem öffentlichen Erregungspotential verhält, zunächst einige Fakten zum Thema Sexualdelinquenten in der Forensik. Ihr Anteil an der Gruppe der nach § 63 StGB Untergebrachten beträgt 2018 21,8 %; 12,3 % begingen ihr Delikt zum Nachteil von Kindern und 0,3 % in Verbindung mit einem Tötungsdelikt (Jaschke & Oliva, 2020). Ihre Rückfalldelinquenz mit Sexualdelikten liegt zwischen 6 % bei Delikten ohne und bei 13 % bei Delikten mit Gewaltanwendung (Seifert, 2007). Das sind in etwa Werte wie bei anderen Gewaltstraftaten auch.

Die können noch weiter gesenkt werden, wenn der soziale Empfangsraum für die Entlassenen gut gestaltet ist. Aber wie macht man das mit Leuten, die keiner haben will?

Die kanadischen Mennoniten haben einen Lösungsweg entwickelt, für den sich der Name COSA – Circles of Support and Accountability – eingebürgert hat. Das hat seine speziellen Gründe. Diese christliche Glaubensgemeinschaft hat sich aufgrund ihrer Verfolgungsgeschichte (s. z. B. M. Luther, der nicht nur die aufständischen Bauern oder Juden auf den Scheiterhaufen oder das Rad gepredigt hat, sondern auch die früher als «Wiedertäufer» bekannten Mennoniten) Gewaltlosigkeit und Unabhängigkeit vom Staat verordnet und eine lange Tradition gewaltfreier sozialer Konfliktlösungen entwickelt (Bröckling, 2019). Dazu eine kleine historisch-phantastische Abschweifung des Autors, der im übrigen gläubiger Atheist und kein Freund staatlich verbandelten Glaubentums ist: Wären 1933 in Deutschland statt Protestanten und Katholiken kanadische

Mennoniten, Quäker oder Zeugen Jehovas die hegemonialen Glaubensgruppen gewesen, der Hitler-Faschimus hätte kaum Chancen gehabt, Europa in Schutt und Asche zu legen und seinen mörderischen Rassismus auszutoben, weil diese Glaubensgemeinschaften konsequente Kriegsdienstverweigerer sind. Deshalb wurden sie mit dem Etikett «Bibelforscher» in das KZ deportiert und hatten dort den lila Winkel zu tragen.

Nach dieser kleinen Abschweifung kehren wir in die Gegenwart zurück und besuchen die kanadische Großstadt Hamilton, etwa mittig gelegen zwischen Toronto und den Niagarafällen. Hier wurde die COSAs 1995 aus einer privaten Initiative entwickelt.

«Anlass war die Haftentlassung und Rückkehr des Sexualstraftäters Charlie Taylor an seinen alten Wohnsitz, wo er mehrere Taten begangen hatte. Sein Gefängnistherapeut hielt einen Rückfall für unvermeidlich, wenn der leicht geistig behinderte Charlie unbeaufsichtigt seinem Los überlassen bliebe, und bat die lokale Kirchengemeinde um Unterstützung. Pastor Harry Nigh, der Charlie aus seiner Funktion als Gefängnispastor kannte, war bereit, zusammen mit einigen Mitgliedern der mennonitischen Kirchengemeinde ein kleines Netzwerk, einen ‹Kreis›, um Charlie zu bilden. Dabei stützten sie sich auf ein bewährtes Modell, das in dieser Gemeinschaft bereits zur Unterstützung und Wiedereingliederung von psychisch erkrankten Gemeindemitgliedern eingesetzt worden war (Hannem & Petrunik, 2007). Dieser Kreis unterstützte Charlie bei allen alltäglichen Problemen, Fragen und bei seinen Auseinandersetzungen mit Behörden. Bei jedem Schritt außerhalb seiner Wohnung wurde er anfangs von einem seiner Helfer begleitet – nicht nur zur Sicherheit der Bevölkerung, sondern auch von Charlie, der bedroht und verfolgt wurde, seit die lokale Presse seine Adresse bekannt gemacht hatte. Sein Kreis ehrenamtlicher Helfer suchte und fand die Zusammenarbeit mit der örtlichen Polizei und mit forensischen Experten, die als Ratgeber fungieren wollten. Charlie wurde zehn Jahre lang bis zu seinem Tod auf diese Weise von seinem Kreis (den er nach und nach als seine Familie ansah) begleitet und überwacht und neue Sexualstraftaten blieben aus» (Höing, M., 2016).

Diese «Circles» breiteten sich in Kanada aus, wurden dann von den Quäkern in Großbritannien übernommen und sind mittlerweile auch in anderen europäischen Ländern aktiv – nach

Wissen des Autors aber nicht in Deutschland. Unter dem Motto «No more victims – no one is disposable» – «keine weiteren Opfer – niemand ist entbehrlich / wir kümmern uns um jeden» leisten sie einen wesentlichen Beitrag zur sozialen Integration von Sexualdelinquenten und zur Sicherheit der Bevölkerung. Eine kanadische Studie zeigt, dass die Rückfalldelinquenz von Sexualstraftätern, die in COSAs integriert sind, 83 % niedriger liegt als bei vergleichbaren Delinquenten, die nicht an diesen Circles teilnahmen (Wilson et al., 2009).

Der Autor hat an dieser Stelle eine Idee: Werte Protestanten, werte Katholiken in Deutschland, ich schlage ihnen vor, im Sinne der Anerkennung historischen Unrechts und als Akt symbolischer Wiedergutmachung sich dieses Erbes der Nachfahren der Wiedertäufer anzunehmen. Damit wäre vielen geholfen. Der Autor bietet für dieses Projekt seine Unterstützung an.

Literatur Kapitel 8

Bröckling, Ulrich. Gute Hirten führen sanft: über Menschenregierungskünste. Erste Auflage, Originalausgabe. Suhrkamp Taschenbuch Wissenschaft. Berlin 2017.

Castelletti, L. und Scarpa, F. «The First Five Years of a Radical Reform in Italian Forensic Psychiatry». Bisher unveröffentlichtes Manuskript. Italia: Verona/Firenze, 2021.

Frances, A.: Save Trieste`s Mental Health System The Lancet Psychiatry 09/2021 S. 744 – 746

Hannem, S. & Petrunik,M. «Circles of Support and Accountability: A Community Justice Initiative for the Reintegration of High Risk Sex Offenders». Contemporary Justice Review 10 (1. Juni 2007): 153–71. https://doi.org/10.1080/10282580701372046.

Höing, M. «Sexualstraftäter in der Gemeinschaft: Rückfallprävention mit COSA». Bewährungshilfe – Soziales-Strafrecht – Kriminalpolitik 63, Nr. 3 (2016): S. 270–282.

Jaschke, H. & Oliva, H. «Kerndatensatz im Maßregelvollzug Teil 2 Tabellen», 2020.

Jehle, J., und H.J. Albrecht. «Legalbewährung nach strafrechtlichen Sanktionen: eine bundesweite Rückfalluntersuchung». Berlin: Bundesministerium für Justiz und Verbraucherschutz, 2014.

Hechsel, M. & Kammeier, H. (Hrsg.): «Offene Formen der Forensik Ein deutsch-italienischer Erfahrungsaustausch» Lengerich 2021.

Seifert, D. Gefährlichkeitsprognosen: Eine Empirische Untersuchung über Patienten des Psychiatrischen Maßregelvollzugs. Monographien aus dem Gesamtgebiete der Psychiatrie. Steinkopff-Verlag Heidelberg, 2007

Wilson, R.J. et al. «Circles of Support & Accountability: A Canadian National Replication of Outcome Findings». Sexual Abuse 21, Nr. 4 (Dezember 2009): 412–30. https://doi.org/10.1177/1079063209347724.

9. Die hohle Nuss als schwarzes Loch des Psychiatrieuniversums

Gegen Ende packt der Autor noch mal den Metaphernhammer aus. Er bittet seine sprachsensible Leserschaft um Nachsicht für eventuell aufkommendes Kopfweh – und dafür, dass die Überschrift keine Logik hat, denn eine hohle Nuss kann nicht gleichzeitig ein schwarzes Loch sein. Aber er hat sich mit Gründen in dieses Bild verguckt, denn: Was in der Logik nicht geht, ist im richtig falschen Leben das Systemelixier der Forensischen Psychiatrie.

Nach der Ouvertüre in Kapitel 1 wird in den Kapiteln 2–6 nachgewiesen, dass die stationäre forensische Psychiatrie eine schwer zu knackende und inhaltlich sehr hohle Nuss ist. Sie saugt mit einem hohem personellen und materiellen Energieeinsatz Menschen auf und stellt sie still – das schwarze Loch im Psychiatrieuniversum.

Was dieser Unsinn mit Menschen macht und wie ihm beizukommen wäre, wird aus unterschiedlichen Perspektiven in den Kapiteln 7 und 8 dargestellt.

Die Enthospitalisierung der forensischen Psychiatrie wird nur gelingen, wenn die Psychiatriegefängnisse geschlossen werden und die Gemeindepsychiatrie willens ist und in die Lage versetzt wird, diesen Prozess mit Betroffenen, engagierten Bürgern und Politikern anzustoßen und zu gestalten. Die juristische Rahmenbedingungen hätten diesen Entwicklungsprozess zu fördern.

Die Lage ist nicht ganz hoffnungslos. Der Koalitionsvertrag der neuen Ampelkoalition verspricht auf Seite 106: «Wir überprüfen das Strafrecht [...] und legen einen Fokus auf historisch überholte Straftatbestände, die Modernisierung des Strafrechts und die schnelle Entlastung der Justiz. Das Sanktionssystem einschließlich Ersatzfreiheitsstrafen, Maßregelvollzug und Bewährungsauflagen überarbeiten wir mit dem Ziel von Prävention und Resozialisierung.» (Koalitionsvertrag, 2021)

Dazu gibt es auch hierzulande Überlegungen und Aktivitäten, die Ausgangspunkte einer radikalen Reform der forensischen Psychiatrie sein können:

Z. B. aus juristischer Perspektive: «Wenn sich ‹die Psychiatrie› zu einem ausschließlich unterstützenden System entwickeln soll – oder gar aus Rechtsgründen umgestaltet werden muss –, sind eine Reihe von Änderungen in den derzeit bestehenden Regelungen von Unterbringungen zur Gefahrenabwehr, die im kausalen Zusammenhang mit einer psychischen Erkrankung stehen, vorzunehmen.

Die Psychisch-Kranken- und Maßregelvollzugsgesetze in ihren derzeitigen Formen sind aufzulösen. Alle Kompetenzen und Zuständigkeiten zur Abwehr von Gefahren auf dem Niveau des Polizei- wie des Strafrechts sind aus den Institutionen psychiatrischer Krankenversorgung herauszulösen und in staatliche Regie des Polizei- bzw. des Maßregelrechts zu überführen.

Psychiatrische Stationen und Krankenhäuser behandeln – abgesehen von Notfällen und kurzfristigen Kriseninterventionen – ausschließlich Personen, die auf freiwilliger Grundlage einen Behandlungsvertrag schließen. Außerstationäre psychiatrische Beratungs- und Hilfeangebote sind in den Landesgesetzen über den öffentlichen Gesundheitsdienst zu regeln. In staatlichen Gewahrsams- und Unterbringungseinrichtungen sind die Möglichkeiten psychiatrischer Versorgung im Rahmen ärztlicher und psychosozialer Konsiliartätigkeiten zu schaffen bzw. nachhaltig auszubauen.

Jegliche Art von Behandlung kommt durch ein entsprechendes Angebot und auf der Grundlage der Wahrnehmung von Selbstbestimmung zu einer Behandlungsvereinbarung zustande. Die Zulässigkeit einer ausnahmsweise erforderlich erscheinenden zwangsweisen Behandlung findet ihre Legitimation in der staatlichen Fürsorgepflicht zum Lebensschutz.

Sichernde freiheitseingreifende Maßnahmen zum Schutz dritter Personen dürfen ausschließlich in staatlich legitimierter Regie vorgenommen werden.» (Kammeier, 2019)

Z. B. aus gemeindepsychiatrischer Perspektive, in der auch die forensische Psychiatrie aufgehoben sein kann: «Eine Entwicklung der Psychiatrie hin zu einem ausschließlich unterstützenden System entsprechend der Auslegung von Artikel 12 der Konvention durch den UN-Fachausschuss und das UN-

Hochkommissariat für Menschenrechte ist realistisch konzipierbar.

Die grundsätzlichen Aufgaben der psychosozialen Dienste ändern sich insoweit, als sie ihre bisherige Doppelfunktion, Unterstützung *und* soziale Kontrolle, verlieren. Soziale Kontrolle wird an die dafür zuständigen Behörden abgegeben, sei es an Polizei oder Justiz, die Unterstützung hingegen bleibt bei den psychosozialen Diensten und folgt dem Willen und den Präferenzen der betreffenden Person. Keinesfalls darf aus der Feststellung einer psychiatrischen Diagnose eine Benachteiligung hinsichtlich eines Freiheitsentzugs oder ein besonderer Freiheitsentzug (unfreiwillige Unterbringung in einer Klinik) hergeleitet werden. Die Feststellung bzw. Behauptung von Einwilligungsunfähigkeit hinsichtlich Behandlung oder Unterstützung kann nicht mehr zur Rechtfertigung von Eingriffen in die Freiheitsrechte herangezogen werden. Rechtliche Sanktionen hingegen erfolgen diskriminierungsfrei auf der Basis der für alle geltenden Rechte.

Die psychosozialen Dienste unterstützen dort, wo es die betreffende Person wünscht: zu Hause, in einer Krisenpension, in der Klinik, bei Freunden, auf der Straße, im Polizeigewahrsam oder in Haft. Der Zugang zur Unterstützung ist überall rund um die Uhr möglich, der Aufenthalt in einer Klinik kann nicht mehr damit begründet werden, dass andere Unterstützungsmöglichkeiten fehlen. Ressourcen, die bisher für freiheitsentziehende Maßnahmen in den Kliniken eingesetzt wurden, werden nun für aufsuchende (Inreach und Outreach) Arbeit verwendet, damit psychosoziale Unterstützung rund um die Uhr angeboten werden kann und möglichst wenige Personen ohne angemessene Unterstützung bleiben. In einem ausschließlich unterstützenden System besteht die Gefahr, dass sich die allgemeinpsychiatrischen Kliniken und Dienste von schwer kranken Patienten abwenden und ihre Angebote auf leichter zu behandelnde und in stabileren sozialen Verhältnissen lebende Personen ausrichten. Eine solche Entwicklung muss und kann verhindert werden, wenn die Aufgabenstellung der Kliniken vom Gesetzgeber klar formuliert wird und entsprechende finanzielle Anreize gesetzt werden.

Die Veränderungen im Entgeltsystem für stationäre Behandlungen mit höheren Tagespauschalen, z.B. bei Selbst- oder Fremdgefährdung, stellen einen ersten Schritt dar, um einer solchen Entwicklung entgegenzuwirken. Zudem würden durch den viel geringeren Aufwand für gerichtliche Unterbringungen und Zwangsmaßnahmen in den Kliniken personelle Ressourcen frei, die für 24 Stunden am Tag verfügbare aufsuchende Arbeit in der Gemeinde, in Polizeistationen oder in Haftanstalten verwendet werden können. Klinikbetten können in Krisenräume für obdachlose Menschen mit psychischen Erkrankungen umgewidmet werden. Die Kliniken können zu solchen Diensten verpflichtet werden. Die Ergebnisqualität der Dienste kann mit Erhebungen über körperliche Gesundheit, soziale Situation und Übergänge vom Polizeigewahrsam oder aus der Haft in psychosoziale Unterstützung oder Behandlung gemessen werden.

Im Verhältnis zwischen den Helfern bei den Diensten und den Personen, die diese in Anspruch nehmen, wächst Vertrauen: ‹Sie können sich darauf verlassen, dass wir nichts unternehmen, was Ihrem Willen und Ihren Präferenzen widerspricht.› Im Binnenverhältnis zwischen Ordnungsbehörden, Justiz und betreffenden Personen sind die Gesundheits- und Sozialdienste eindeutig und unmissverständlich den Wünschen und Präferenzen ihrer Patienten verpflichtet: Dies betrifft sowohl die Art der Unterstützung als auch die Vertraulichkeit über psychosoziale Belange. Die Weitergabe von Informationen über Beratung, Unterstützung und Behandlung unterliegt allein dem Willen der betreffenden Personen.

Unterstützende Dienste und Nutzer lernen im neuen System mit dem Verzicht auf bisher übliche Zwangsmaßnahmen vertrauensvolle Kommunikation. Damit können besonders im Bereich von Psychoseerkrankungen substanzielle Fortschritte in der Behandlung gelingen.»
(Zinkler & von Peter, 2019)

Literatur Kapitel 9

Kammeier, H. «Psychiatrische Versorgung ohne Sicherungsauftrag und Zwang? Eine Skizze der dann notwendigen Strukturänderungen». *Recht & Psychiatrie* 37 (2019): 210–18.

Koalitionsvertrag der 20. Wahlperiode des Bundestages (2021).

Zinkler, M. und von Peter, S. «Ohne Zwang ein Konzept für eine ausschließlich unterstützende Psychiatrie». *Recht & Psychiatrie* 37 (2019): 203–209.

Glossar und Abkürzungsverzeichnis

Aktion T4: Von A. Hitler angeordnete Mordaktion, der ca. 70.000 InsassInnen psychiatrischer Anstalten zum Opfer fielen.

Attributable Risks: zusätzliche Risikofaktoren für Kriminalität

Chi²: statistisches Prüfverfahren (gibt an, ob die Messwerte unterschiedlicher Gruppen zufällig oder nicht differieren)

Compliance: Mitarbeit des Patienten bei der verordneten Behandlung

Confounders: zusätzliche Risikofaktoren für Kriminalität

Degenerationslehre: spekulative Theorie, die behauptet, dass psychische Erkrankungen weitgehend auf köperliche Abweichungen beruhen.

Delinquenz: Neigung, straffällig zu werden.

Deprivation: Entzug anregender sozialer oder sensorischer Reize

DRG: Diagnostic Related Groups: Diagnose bezogene Fallpauschalen

DSM: Diagnostic and Statistical Manual of Mental Disorders: Diagnoseschema für psychische Erkrankungen

EKT: Elektrokrampftherapie

ex cathedra: von hoher Warte; willkürlich bestimmt

EX-IN-Genesungsbegleitung: Ausbildung für psychiatrieerfahrene Menschen (Genesungsbegleiter für psychisch Erkrankte)

ICD 10: International Classification of Diseases (International geltendes Klassifizierungssystem von Erkrankungen)

Intramural: innerhalb des umzäunten/ummauerten Bereiches

katamnestisch: nachgehend

Katechismus: Glaubenslehre christlicher Religionen

KI: Konfidenzintervall (gibt an, mit welcher Wahrscheinlichkeit ein errechneter Wert innerhalb einer bestimmten Bandbreite liegt)

Komorbidität: zusätzlich zur Grunderkrankung auftretente/begleitende Erkrankung

KV: Körperverletzung

Maßregeln der Besserung und Sicherung: Sie sind ein Sonderbereich des deutschen Sanktionenrechts und in den §§ 61–72 des Strafgesetzbuches (StGB) zusammengefasst. Zu ihnen gehören die freiheitsentziehenden Maßregeln der Unterbringung in einem psychiatrischen Krankenhaus (§ 63 StGB), die Unterbringung in einer Entziehungsanstalt (§ 64 StGB) und die Unterbringung in

der Sicherungsverwahrung (§ 66 StGB). Daneben gibt es noch die Führungsaufsicht (§ 68 StGB), die Entziehung der Fahrerlaubnis (§§ 69) und das Berufsverbot (§ 70 StGB).
In diesem Buch geht es nur um Menschen, die mit dem § 63 traktiert werden.

OLG: Oberlandesgericht

OR: Odds Ratio (ein Maß für die Ausprägung eines Merkmals im Vergleich unterschiedlich großer Gruppen)

Persönlichkeitsregression: Rückfall in eine nicht altersgemäße Entwicklungsphase

Predictive Policing: Vorausschauende Polizeiarbeit, auf der Basis statistisch errechneter Algorithmen

Rezidive: Rückfälle

Sensitivität: statistischer Kennwert für die Vorhersagegüte der richtig als positiv (mit Befund) Eingeschätzten

Spezifität: statistischer Kennwert für die Vorhersagegüte der richtig als negativ (ohne Befund) Eingeschätzten

UAO: Unterbringungsanordnung

UG: Untergebrachte nach §§ 20 und 63 StGB

StGB: Strafgesetzbuch

StPO: Strafprozessordnung

Totale Institution: Einrichtung, in der die Lebensvollzüge eines Menschen überwiegend fremdbestimmt sind.

WfB: Werkstatt für Behinderte

WPA: World Psychiatric Association (Weltweiter Psychiaterverband)

YPPL: Years of Potential Life Lost (potenzieller Verlust an Lebensjahren)

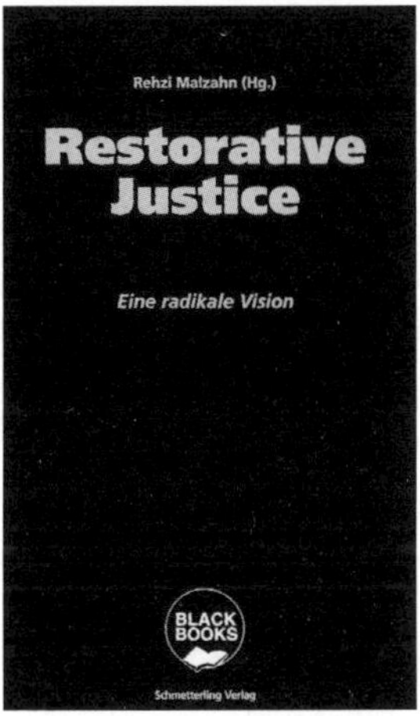

Rehzi Malzahn (Hg.)

Restorative Justice
Eine radikale Vision

Reihe BLACK BOOKS,
180 Seiten, broschiert, 14,80 EUR,
ISBN 3-89657-047-1

«Indem wir die Dienstleistung der Strafjustiz in Anspruch nehmen, akzeptieren wir ihre Sichtweise und bleiben in ihrer Maschinerie stecken …

Restorative Justice bedeutet vor allem, die Verantwortung für unsere Konflikte zurückzuholen, die uns von der Justiz enteignet und in ‹Straftaten› verwandelt wurden…» Rehzi Malzahn

Gefängnisse abschaffen, Polizei abbauen – Abolitionsmus wird auch in Deutschland immer stärker diskutiert. Mit der Black-Lives-Matter-Bewegung in den USA sowie den Wahrheits- und Versöhnungsprozessen zwischen indigenen First Nations und der weißen Siedlergesellschaft in Kanada kommen aus Nordamerika starke Impulse zur radikalen Infragestellung der Strafjustiz und ihres Apparates.

Die Frage, was an die Stelle von Polizei, Strafe und Gefängnis tritt, taucht automatisch auf. Auch in Deutschland gibt es erste Versuche kollektiver transformativer Gerechtigkeitsverfahren. Restorative Justice hingegen, seit 30 Jahren international im Aufwind, fristet immer noch ein Schattendasein, nicht nur im Kontext der Strafjustiz, sondern auch in politischen Communities.

Dieses Buch soll Abhilfe schaffen: Es gibt einen umfangreichen Überblick über Entstehungsgeschichte, Theorien, Forschungsstand, Praktiken, Strömungen und politische Einordnung von Restorative Justice als Bewegung und Verfahrensweise.

schmetterling verlag

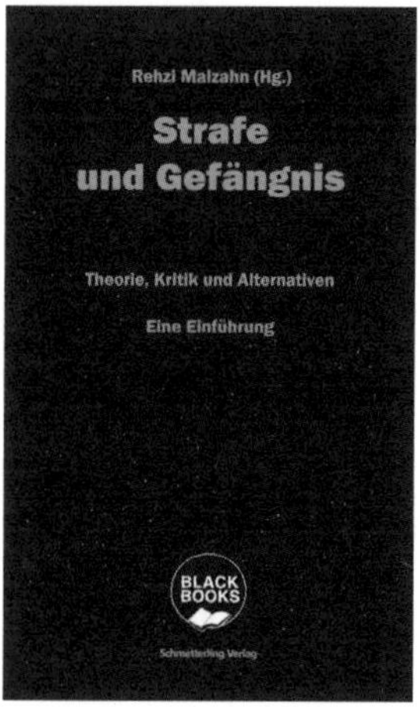

Rehzi Malzahn (Hg.)

Strafe und Gefängnis

Theorie, Kritik, Alternativen – Eine Einführung

Reihe BLACK BOOKS,
268 Seiten, broschiert,
18,80 EUR,
ISBN 3-89657-088-9

Obwohl Strafe ein Kern von Herrschaft ist, weil sie immer Institutionen bedarf, die sie ausführen, und immer bedeutet, dass sich ein Individuum über das andere erhebt, ist die Kritik der Strafe und des Gefängnisses als zentrale Strafinstitution moderner Gesellschaften in kritischen Kreisen eine Seltenheit. Noch weniger als über Strafe und Gefängnis wird aber über mögliche Alternativen gesprochen, geschweige denn Entsprechendes ausprobiert. Der Sammelband vereint deshalb zum ersten Mal Kritik an Strafe und Gefängnis mit einer Präsentation möglicher Alternativen für ein gesellschaftskritisches Publikum. Neben Vorstellungen von Straftheorien und kritischer Kriminologie stehen Beiträge über Gefängniskritik, Wortmeldungen aus dem Gefängnis und Gedankenspiele zu seiner Abschaffung. Mit den Konzepten Restorative Justice und Transformative Justice – zu deutsch irgendetwas zwischen «heilende Gerechtigkeit» und «transformierende Unrechtsbewältigung» – werden handfeste Alternativen aufgezeigt.

«Der Sammelband gibt eine kritische, weitgehend überzeugende Darstellung der Hintergründe von (Gefängnis-)Strafen sowie möglicher und konstruktiverer Alternativen, wie etwa Täter-Opfer-Ausgleich ... Sehr empfehlenswert.»
Helmut Kury auf socialnet.de

schmetterling verlag

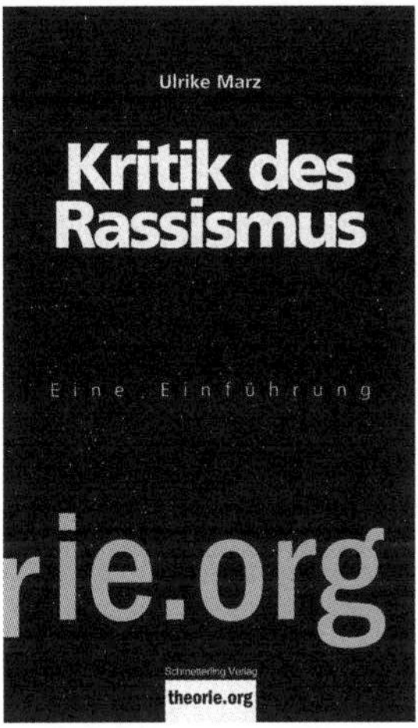

Ulrike Marz

Kritik des Rassismus

Eine Einführung

Reihe theorie.org, 240 Seiten, kartoniert, ISBN 3-89657-699-2

Jenseits von allem identitären oder milieubehafteten zeitgeistigen Duktus beschreibt Ulrike Marz die historische Entwicklung rassistischen Denkens seit der ersten Formulierung von Rassetheorien in der Kolonialzeit bis in die Gegenwart. Von ökonomie- und ideologiekritischen Ansätzen über Diskurstheorie bis zu postkolonialen Ansätzen gibt sie dabei eine Einführung in verschiedene Denkmuster, mit denen sich das Phänomen Rassismus erklären lässt.

Der Begriff des Rassismus ist nicht nur politisch, sondern auch theoretisch weithin umkämpft. Das hat nicht zuletzt damit zu tun, dass auch das rassistische Denken selbst historischen Veränderungen unterliegt. Wo Rassisten/innen einst biologistisch argumentierten und Menschen aufgrund ihrer «Rasse» Eigenschaften zuschrieben, fand seit Ende des Nationalsozialismus eine Verschiebung hin zu einem Rassismus statt, der kulturelle Prägungen zu unveränderlichen Wesensmerkmalen der Menschen erklärt.

Allen Spielarten des Rassismus geht es dabei um die Bestimmung des Eigenen und die Erhaltung eines gesellschaftlichen Status Quo. Sie benötigen die Abgrenzung zum »Anderen«, das als nicht zugehörig definiert und wahrgenommen wird.

Bei ihrem Durchgang durch die Theorien gelingt es Marz überzeugend, ihre jeweiligen Stärken, aber auch ihre blinden Flecken und Lücken aufzuzeigen – am sinnvollsten erscheint es wohl, die unterschiedlichen Erklärungsansätze miteinander zu kombinieren.

Max Preglau
in «aep-Informationen», 2/2020
Weniger

schmetterling verlag

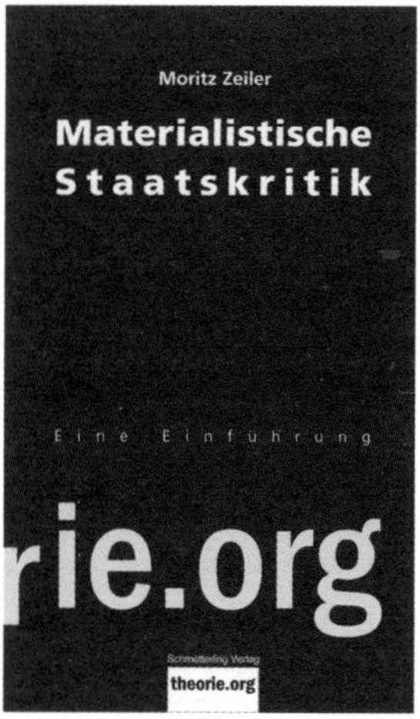

Moritz Zeiler

Materialistische Staatskritik

Eine Einführung

Reihe theorie.org, 200 Seiten, kartoniert, ISBN 3-89657-671-2

Die Analysen des Staates gehen unter den Linken weit auseinander. Während der Staat für die einen als Garant des Allgemeinwohls gilt, betrachten ihn andere als das Instrument der kapitalistischen Klassenherrschaft und wieder andere sehen in ihm das Terrain sozialer Kämpfe.

In seiner Einführung präsentiert Moritz Zeiler die zentralen Thesen marxistischer Theorie zum Staat: Die fragmentarischen Überlegungen bei Marx und Engels, die instrumentelle Staatstheorie bei Lenin, die Hegemonietheorien des Westlichen Marxismus von Gramsci, Althusser und Poulantzas sowie die Analysen von Paschukanis zum Verhältnis von Warenform, Rechtsform und Staatsform und später daran anknüpfende Arbeiten von Agnoli, Hirsch, Holloway und anderen. Ebenso zeichnet das Buch die linken Debatten über das Verhältnis von Staat und Faschismus nach – geht aber auch auf libertäre Staatskritik, feministische Ansätze und aktuelle Herausforderungen ein.

*Erfreulich ist insbesondere, wie Moritz Zeiler die vorgestellten theoretischen Ansätze nicht bloß in klarer und zugänglicher Sprache weitgehend voraussetzungsfrei darstellt, sondern zumeist historisch situiert und inhaltlich plausibilisiert – und auch seine Leser*innen dazu auffordert, bei der Lektüre den historischen Kontext der jeweilgen Theorieproduktion und -rezeption mitzudenken, Argumente und Behauptungen auf die Gegenwart anzuwenden, zu aktualisieren, zu kritisieren, sie gegebenenfalls auch zurückzuweisen, selbst wenn sie in den Kanon der linken Gewissheiten eingegangen sein mögen. Das ist teils harte Arbeit. Aber subversiv im besten Sinne.*
Moritz Assall in «Forum Recht», 2/18